JN303251

# ここまできた人工骨・関節

―バイオマテリアルから再生医工学へ―

立石哲也　編著

米田出版

**執筆者一覧**（執筆順）

| | |
|---|---|
| 立石哲也 | NPO法人医工連携推進機構理事長（序文にかえて、第1章、2章、6章、10章、11章、13章、むすび） |
| 大森健一 | 物質・材料研究機構特別専門職（第1章） |
| 鈴木　仁 | 産業技術総合研究所テクニカルスタッフ（第2章、11章） |
| 藤沢　章 | セルテスコメディカルエンジニアリング（株）代表（第3章、4章、5章） |
| 川添直輝 | 物質・材料研究機構MANA研究員（第6章、8章） |
| 陳　国平 | 物質・材料研究機構ユニット長（第6章） |
| 牛田多加志 | 東京大学医学系研究科教授（第7章） |
| 伊藤嘉浩 | 理化学研究所基幹研究所主任研究員（第8章） |
| 村上輝夫 | 九州大学工学研究院教授（第9章） |
| 兵藤行志 | 産業技術総合研究所研究グループ長（第11、13章） |
| 岡崎義光 | 産業技術総合研究所主任研究員（第12章） |

# 序文にかえて―生々流転の人工骨・関節の研究―

## 1. 人工骨・関節との出会い

　人体の機能を代替する生体材料の研究開発においては、材料工学的、生物・医学的な知識、技術はもちろんのこと機械工学的な設計・製造・評価技術の支援なしに満足な医療用具の実現は不可能である。最近の世界的な傾向として、生体力学・生体材料分野と医学分野の融合が急速に進んでいることを強く実感しているが、わが国での専門分野の融合はどうなっているのであろう。

　このような欧米医療先進国の分野融合の進展にもかかわらず、筆者が当分野とかかわった30余年間、わが国の病院、大学、研究機関、企業における臨床と理工学の系統的かつ大規模な組織融合が遅々として進まないことに強い懸念をもっている。相変わらず個人的なコネをよりどころとしている現状では、組織的な医工連携を構築する土壌はまだ不十分といえよう。個人的な友情に根ざした連携は貴重であり、逆境にも強く、ときどき目にも鮮やかな成果を挙げることがあるが、体制を変えてしまうような量的な効果を期待するわけにはいかない。医療革命を起こしたり、生物・医学産業を振興するためには、総合的な連携を推進することができる組織・制度の確立が必要不可欠だが、最近になって少しずつでも改善の芽が見られることがせめてもの救いである。

　高齢者の機能低下で最も深刻なものは運動機能、特に荷重関節といわれている股・膝・足の各関節の障害である。歩行機能の障害は最終的には体全体の生理機能を損なうことに直結しているので何としても救済する必要がある。

　私は、旧工業技術院機械技術研究所で共同研究者の白崎芳夫氏とともに1970年代前半に始めた骨・関節のバイオメカニクスに関する研究（表1）に

表1 材料力学、バイオメカニクスに関する研究（機械研、融合研、産総研）

|  | 材力・強度 | 生体力学・生体材料 | 細胞・組織工学 |
|---|---|---|---|
| 1970 | 粘弾塑性理論 |  |  |
|  | 累積損傷の連続体理論 |  |  |
|  | 損傷の熱力学 | 膝関節のレオロジー |  |
|  | 一般散逸体の構成式・損傷条件 | 軟骨・海綿骨系の力学特性 |  |
|  | 異方性粘弾性体の破損条件 | 海綿骨の非弾性力学モデル |  |
|  | FRPの損傷と粘弾性 | 関節のバイオメカニクス |  |
| 1980 | 適応性物体の力学 | 海綿骨模擬材料 |  |
|  | 卓球ボールの打球感の解析 | 誘電スペクトル関節症診断 |  |
|  |  | 緻密骨の衝撃圧縮特性 |  |
|  |  | 骨折の力学 |  |
|  |  | 電気仮骨評価法 | 細胞培養による生体適合性評価 |
|  |  | 頸管粘液のレオロジー | 培養細胞の接着強度 |

表2 バイオマテリアル、再生医工学に関する研究（機械研、産総研、東大、物材機構）

|  | 生体力学・生体材料 | 細胞・組織工学 |
|---|---|---|
| 1990 | 歯の力学異方性 | 摩耗粉の細胞毒性 |
|  | AEによる骨折予知 | 高重力の負荷と骨原性細胞 |
|  | MRIによる軟骨生体力学 | 血管壁細胞による組織形成 |
|  | 高性能人工関節 | レオメーターによる血液適合性評価 |
|  | 医用先進複合材料 | 力学刺激による細胞・組織構築 |
|  | 人工関節と表面処理 | 骨芽細胞・破骨細胞系の情報伝達 |
| 2000 | セラミック人工骨・関節の開発 | 多孔質アパタイトによる骨形成 |
|  | 形状記憶合金による内固定具 | 静水圧による軟骨細胞の増殖制御 |
|  | 赤外応力画像法による生体力学 | 多孔質ハイブリッド細胞担体の開発 |
|  | 新チタン合金の開発 | 組織工学による生体外軟骨再生 |
|  |  | 組織工学による生体外骨再生と臨床応用 |
|  |  | 組織工学による再生靭帯の開発 |

目処がついたところで、1980年代に入ると生体材料、医療デバイスの研究にも本格的に着手した（表2）。骨・関節の代替デバイスである人工骨・関節については、1980年当時ステンレス鋼やCo-Cr合金が主流であり、チタン合金はまだ限定的にしか使われていなかった。近年、破損した人工関節や骨折固

定板などのデバイスの破損原因の分析を持ち込まれることも急増してきた。今後医療デバイス破損に伴う医療訴訟など頻発する時代となるであろう。そのためにも「法医工学」の専門家の養成が必要だと実感したのもその頃であった。

わが国では現在、年間約10万個以上、総額千数百億円の人工関節が体内に設置され、障害者の根治療法として確固たる地位を築いており、体内埋め込み型医療用具の中で断然1位の実績を誇っているが、その80数%を欧米からの輸入に頼っているのが実情である（第11章参照）。欧米ではそれぞれ日本の使用量の10倍以上の実績があるといわれている。

人工関節は金属、セラミックス、プラスチックなどを巧みに組み合わせた生体軸受で、機械工学者と医師の協力で実現にいたった代表的な医療デバイスであるが、長期間の使用による緩み、感染、イオン溶出による全身反応など依然として未解決な問題をかかえている。医療用具としての平均寿命はたかだか10数年で、高齢者にとって手術のやり直しといった想像を絶する難問題を避けて通れないというのが実状である。これに対する有力な解決策は軟骨再生であろうとは誰しも考えるところであるが、当時の外科的手技では軟骨の局所再生もままならず、10数年後の再生医工学の登場を待たなければならなかった次第である。

東京井荻における1970年代の私の研究と当時の生体力学の趨勢に関する解説は、整形外科医の宮永豊先生との共著「最新整形外科バイオメカニクス資料集成」、朝日サイエンス社（1978）、にまとめられた。わが国では最初の当該分野の本格的専門書でかつ高価であったため、当時最もコピーされた本とも揶揄されたりした。なお最近、その要約版である立石哲也著「バイオメカニクス-機械工学と生物・医学の融合-」オーム社（2010）が出版された。

1980年、東京とその近郊の工業技術院9研究所のつくばへの大移転が始まった。今では考えられないことであるが、職員組合による移転反対のストライキが敢行されるなどして遅れに遅れ、工業技術院研究所のつくば移転は国立研究所の中の最後となった。そのため、最初に予定していたとされる広大な地所（現在の宇宙航空研究開発機構所在地を含む）が確保できず工技院は3地域に分散移転となった。国立研究所のつくばへの強制移転はいろいろな

問題を内包していたことは確かであるが、その後のバイオ総合研究の発展のための1つのきっかけになったことは間違いない。45の国立研究所、4大学、200の民間企業研究所のつくば移転完了に伴い、研究所クラスターが創出するインテグレーション効果など医工学を取り巻く環境も随分変わり、産・官・学の融合連携が可能な状況が形としては実現できたのである。移転当初の溢れ出るような熱意も次第に減衰し、また各自の閉空間に閉じこもるようなら、移転の意義は消失したといえよう。

　私自身、つくば移転に伴う設備整備費で、わが国で2台目という磁場強度2テスラの実験用MRI（当時NMR-CTと呼ばれていた）を購入した。研究室同僚の本間一弘氏、牛田多加志氏とともに沢山の生体組織の画像化技術に取り組み、私に関係した分野では、外力による椎間板や関節軟骨中の水の移動を可視化することができる「MRIバイオメカニクス」の端緒を開いたと自負している（表2）。本間氏によるその後のMRI技術開発への貢献は目覚しいものがあり、彼はその分野で成功を収めた。

　1983年に私が機械技術研究所のバイオメカニクス課長になってからは、スタッフの数が増えたこともあり、生体力学、生体材料の研究をさらに進めるとともに診断、治療および生体機能代替技術の総合化を行うなど、医工学の確立に課として取り組む体制ができあがった（表1、2）。特に、人工骨・関節を中心にした生体材料および医療用具の開発研究に重心を移し、企業や臨床家との共同研究がさらに活発化した。セラミックやチタン合金に関して企業と行った先進医用複合材料の開発（官民連帯共同研究）はわが国における政府主導の医用材料開発研究のはしりでもあったと思う。

　1980年代には、Ti-Ni合金がもつ形状記憶機能を医用デバイスに応用しようとする研究にも精力を傾けた。骨折固定用のプレートや髄内釘をTi-Ni合金で試作し（図1）、その形状記憶性により骨との強固な固定性を確保しようとしたのである。しかしながら、Niの細胞刺激性が予想以上に高く巨細胞化をうながすのではとの危惧があり、結局臨床応用は断念せざるを得なかった（図2）。

　Advanced Bio-Composite materialを支援するDesign、Evaluation、Fabrication技術、すなわちABCを支援するDEFの多角的関係などと得意がっていたこ

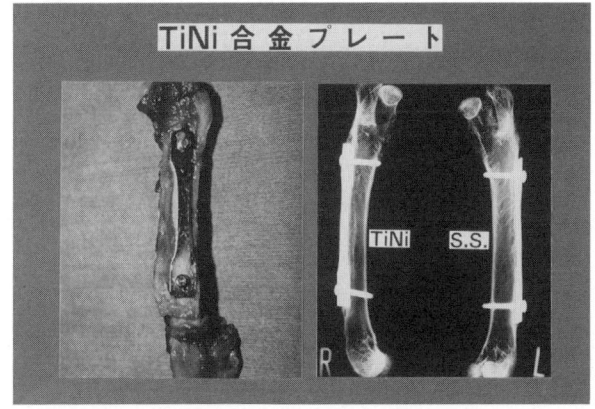

図1　Ti-Ni 形状記憶合金製骨折固定板

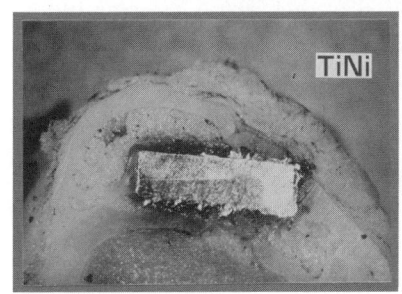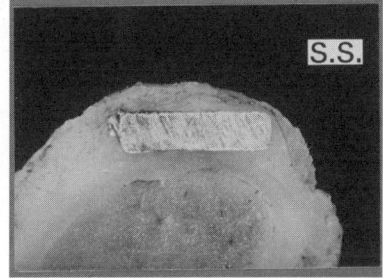

図2　Ni の細胞刺激性による骨増殖

とが懐かしく思い出される（図3）。この頃、biostable ceramics（生体内安定性セラミック）の代表格はアルミナの京セラ（藤沢章氏）、ジルコニアの日本特殊陶業、神戸製鋼であり、bioactive ceramics（生体活性セラミック）にいたってはその後淘汰されたとはいえ 10 数社が参入するという盛況ぶりであったが、セラミックの人工骨・関節応用を指導していたのは、臨床側は大西啓靖先生、材料工学側はアパタイトの青木秀希先生であった。

　1987 年に日本機械学会が部門制に移行するとともにバイオエンジニアリング部門が創設され、私は 1991 年に永年生体・医工学研究の活動の拠点としてきた日本機械学会の当部門委員長に就任し、1992 年つくばで「第2回日本

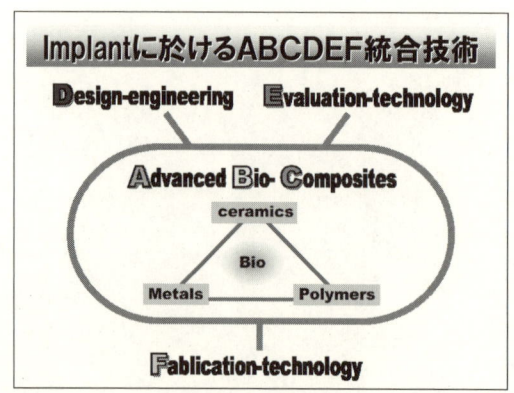

図3　先端医用複合材料（ABC）を支える3つの要素技術（DEF）

機械学会バイオエンジニアリングシンポジウム」を開催した。その10年後、東大工学部に在任中の2002年、実行委員長として再び本郷で「第14回バイオエンジニアリングシンポジウム」を開催することになった。

　1992年に日本機械学会編修担当理事に就任したとき、10数年前に査読不可能を理由に投稿論文を返却されたことを思い出し感慨ひとしおであった。学会の中でバイオの市民権を確立するのに20年近い歳月が必要であったわけである。この頃、日本機械学会に「バイオメカニクスの基礎と応用」出版分科会が設置され、私が主査としての任にあたり、バイオメカニクスシリーズ四分冊、すなわち「バイオメカニクス概説」、「生体力学」、「生体材料学」、「細胞のバイオメカニクス」をオーム社より刊行した。

　機械技術研究所の首席研究官兼生体機械工学特別研究室長時代（1989－1993）にバイオメカニクス的な研究コンセプトをさらに発展させ、ポリエチレンの表面に水酸アパタイト微粒子を傾斜機能的に配置した人工関節部材の開発やセラミックスと種々の表面処理を施したチタン合金との組合せによる複合化デバイスを臨床応用することを目的とする医工学への展開を試みた。

　当時、日本人の平均骨格統計データに基づいて人工関節を製造する本格的な医工連携組織は存在していなかったと思うが、ある企業がスポンサーになり、筑波大医学系、埼玉医大、神戸大医学部、機械技術研究所が協力して、

序文にかえて

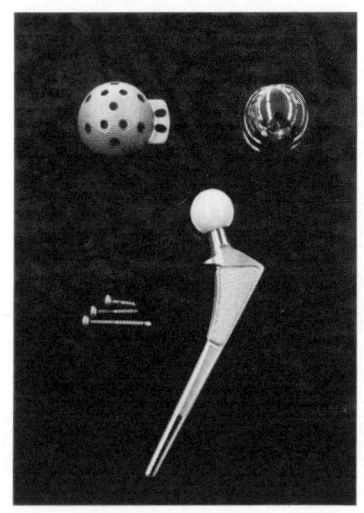

図4　産官学・医工連携チームが試作した先進人工股関節

X線CT画像、MRI画像からの骨格データの収集、データベース化、3次元表面再構成画像、ソリッドモデル、FEM解析、機構・運動解析、CAD/CAM/CATによるデバイスの創製を一貫して行うシステムを構築するという当時としては画期的な先進人工関節開発チームを組織した。このプロジェクトの臨床サイドの取りまとめを前出の筑波大学・宮永教授らが行い、企業側の実務担当者は大森健一氏であった。前臨床試験をほぼ終了し、治験体制まで構築したが、不運にもバブル崩壊によって企業側が撤退したため製品開発の夢は潰え去ったのである（図4）。

この頃、セラミックの伊藤敦夫氏、チタン合金の岡崎義光氏、強度評価の兵藤行志氏の貢献が大きく、機械技術研究所時代に行った研究の一部は、立石哲也編著「メディカルエンジニアリング」米田出版（2000年）の中に同じ機械技術研究所の山田幸生氏の光CT、山根隆志氏の人工心臓などとともに紹介されている。人工骨・関節の概要については第1章で、その詳細については第2章～第5章で述べる。

1989年に当時の先進7カ国とECの代表で構成された「先端材料の標準化に関するベルサイユプロジェクト（VAMAS）」の中の国際バイオマテリアル

作業部会の委員長に就任し、新しい生体材料に関する様々な評価方法の標準化に取り組むこととなった。それに先立ち、イタリア、カプリ島で行われたVAMAS 運営会議に当時の京大医用高分子研究センターの筏義人教授と出席し、共通試験内容を提案して運営委員会の了承を得ることになったわけであるが、それ以来、筏先生には研究や組織運営で貴重なアドバイスをたびたびいただくことになった。

　VAMAS では、まず生体材料の抽出毒性に代わる新しい接触毒性の概念を確立するために、評価用の材料を世界各国に配布して共通試験（ラウンドロビンテスト）を実施し、評価試験法のプロトコールをまとめたのが最初の成果であったが、これには当時意気盛んであった日本の生体材料メーカーの絶大な協力に負うところ大であった。

　次に、VAMAS として人工関節の緩みと密接な関係がある人工関節摩耗粉毒性の評価法を手がけることになった。人工関節には自己潤滑性と衝撃吸収性に優れた超高分子量ポリエチレンコンポーネントが用いられているが、長期間の使用により微小な摩耗粉を生じ、それがデバイスと骨組織の間に侵入・堆積し、これが緩みの原因になるといわれていたが、当時そのメカニズムは不明であった。結果的には、バルク（塊）な状態では極めて良好な生体適合性を示すポリエチレンもサブミクロンの微粒子になるとマクロファージなどの細胞の貪食の的となり、その際マクロファージが産生するインターロイキンなどの生理活性物質が骨の新生を妨害することが判明した（図5）。

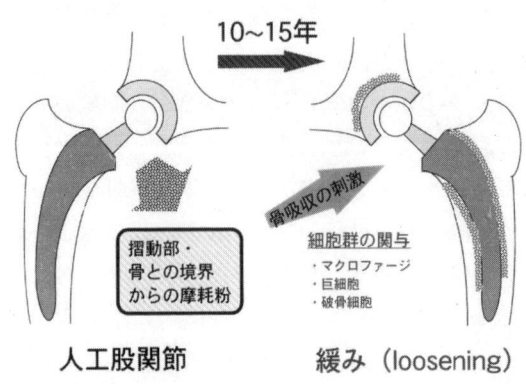

図5　人工関節摩耗粉の細胞毒性がもたらす人工関節の緩み

最近、アスベストの発がん性がクローズアップされているが、サブミクロンの鋭い先端をもったアスベストによる細胞への長期刺激が細胞変異を誘発することも予想されている。ナノテクばやりの昨今ではあるが、超微粒子の細胞への影響はほとんどわかっておらず、ナノトキシコロジー(ナノ毒性学)の確立とナノテク技術の倫理問題の検討を急がなければならない。これについては第10章で詳しく述べる。

　つくば地区における生体材料研究の実績が認められ、1990年に「第12回日本バイオマテリアル学会」をこの地で開催できたことは、大会長として大変喜ばしいことであった。この頃、工業技術院研究所、金属材料技術研究所、無機材質研究所、農林省研究機関、筑波大学などの生体材料研究者の交流と研究発表の場を確保するために、つくばバイオマテリアル研究会が発足し、角田方衛氏や田中順三氏と親交を結ぶこととなった。12回を数えたこの研究会は2009年より拡大改組され、「つくば医工連携フォーラム」として存続している。

## 2. 更なる展開をめざした共同研究体制の構築

　1993年には、工業技術院研究所の統廃合があり、新しい理念のもとに創設された産業技術融合領域研究所（融合研）にバイオ部門のリーダーとして同志とともに移り、生体機能の解明とその産業への応用を手がけ、バイオニックデザインという新領域の確立に尽力した。

　融合研バイオニックデザイングループリーダー（1993）、同所総合研究官（1995）時代に、かねてより考えていた患者の細胞を用いて患者自身の組織を体外で再生し、再移植することを可能にするティッシュエンジニアリングあるいは再生医工学の研究に着手することになった。これはそれまでの生体力学、生体材料とはかなりセンスの異なるテーマであるが、けっして唐突に現れたのではなく、時流におもねたわけでもない。牛田氏が加わってから、京大・筏研究室との交流を強めながら、細胞を用いた材料の生体適合性の研究や材料と細胞の接着強度の評価など、細胞工学と生体材料の境界領域の研究へと内容をシフトして再生医工学の到来に備えていた。

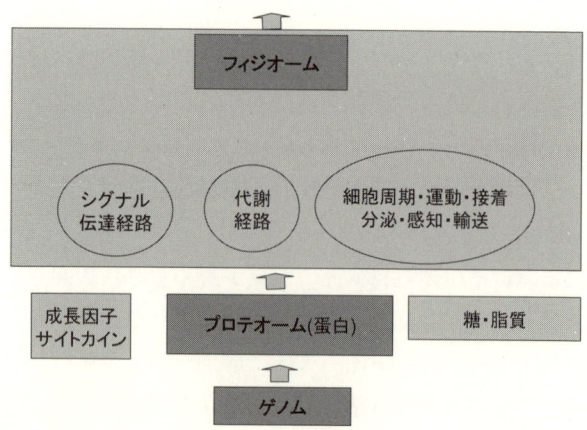

図6 ゲノム、プロテオームからフィジオームにいたる生命現象解明の階層構造。再生医療工学のコンセプトはフィジオームに立脚する。

　分子生物学が医学の有力なツールとして登場して以来、マクロ医療からミクロ医療への驚くべき発展をとげ、まだゲノムの機能と構造の完全な解析が行われたとはいえない状況ではあるが、一応ヒトゲノム解読の終了宣言が出されるに及んで生命現象の分子レベルから細胞、組織、器官、器官系、個体レベルにいたる階層構造の数理モデル化が残された重要課題となった。図6はゲノム（遺伝子解析）、プロテオーム（たん白解析）、フィジオーム（細胞より上位現象の解析）にいたる生命現象解明の階層構造を示す。再生医工学はゲノム、プロテオームを有力な解析ツールとしているものの、その理論的根拠の大部分をフィジオームに依存している。

　機能を喪失した生体組織の代替はこれまで人工材料（バイオマテリアル）によって行われてきた。その典型的な例は金属、プラスチック、セラミックを巧みに組み合わせた人工関節であるが、すでに述べたように依然として未解決な問題もあり、将来的には再生医工学製品の占める割合が徐々に増加することが予想される。米国の調査によると図7に示すように、2020年には整形外科領域で使われる全医療機器180億ドルの中の約45％を細胞や生物由来物質を用いた再生医工学製品が占めると予測されている。

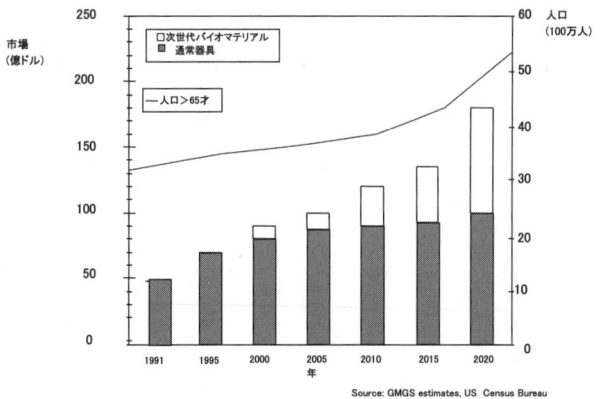

**図7** 整形外科用インプラントの世界市場と高齢人口の推移。20年後には細胞・組織工学製品が約50％を占める。

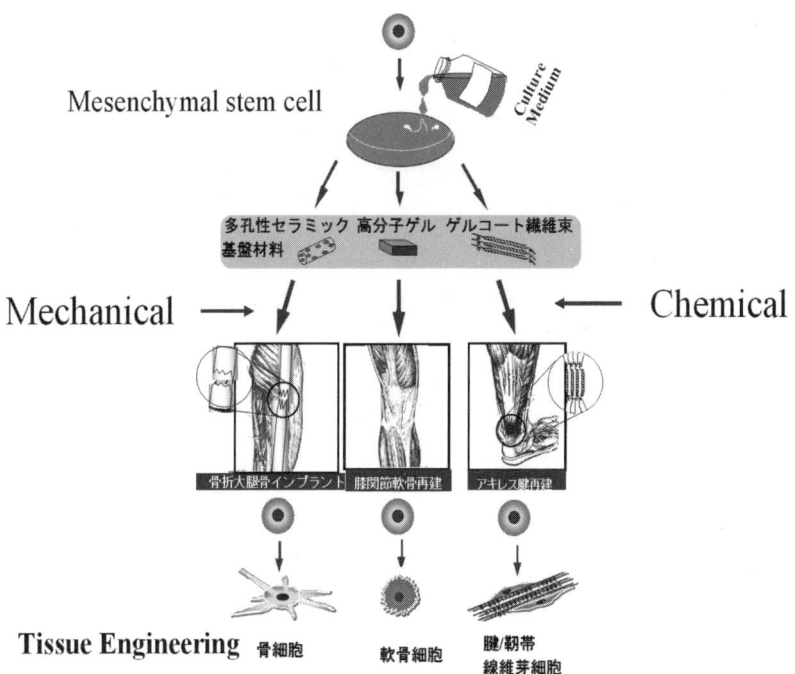

**図8** 幹細胞、刺激因子および足場材料から生体組織を再生する典型的な組織工学。

再生医工学において必要不可欠な3要素は、細胞ソース、細胞担体、細胞刺激因子といわれている（図8）。しかしながら、細胞、材料、刺激因子がそろったからといって再生医療が達成できるわけではない。

　細胞に基盤をおく医療用具すなわち細胞デバイスをデザインし、安全性が保たれた環境下で無菌的、無人的に製造し、デバイスの活性度を保ちながら輸送する手段を確保するためには工学的設計技術が必要であり、細胞デバイスを大量生産するためには細胞工学の助けが必要である。また目的とする組織、臓器にいたるまで細胞の分化・誘導や増殖を制御するためには、細胞集団の間に存在する遺伝子やたん白質に関する情報をモニターし、制御するバイオインフォマティックスが必要となる。何よりも、生体外で再生された組織が体内に移植された後、予定した機能を発揮するためには、再生組織が十分な強度、力学的特性や良好な生化学的特性を有するかどうかをあらかじめ無侵襲的に評価し、保障しなければならない。これは理工学が最も得意とする分野である。

　つまり、サイエンスとテクノロジーおよび医学が融合して初めて再生医工学が成立するのである。わが国においては、個々には高いレベルにある生物学、基礎・臨床医学と理工学の連携が歴史的に不十分な状態が続いてきたことが医療産業の振興にマイナス要因となり、体内埋め込み型の医療用具の例に見られるように、極端な輸入超過になっており、欧米医療先進国の草刈場の様相を呈することとなったのではないかと考える。

　2000年4月に、私は東京大学大学院工学系研究科・機械工学専攻教授として牛田氏、古川克子氏とともに本郷に移り、再生医工学研究室を立ち上げることとなった。この年は大変忙しく、大会長として「第27回日本臨床バイオメカニクス学会」を宮永豊教授と一緒につくば市で開催し、これまで2人で築いてきた整形外科バイオメカニクスの集大成とすることとなった。

　また、東京大学における研究・教育のかたわら、2001年からは、関西に新設された独立行政法人産業技術総合研究所・ティッシュエンジニアリング研究センター長を兼任して、再生医工学による生体組織工学製品の開発・臨床応用とその産業化に尽力した。

　一方、東大再生医工学研究室もまた同研究センターに協力し、臨床現場に

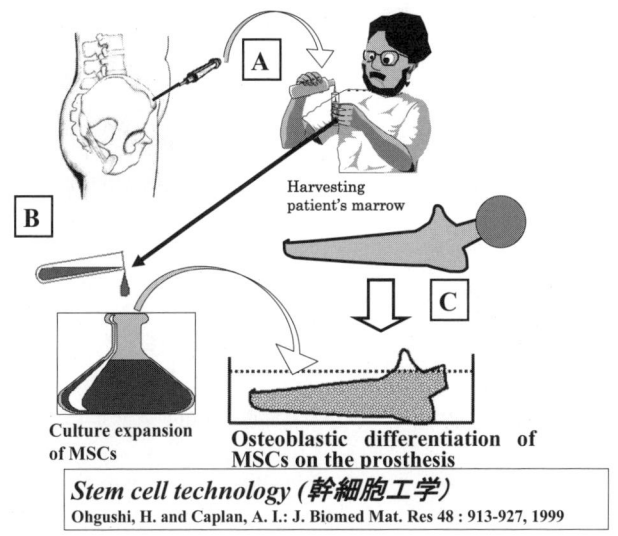

図9　再生医工学による人工関節表面への骨組織再生技術（大串）

おける細胞・組織の採取をはじめ、センター内で行われる種々の細胞操作、組織再構築を一貫して行い、ヒト細胞ゆえの倫理規定の適用を厳しく行う体制を築いてきた。奈良県立医科大学整形外科講師であった大串始先生に同センターの細胞・組織工学研究室長としてきていただいてから、培養骨・軟骨の臨床応用は格段に進み、わが国のリーダーシップをとるまでに発展した（図9）。これを材料工学面から支え、再生軟骨の実現に貢献したのは陳国平氏であり、細胞工学の植村壽公氏であった（図10）。再生医工学の展開については第6章～第8章で述べる。

　私のバイオ関係の研究活動は、工業技術院機械技術研究所（1973年）を振り出しに、研究者のパラダイスをめざした産業技術融合領域研究所（1993）、行政改革により無理やり旧工業技術院から誕生した産業技術総合研究所（2001）を経て、東大工学部（2000）さらには物質材料研究機構（2004）と研究場所を変えて行われた。その間、バイオメカニクスの研究を端緒とし、最後には再生医工学に関連した評価技術や大規模かつ高次の再生組織構築をめざす「夢のオルガノイドエンジニアリング」など、次世代ティッシュエン

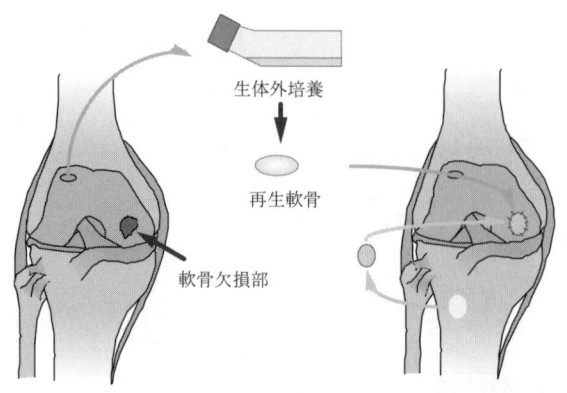

図 10　再生医工学による軟骨再生技術の概念図

ジニアリングの研究にまでたずさわることができた。この三十余年の間、材料力学からバイオメカニクス、バイオマテリアル、再生医工学まで波乱の研究人生を送ってきたが、すべては 1970 年チューリッヒ工科大学（ETH）で出会ったバイオメカニクスに始まる。

　幸いにして、2003 年に神戸国際会議場で行われた「第 2 回日本再生医療学会」の会長を務め、新しく生まれた医工学分野の発展に何らかの貢献をすることができた。再生医工学は将来性豊かな発展途上の医工学の 1 つであり、基礎生物学が臨床医学に直結するという意味で魅力あふれる分野である。その展開をここで詳述することはできないが、医工学の先覚者たちが寝食をともにしてその実現を夢見た真の医工連携がわが国で十分に達成されたとはまだいいがたい。医と工の更なる相互理解と献身的な協力が望まれている。

　2007 年 12 月には、それまでアジア各地でばらばらに行われていたバイオマテリアル関連のシンポジウムを統合し、会長として「第 1 回アジアバイオマテリアル会議」をつくばで開催するにいたった。バイオマテリアル、バイオメカニクスおよび再生医工学に関する現在の到達点については第 11 章および、「Tateishi T. ed. Biomaterials in Asia, World Scientific 2008」を参照して頂きたい。

　生体材料は人工物であるからヒト細胞のような倫理的な問題はあまり考える必要はないが、体内での劣化や長期にわたる異物反応がある。一方、再生

組織は生物機能的には優れているが、倫理以外に免疫や感染の問題がある。かくして、人工骨・関節と再生骨・軟骨の研究開発が互いに切磋琢磨して、互いの欠点を補完し合うという新しい生体材料の時代が到来したのである。

　以上述べたように、本書は人工骨・関節の歴史的発展と最新の技術を取り入れた先進人工関節を概説した第1章と、人工骨・関節の材料加工技術、評価技術、生物・化学的表面加工技術、将来の市場分析、標準化および再生医工学などを含む各論からなる第2章〜第13章とから構成されている。これまで、材料基盤技術で欧米と対等に戦いながら、製品化で一敗地にまみえた苦い経験を総括して、わが国が発展著しいアジアにおける医療機器の研究開発において指導的な立場を獲得できることを期待している。

2012年70歳の春、つくばにて<br>立石哲也

# 目　　次

序文にかえて—生々流転の人工骨・関節の研究— ………………………… iii
　1. 人工骨・関節との出会い　iii
　2. 更なる展開をめざした共同研究体制の構築　xi

## 第1章　人工骨・関節概説 ………………………………………………… 1
1.1　人工骨・関節とは　1
　1.1.1　人工関節の有効性　1
　1.1.2　人工関節における課題　4
1.2　人工骨・関節材料加工技術の進歩　13
1.3　人工関節の新たな取り組み　22
　参考文献　24

## 第2章　多孔質セラミック人工骨 ………………………………………… 25
2.1　セラミック多孔質体とは　25
2.2　セラミック多孔質体の種類と特性　26
2.3　生体に使用されるセラミック　27
2.4　バイオセラミックの臨床応用　29
2.5　セラミック多孔質体の製造　31
　2.5.1　セラミック1次粒子の製造　31
　2.5.2　セラミック多孔質体の製造　33
2.6　人工骨・関節とバイオセラミック　38
　2.6.1　人工骨とバイオセラミック　40
　2.6.2　人工関節とバイオセラミック　40
　参考文献　42

## 第3章 チタン系材料の組織工学的・工業的表面処理 ……………………… 43

3.1 骨組織との力学的組織親和性を与える表面処理 *43*
3.2 血液との親和性を付与するチタン表面処理 *52*
参考文献 *55*

## 第4章 アルミナセラミックスと表面処理技術 ………………………………… 57

4.1 はじめに *57*
4.2 工学的特性 *58*
  4.2.1 種類と製法 *58*
  4.2.2 結晶構造 *58*
  4.2.3 物理的特性 *59*
  4.2.4 化学的特性、親水性 *60*
4.3 生体組織適合性、生物学的安全性 *61*
4.4 組織工学的な利用のための表面処理 *62*
参考文献 *67*

## 第5章 人工関節ポリマーコンポーネントの改良 ……………………………… 69

5.1 超高分子量ポリエチレン *69*
5.2 改良技術 *72*
参考文献 *74*

## 第6章 再生軟骨のための材料技術 ………………………………………………… 75

6.1 軟骨の損傷と修復 *75*
6.2 再生医工学とその要素技術 *75*
6.3 足場材料としてのバイオマテリアル *78*
6.4 氷を空孔源に用いた高分子多孔質足場材料 *82*
6.5 生体吸収性高分子骨格材料とコラーゲンスポンジとの複合化 *83*
6.6 生体吸収性高分子とコラーゲンを複合化したメッシュ状足場材料 *88*
6.7 合成高分子、コラーゲン、水酸アパタイトの三者を複合化した多孔質

足場材料　*89*
　6.8　培養関節軟骨　*90*
　6.9　まとめと展望　*93*
　参考文献　*94*

## 第7章　再生軟骨のための工学的技術 …………………………………*95*
　7.1　はじめに　*95*
　7.2　3次元組織構築と酸素・栄養供給　*95*
　7.3　細胞分化コントロール技術、組織形成技術　*97*
　7.4　3次元培養担体による細胞分化、組織形成コントロール　*98*
　7.5　物理的刺激による細胞分化、組織形成コントロール　*100*
　7.6　微小組織エレメントによる細胞分化、組織形成コントロール　*102*
　7.7　おわりに　*104*
　参考文献　*105*

## 第8章　材料の生体機能化 ……………………………………………*107*
　8.1　人工臓器材料の生物機能性付与　*107*
　8.2　細胞成長因子の固定化　*109*
　8.3　固定化細胞成長因子の効果　*110*
　8.4　細胞成長因子の固定化方法　*113*
　　8.4.1　化学的手法　*114*
　　8.4.2　生物学的手法　*116*
　8.5　まとめ　*119*
　参考文献　*120*

## 第9章　人工関節の新潤滑理論 ………………………………………*121*
　9.1　はじめに　*121*
　9.2　生体関節における潤滑モードと水和潤滑　*122*
　　9.2.1　生体関節における潤滑モード　*122*
　　9.2.2　生体関節における水和潤滑　*124*

9.3　現用型人工関節における水和潤滑　*126*
9.4　人工軟骨における水和潤滑　*126*
　9.4.1　人工軟骨におけるたん白成分の影響　*127*
　9.4.2　始動摩擦に対する摩擦面材料の影響　*128*
　9.4.3　ハイドロゲルの摩擦摩耗特性に及ぼす吸着膜形成の影響　*129*
9.5　むすび　*132*
参考文献　*133*

## 第10章　ナノトキシコロジー雑感―人工関節の摩耗粉毒性について―　………*135*

10.1　研究の背景　*135*
10.2　人工関節との出会い　*137*
10.3　研究体制の確立　*139*
10.4　人工関節と摩耗粉　*140*
10.5　摩耗粉はなぜ毒性をもつか　*145*
10.6　摩耗粉毒性の評価　*146*
10.7　微粉末の毒性と発がん性　*151*
10.8　臨床問題への言及　*155*
10.9　討議　*158*
参考文献　*160*

## 第11章　医用材料の開発動向と国家戦略…………………………………*161*

11.1　アジアにおける医用材料技術開発の動向　*161*
11.2　アジア圏高齢者のための整形外科デバイスの研究開発と標準化　*166*
　11.2.1　アジア地域で進む高齢化－医用（整形外科）デバイス需要の増大　*166*
　11.2.2　日本が先導すべきアジア圏高齢者のための医用（整形外科）デバイス開発　*167*
　11.2.3　【参考】R&Dおよび標準化プロジェクトの一例　*168*
11.3　医用材料・機器をめぐる状況の変化　*169*

11.4　制度・体制の問題点　*172*
11.5　特許出願状況から見たわが国医療産業の弱点　*175*
参考文献　*178*

## 第12章　整形外科インプラントの開発および標準化動向　……………*181*

12.1　はじめに　*181*
12.2　医療機器のクラス分類　*185*
12.3　整形外科インプラントの破損解析　*186*
12.4　インプラント用金属材料と力学特性　*189*
　12.4.1　強度と破断伸びの関係　*189*
　12.4.2　金属材料の使用動向　*190*
　12.4.3　チタン材料の動向　*191*
　12.4.4　金属材料の生体適合性　*191*
　12.4.5　オキサイドジルコニウム　*193*
　12.4.6　高生体親和性 Ti-15Zr-4Nb-4Ta 合金　*193*
　12.4.7　金属材料の耐食性試験　*194*
　12.4.8　金属材料の疲労試験　*194*
12.5　骨接合材料の力学試験方法　*195*
　12.5.1　強度と剛性の評価　*195*
　12.5.2　骨接合材料の耐久性試験　*197*
　12.5.3　骨ネジの力学試験方法　*197*
12.6　人工股関節　*198*
　12.6.1　人工関節摺動部の試験方法　*198*
　12.6.2　大腿骨ステムの力学的安全性の考え方　*201*
　12.6.3　大腿骨ステムの耐久性試験　*202*
　12.6.4　素材の疲労強度とステムの耐久性の関係　*204*
12.7　今後の新製品開発の方向性　*205*
参考文献　*206*

## 第 13 章　整形外科デバイスの実験力学的評価—赤外線サーモグラフィ試験の例—　………207

13.1　実験力学的評価の必要性　*207*

13.2　整形外科デバイスの赤外線サーモグラフィ試験（熱弾性応力測定法）　*208*

　13.2.1　背景　*208*

　13.2.2　熱弾性応力測定法の原理　*208*

　13.2.3　赤外線サーモグラフィ試験（熱弾性応力測定法）　*209*

　13.2.4　熱弾性応力イメージング画像　*210*

13.3　まとめ　*214*

参考文献　*215*


## むすび　"次世代型人工骨・関節への提言"　………217

1.　背景　*217*

2.　目的　*218*

3.　開発する技術　*218*


事項索引　………………………………………………………………*221*

# 第1章 人工骨・関節概説

## 1.1 人工骨・関節とは

### 1.1.1 人工関節の有効性

　人工関節の歴史は古く，19世紀末には現在の人工関節の原形を見ることができる．すなわち，顎関節硬直に対して，中間挿入物として小片の木材を使用したり，また文献的には1890年 Gluck が象牙製の人工股関節を使用したが，固定にはビスの他にレジン，軽石の粉末，しっくいよりなる骨セメントを使用している．この人工関節は長期間の耐久性はなかったようであるが，現在の人工関節の原形を見ることができる．その後，大腿骨頭のみを置換する象牙製の人工骨頭も登場している．

　1962年英国の整形外科医師 Charnley がステンレス鋼と高密度ポリエチレンの組合せを用いた人工股関節を開発して以来，人工関節置換術は関節外科において最も重要な位置を占めるにいたった．生体関節には運動性・安定性・無痛性の3大機能があり，これら諸特性の達成には関節軟骨への依存度が高く，関節疾患の大半は再生能力に乏しい軟骨の破損に起因しているといっても過言ではない．変形性関節症や慢性関節リウマチなどにより著しく破壊された関節機能の根治的再建には人工関節による置換が必要となる．

　高齢者の機能低下の中で深刻なものの1つは運動機能であり，特に下肢荷重関節の障害による歩行機能障害は最終的には身体全体の生理機能を損なうことになる．人工関節は関節の疾病や負傷により破壊された人体の関節機能を再建する外科的治療で用いられる人工臓器の一種である．臨床適応頻度が高いのは人工股関節（図1.1）と人工膝関節（図1.2）であり，人工関節置換術は重篤な関節機能の障害に対する根治療法として現在も確固たる地位を保

第1章　人工骨・関節概説

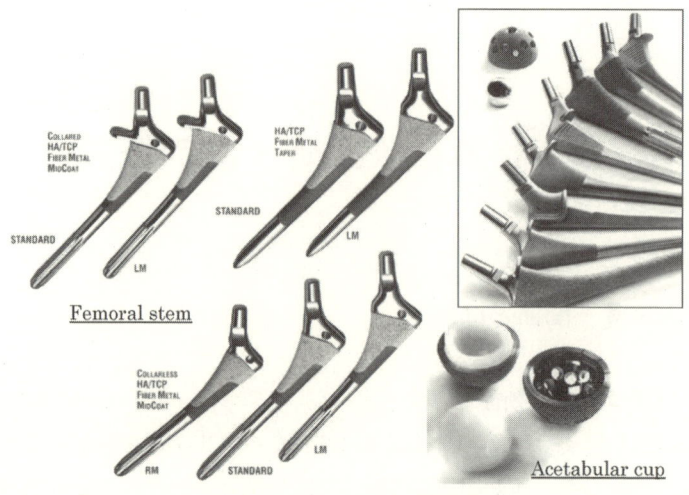

図1.1　人工股関節製品例 [1)]

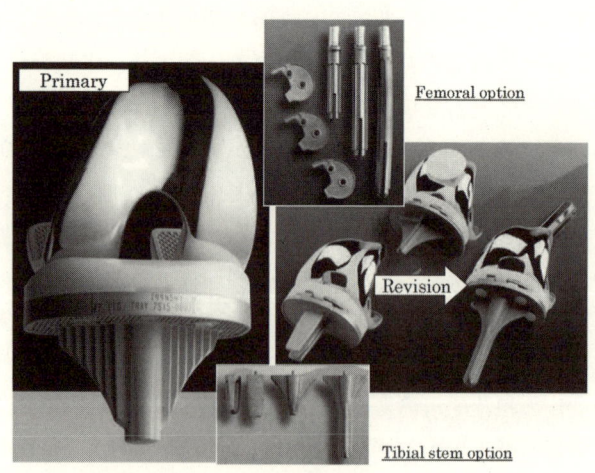

図1.2　人工膝関節製品例 [1)]

持しているが、整形外科医は患者個々人の骨質の状態や年齢および術前・術後の日常生活環境などを考慮して、人工関節各コンポーネントの適切な固定法、すなわち骨セメント（一種の接着剤）による固定をするか、または骨と

材料の直接固定（セメントレス）を採用するかという選択肢に直面することになる。

　人工股関節と人工膝関節の年間手術件数は全世界で約100万症例をはるかに上回るといわれ、この内米国が約50万症例以上を占め、日本では人工骨頭挿入術を含めて約10万症例と推測される。日米の人口比率からみると日本での手術件数は少なくみえるが、これは手術手技に対する基本的な考え方、すなわち国内における若年性関節疾患に対し関節温存療法を優先し、人工関節置換術は最終的な外科的措置とする臨床医の配慮によるものと考えられる。患者の余寿命と再手術の可能性を考慮し、既存製品では手術適応年齢を50歳代後半以降とするのが一般的である。米国では人工関節置換を施した若年層の患者がハードなジョギングを楽しんでいるコマーシャルが流されているが、人工関節の有効性を保持するためには術後の適切な日常生活指導は必須である。

　整形外科製品の世界市場における人工関節製品の比率（表1.1）は人工関節置換術の普及の高さを示している。世界市場における日本の市場規模は約8％前後とされているが、人工関節の耐久性が半永久的なものとなれば手術適応年齢が引下げられ、市場規模がさらに拡大する可能性は高い。本章では、人工関節に適用される金属系生体材料を中心に、現状における課題とその解決のための試みについて概説する。

表1.1　整形外科製品の世界市場 [7)]

Total market：$16 billion (17,600億円・$=¥110)

|  | 01 Share of $$ | Growth 01/02 |
|---|---|---|
| Joint Replacement | 37% | 14% |
| Spine | 14% | 25% |
| Trauma | 11% | 10% |
| Arthroscopy and Soft Tissue Repair | 9% | 9% |
| Biologics | 8% | 10% |
| Other* | 22% | 12% |

*Includes bone cement and accessories, power equipment, bone growth stimulators, diagnostics, bracing and soft goods, OR accessories.

## 1.1.2 人工関節における課題

　人工関節置換術をうけた患者にとっての最大の関心事は、人工関節の耐久性である。術前に行われる医師からの手術内容の説明とこれに対する患者の同意の場（インフォームド・コンセント）において、おおよその目安を聞かされたうえで、術後の経過が極めて良好であっても不安が残るのである。不幸にして人工関節摺動面の異常摩耗や骨組織との固定部の緩みなどにより痛みの再発とともに関節機能が損なわれた場合は、再手術を余儀なくされる。

　生体適用材料は生物学的な安全性、すなわち生体に対し良好な親和性を示し理想的には全く無害であるとともに、インプラント（体内埋入材）としての要求に応え得る強度と生物・医学的、物理化学的諸特性を兼備していなければならない。生体内環境ならびに厳しい荷重条件下においても摩耗・劣化・腐食を生じることなく初期の材料特性を維持することが求められるが、これらは人工関節の耐久性を決定する基本条件である。

　エコノミークラス症候群として知名度を高めた深部静脈血栓症（DVT：Deep Venous Thrombosis）は、人工関節置換術中、骨髄内操作による脂肪塞栓や術後の下肢深部静脈血栓による灌流障害と同一症例であり、血栓が剥離して肺動脈を塞栓すると急性肺動脈塞栓症（APE：Acute Pulmonary Embolism）の原因となる。人工関節置換術後の肺塞栓症は重篤な合併症の1つであり、発症すれば死にいたることも多い。その予防法としては、間欠的加圧装置・足関節運動・弾性ストッキングなどによる物理的方法とアスピリン・ヘパリン・ワーファリンなどによる薬物的方法があり、これらの組合せによる予防措置も多くの臨床医によって試みられている [6]。現在のところ予防法として完全な処置法は確立されていないものの、危険因子としては、肥満、下肢静脈瘤、糖尿病、狭心症不整脈などの既往であることが考えられている。

### （1）人工関節材料の適用条件

　人工関節はその実績からみて基本的なデザインはほぼ確立した感があるが、人工関節の摩耗、腐食疲労、人工関節と骨界面の緩み、沈み込みなど解決すべき問題は依然として残されている。そのためには、材料工学的、材料力学的、運動力学的にさらに最適な設計法を確立しなければならない。関節形成術には種々のものがあるが、人工関節では関節面の形状や非関節面の形

状などが問題となる。特に関節の形状は関節の運動性と支持性に影響するため重要である。

運動の自由度、可動域、運動軸は正常の骨格や筋腱の作用方向を変更しないよう、できるだけ生理的に近いものがよいが、これはまた支持性との関連において考慮されなければならない。そもそも人工関節置換術を要する症例では正常な運動域を満たすことは不要であり、ある程度の制限はやむをえないであろう。しかしながら自由度をあまりにも制限する構造だと、たとえば膝や肘を蝶番関節で置換した場合、回旋、内・外転などの生理的な運動が抑制されて、人工関節要素の界面に無理な応力がかかることになり、緩みなどの力学的問題が生じることがある。

歴史的には(1970年代)Mayo Clinicにおける膝蝶番関節の10年経験では、100％失敗の成績となっている。膝関節においては、靭帯、腱、筋肉などの軟部組織による支持性にも、萎縮や弛緩、欠損などいろいろな問題があり解剖学的にも、運動学的にも複雑であることが膝関節置換術の困難性を反映している。

潤滑の視点から、大腿骨頭径の大きさの問題が歴史的に解析されている。Charnleyは境界潤滑の立場より、クーロンの法則（摩擦係数は荷重や速度、接触面積には無関係で一定である）が成立すると仮定して、それを根拠に直径22 mmの小骨頭を採用している。これを裏づけるテフロンの摩耗率は骨頭（22～44 mm）が大きいほど摩耗が増加する。一方、潤滑液が介在する場合には大骨頭ほど成績がよい（第9章参照）。

骨頭の大きさの上限は解剖学的に決まるが、下限はどうであろうか。これは、運動域と骨頭がソケットを貫通する時間、応力など総合的に考慮する必要がある。一般に、大骨頭ほど大きな可動域が得られるのに対し、小骨頭の場合、インピンジメント（頸部がソケットの外縁にぶつかること）により可動域は減少し、緩みや摩耗の原因となる。

材料の具備すべき生物学的条件としては、毒性やアレルギー反応を示さず化学的に安定である、生体組織適合性がよい、発がん性・抗原性がない、血液凝固や溶血を起こさない、代謝異常を起こさない、生体内劣化・分解が起こらない、抽出されない、吸着物や沈殿物を生じないなどが挙げられる。

ここでいう生体組織適合性とは、生体用材料と生体組織間の相互作用を示すが、最近では材料に隣接する組織の局所反応と全身的な反応とを合わせて、広い意味で用いられており、そのような反応を引き起こさない材料を生体組織適合性（Bio-compatibility）があるという。生体内にインプラント材を挿入した際の組織反応として、まず外科的処置による軟組織および硬組織損傷に対する反応、生体内の厳しい環境による表面の酸化、加水分解による材料の劣化（Bio-deterioration）、繰り返し応力による材料の疲労、破損、表面の摩耗、腐食（溶解）などに対する組織の反応などがある。

生体内は生体用材料にとってかなり厳しい化学的環境である。耐食性の金属材料の場合、酸化性の環境では表面に酸化皮膜が形成され不動態として内部を保護し金属の溶出を防いでいるが、ひとたび還元性の環境になれば酸化皮膜が徐々に消失し、内部が損傷することになる。生体内では還元性の環境も存在し、ステンレス鋼やCo-Cr合金のように強固な酸化皮膜で覆われた材料でも腐食し得るのである。

それに加えて、繰り返し荷重や衝撃荷重が作用する力学的環境も加わるので腐食疲労や腐食クリープが通常の構造材料より頻繁に起こりうるのであるが、そのメカニズムはあまり解明されていないといってよい。これは生体内劣化を定量的に評価するのに長い年月を要するからである。最近になって、やっと in vitro（実験室的）で短時間に生体内劣化を予測し、評価する研究が系統的に行われるようになった。生体材料の力学的必要条件としては、静的強度（引張り、圧縮、曲げ、せん断）、適当な弾性率と硬さ、耐疲労性、耐食性、耐摩耗性、潤滑特性などがあり、その他の条件として、機能材料としての特性（たとえば物質誘過性）、加工性、接着性などがある。

腐食した金属は、インプラント付近や周囲組織ばかりでなく血中や尿中にも溶出し、Co、Cr濃度が上昇するという報告もある。しかしながら組織反応の程度や発がん性は、材料そのものと腐食片や摩耗片とでは異なり、たとえば金属表面の溶解したものは生体適合性があっても、微小な摩耗片は肉芽組織の増殖や動物での発がん性を有することがある（人体での発がん例の報告はまだない）。

人工関節の材質としては適当な強度や弾性率、コンプライアンス、疲労、

摩耗強度などの力学的特性が必要であることはもちろんであるが、生体用材料は通常の構造材料とは極めて異なる環境下におかれるので、試験法なども特別の注意を払わないかぎり十分な評価は下せない。生体用材料の生体組織や細胞存在下での試験法に関する規格も日本においても徐々に制定されつつある。

**（2）関節摺動面**

人工関節置換術後、場合によっては4～7年ほどの時間経過で骨組織と人工関節コンポーネント間の固定力が失われ、関節の機能不全はもとより最悪の場合コンポーネントが破損するケースもある。コンポーネント周囲骨組織の消失と異物反応として生じた繊維性組織の介入による、骨融解（Osteolysis）といわれる症状を引き起こすことがあるが、これが人工関節の緩みの主要原因とされている（図1.3）。

人工関節摺動面に適用されている超高分子量ポリエチレンや固定用の骨セメント、ならびに金属材料インプラントの接触部などから生じる摩耗粉の関与が多くの研究者により指摘されている。生物学的なメカニズムとしては、サブミクロンの摩耗粉を貪食したマクロファージから産生される骨吸収性サイトカイン（インターロイキン1-βなど）が破骨細胞を活性化して骨融解を生じると考えられている。詳細は第10章を参考にしていただきたい。

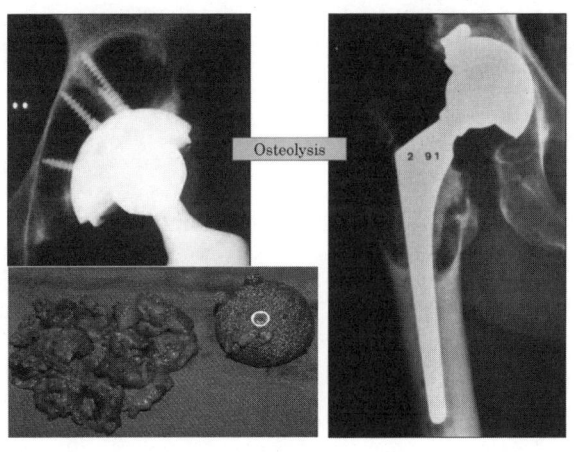

**図1.3** 人工股関節摩耗粉による骨融解 [9]

過去、何十年間にわたって種々の試行錯誤があった。たとえば、1946年に開発されたメチルメタクリレート（methylmethacrylate）製のJudet型人工骨頭は、デザイン上の弱点と易摩耗性のため、またCharnleyは人工股関節の臼蓋側にTeflon（polytetra-fluorethylene）を300例に使用したが、摩耗片による組織反応のため、さらにpolyacetal（典型的な高強度エンジニアリングプラスチック）製の人工股関節も同様の理由により使用に耐えないことが判明したなどである。

特に関節に使用する材質としては、摩擦・摩耗の問題が重要である。通常使用されている材料間の摩擦係数は、生体関節の摩擦係数よりは高く、摩耗測定では、硬質のCo-Cr合金、ステンレス鋼またはアルミナセラミックと軟質で衝撃吸収性のある超高分子量ポリエチレン（UHMWPE）の組合せが耐摩耗性において適当とされている。このように、人工関節の材質に関する問題はほとんど解決されたかにみえるが、インターフェイスや耐用年数（現在は最長でも15〜20年と考えられる）など依然として問題を残している。

工学的な観点からの摩耗粉発生メカニズム解明とその発生抑止を目的に、特に超高分子量ポリエチレンの改良（素材成形法や滅菌法の改善、および高架橋型材質の開発など）が精力的に進められている（第5章参照）。また、人

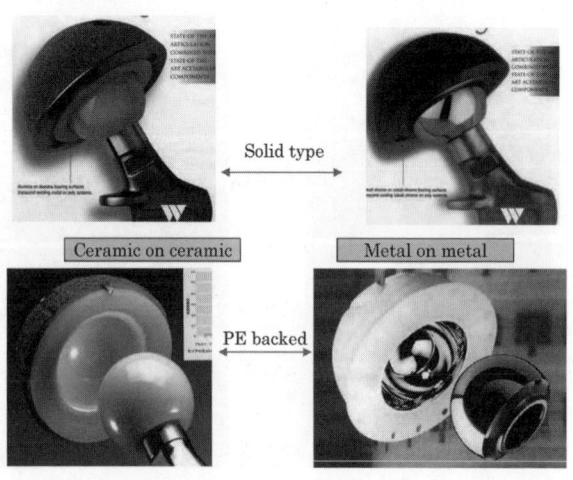

図1.4 硬材料の組合せ関節摺動面 [1)]

工股関節における接触する 2 つのコンポーネントに硬質の金属やセラミックからなる硬質材料適用の試み,すなわち Metal on Metal や Ceramic on Ceramic への再挑戦が進められている(図 1.4)。

摺動部材の改良として,高架橋性ポリエチレンの採用の他にポリエチレン摩耗粉を出させないためにセラミック／セラミックまたは金属／金属の組合せが当然考えられるが,実はその歴史は古く,30 年以上前になる。しかしながら当時は材質,加工精度(表面粗さ,真球度)などが悪く,金属／金属の組合せの潤滑上の利点など生かせない状態で,インプラント・骨界面の無菌性緩みが原因の寿命を迎えることになった。その後素材,加工法の改善で金属／金属の組合せが 10 年ほど前から復活し,スイスの Centerpulse 以外に欧米の数社が追随している。金属としては Co-Cr 合金が代表的で,鋳造,鍛造いずれも用いられている。

股関節シミュレータ試験による耐摩耗性評価では,接触する 2 つのコンポーネントの真球度と関係するクリアランス(コンポーネント間のすきま)を小さくするとよい結果が得られることがわかっている。表面粗さも重要な因子で,当然のことながら初期表面粗さがよければ材料の摩耗も低い。

この 2 つの因子が高い加工精度で実現した場合には,流体膜潤滑によって摺動部材のアブレーションや凝着摩耗は避けられる。したがってクリアランス,真球度,表面粗さなど良好な幾何学的形状を達成できる加工法さえあれば金属／金属でも高耐摩耗性を実現できる。しかし,関節摺動面の硬度を上げると摩耗粉総体積の低下は期待できるものの,摩耗粉の微細化と摩耗粉総数を増加させる可能性がある。前者はマクロファージを活性化させる要因であり,後者は摩耗粉総表面積を拡大させ,特に比表面積の大きい金属摩耗粉においてはイオン溶出を促進する懸念がある。

Co-Cr 合金の炭素含有量については高炭素鋳造または鍛造合金のほうが耐摩耗性は高い。人工股関節のコンポーネントがいずれも金属またはセラミックのような硬い材質の場合,ステムネック部と臼蓋ソケット硬質部材との繰り返し衝突(Impingement)によって部材が損傷を受けることが考えられる。特に Ti 合金の様に比較的軽く弾性率が低い材質の場合に損傷が大きくなる。この対策としては形状設計の改良と材料の複合化などの処置が考えられる。

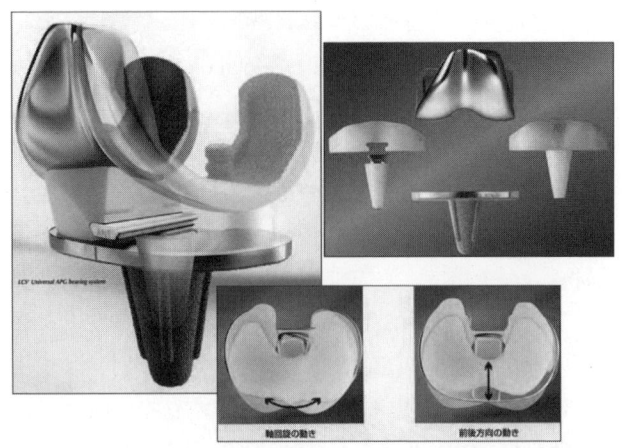

図1.5 モバイル・ベアリングTKA製品例 [1]

表1.2 モバイル・ベアリングTKAの普及 [8]

| Country | Primary Total Knee | Mobile Bearing | Percent |
|---|---|---|---|
| United States | 320,000 | 32,000 | 10 |
| Germany | 79,702 | 26,725 | 33 |
| France | 41,024 | 21,916 | 53 |
| Japan | 33,560 | 6,041 | 18 |
| Italy | 26,962 | 11,705 | 43 |
| Australia | 20,528 | 5,437 | 26 |
| Austria | 10,361 | 5,260 | 50 |
| New Zealand | 3,517 | 1,206 | 34 |

(Use in 2002)

　人工膝関節における正常な関節運動の再建と摩耗粉の低減を目的とするモバイル・ベアリング方式（図 1.5）の採用も普及しつつあり、特に欧州地域での普及率の高さが注目される（表 1.2）。これは人工膝関節の摩耗の影響因子として、膝関節の複雑な6自由度運動が考慮され、この対策として2つの摺動面を有し、屈曲伸展運動と内外旋・前後・左右の運動機能を分担させる目的で開発されたものである。

(3) 骨組織との固定性

　人工関節を生体組織に固定する方法として、骨セメントによる機械的接合

法と骨セメントを使用せず人工関節そのものと骨とを直接固定する方法、ビスなどの機械部品で固定する方法などがある。いずれにしても、人工関節の異常な動きを抑制し、荷重をうまく伝達する構造を作る必要がある。

骨組織と人工骨・関節などのインプラントとの境界面における初期固定性と耐久性に関する最近の研究と製品開発の中で特筆すべきは、セメントレス固定を念頭に材料と骨組織との直接結合を狙いとした研究が、多孔性表面化を中心にここ10年来最も熱心に行われてきたことである。骨組織と人工材料の弾性係数の差により発生する問題（ひずみの不連続性）の解決をめざし、境界層における傾斜機能特性材料（徐々に材料特性が変化する）研究も進められつつある。人工関節においては、軸受としての機能・耐久性の向上とともに、骨組織との固定性が十分得られる材料特性と形状デザインへの工夫が求められる。

PMMA（polymethylmethacrylate）の整形外科領域への応用を概観すれば、1946年Judet兄弟が整形外科領域において最初に人工骨頭材料として使用した。早期成績はよかったが、徐々に力学的、生理学的な不都合が明らかになった。その後、1950年、Charnleyがメチルメタクリレート（MMA）からなる、いわゆるbone cement（骨セメント）を人工関節の固定材料として使用して以来、世界的に人工関節の固定材料として不動の地位を築いてきた。

PMMAは接着剤や化学的作用による固定ではなく、単なるフィラー（filler）であり、骨組織と機械的に固定するものである。粉末状のPMMA（40g）と液状モノマーのmethylmethacrylate（20ml）を混合すると、約5〜10分で重合する。粉末には触媒として0.5%benzoylperoxideが、液体にはinhibitor（重合抑制剤）としてhydroquinonが、accerator（重合促進剤）としてN,N-dimethyl paratoluidineが含まれている。

人工関節の骨セメント固定における課題としては、MMAのモノマーの毒性や骨セメントの重合時発熱による骨組織壊死および心循環系への影響など、手術時合併症惹起の可能性や骨セメントの経時的劣化などがある。しかし、術直後の固定性に優れ、入院期間が短くなるなどの利点から、欧米では骨セメント固定が圧倒的に多い。国内においてはセメントレス固定の適用比率が高いが、これは高齢かつ骨粗鬆症が進行し骨組織の荷重支持性が期待で

きない場合に限定するなど、臨床医が骨セメント固定に対し慎重であることが上げられる。

　また、海外と異なり長期入院が可能であり、術後のリハビリテーションを含み医療環境が整備されていることもその理由と考えられる。セメントレス人工関節の固定性確保における課題は、生体骨とコンポーネントの3次元的な形状適合性、ならびに人工材料と骨組織との境界面における初期結合強度と耐久性である。

　金属材料をインプラント材料として、使用する場合に問題になるのは、金属イオンの体内溶出による為害作用や腐食による破損などであるが、このほか、人工関節用材料にとって、大きな問題の1つは骨との結合の緩みである。その対策の1つに、多孔性金属を用いる方法がある。この方法はステンレス、Co-Cr 合金、Ti および Ti 合金の粉末焼結や、VMC（Void Metal Composite）と呼ばれる方法やプラズマスプレーにより表面を多孔性にするものであり、その空孔の中に骨を成長させ強固な結合を得ようとするものである。

### (4) CAD による人工関節のデザイン

　医療分野におけるテクノロジーの進歩は X 線 CT の実用化によって華々しい転換期を迎えた。X 線 CT や MRI などの画像診断技術を起爆剤とする近年の医療技術の進歩はめざましい。最近はコンピュータグラフィックス（CG）を応用したコンピュータ処理による3次元表面再構成法が開発され臨床現場での実用性が実証されている。一方、機械製品の研究開発における CAE（Computer Aided Engineering）は、概念設計における各種設計構想の中の機能や性能をコンピュータモデルによって評価し、生産性や品質レベルを検討するためのツールとして必要不可欠の地位を築いてきた。この手法は医学と工学の実務担当者の個々の発想転換や独創性を誘発するとともに相互理解の手段として今後その有効性を増大していくであろう。

(a) 骨形態モデル

　モデル構築の手順は、①X 線 CT による連続断面画像データを画像解析システムに入力する、②入力画像を2値化処理し、この2値化画像に対して輪郭線自動抽出ソフトによりワイヤフレームモデル、これに壁面生成と陰影処理を行い3次元骨形態モデル、最終的にはソリッドモデルが完成する。ソリ

ッドモデルは形状の加工や追加・変更が自由に行え、FEM解析モデルへの変換が容易で、工学的アプローチには必須のモデルである。

(b) 実体モデル

近年、多方面で実用化されている紫外線硬化性樹脂による実体モデルの利用も有効である。手順としては、①画像解析で作製された骨形態モデルデータやCAD（Computer Aided Design）による3次元サーフェースモデルデータを光造形システムへ入力、②これらの形状データを水平に薄くスライス処理し、その輪切り像に沿って紫外線レーザをスキャニング照射して樹脂を硬化させ2次元描画を得る、③コンピュータ制御で2次元硬化層を積層することにより実体モデルが完成する。実体モデルは現実性をもつため臨床現場での診断支援、治療法の見極めが困難な症例の状況把握やインフォームドコンセント（告知に基づく同意）、研修医の教育などで力を発揮している。

(c) 人工関節ステムの形状解析

人工関節構成部品中で大腿骨への荷重伝達で特に重要な役目を担うステム（柄）を骨組織へ固着させるには、患者の大腿骨骨髄腔のプロフィールを求め、これに解剖学的に適合するステム形状を決定する必要がある。個人適応（カスタムメイド）の他に、数百人の大腿骨形状データを集積・分類して、いわゆるデータバンク化することにより、患者集団に適合するいくつかの標準型人工関節ステム形状に分類することも可能である。この形状データをもとに、人工関節各種素材を様々な加工法で成形するいわゆるCAM（Computer Aided Manufacturing）も実施することができる。

## 1.2 人工骨・関節材料加工技術の進歩

### (1) 新チタン合金

金属系生体材料は歴史的にステンレス鋼、Co-Cr合金の隆盛の後、チタン合金の出現によってそれまでの金属系生体材料の生体適合性、耐久性が一挙に改善され、材料工学的にはほぼ結着したかの感があった。歯科補綴において世界を席巻したブロンネマルクのチタン製人工歯根などはその典型である。しかしながら、Ti-6Al-4V合金は本来航空機など極限状態で使用される機

械部品用に開発された耐熱・耐食合金であり、長期間の埋入に関しては Al や V の生体為害性が問題になってくる。V イオンの強い細胞毒性、Al イオンの強い神経毒性が、欧米を中心に懸念されている。チタンの有する軽量性、耐食性などの利点を生かしつつ Ti-6%Al-4%V ELI 合金に代わる新材料の開発が必要となる。以下に新チタン合金開発への指針を概観する。詳細は第 12 章で詳述する。

(a) 各種金属イオンの細胞適合性

株化細胞（L929、MC3T3-E1）を用いて検討した結果、Ti、Zr、Sn、Nb、Ta の細胞相対増殖率は 1 になっており、細胞組織への影響は少ない。これに対して V と Al イオンの細胞への影響はかなり大きい。これらの結果より、細胞適合性に優れた Ti、Zr、Sn、Nb、Ta をチタンへの添加元素として選定できる。

(b) 材料開発の指針

強度増加が期待できる Sn および Zr を第一合金添加元素とし、耐食性を向上させるため Ta、Pd を添加し、さらに、αβ 二相組織として熱間加工性を良好にするため、β 安定化元素である Nb を添加する。溶解性の観点から高融点金属である Nb、Ta は低めにし、脆化相の析出を考慮し β 共析型元素である Pd は最少とし、Zr および Sn は 20％以下、Nb は 8％以下、Ta は 4％以下、Pd

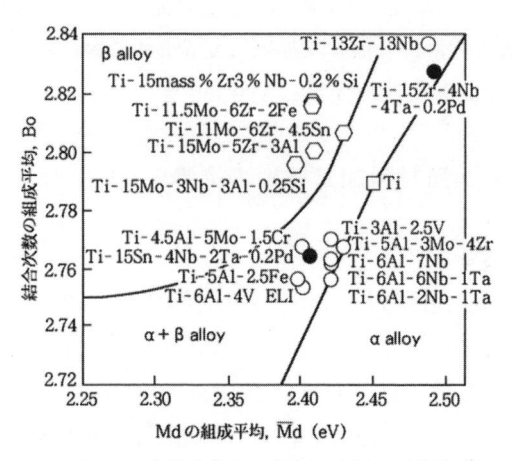

図1.6 各種生体用Ti合金の分類と耐食性 [2)]

は0.2%以下と成分設計される。
(c) 生体内での耐食性

Pd、Ta、Nb、Zrの添加により耐食性は増大し、電子論に基づいて計算される合金の結合次数(Bo)の大きな合金ほど体内における耐食性が高い(図1.6)。図中のTi-15%Zr-4%Nb-4%Ta-0.2%PdおよびTi-15%Sn-4%Nb-2%Ta-0.2%Pd合金は岡崎らが開発した新合金で、縦軸のBo値が大きいTi-15%Zr4%Nb-4%Ta-0.2%Pd合金の耐食性が高い。

(d) 力学的特性

生体用新Ti合金(焼鈍材)の引張り強さと合金組成の間には次式が成り立つ。

$\sigma(MPa)=487+28.2[\%Sn]+10.9[\%Zr]+4.9[\%Nb]+2.9[\%Ta]+514[\%O]+1491[\%N]$

新Ti合金の強度と延性の関係は、強度が約800〜900MPa、延びは約20%前後、絞りは50%以上の値を示し、Ti-6%Al-4%V ELI合金より優れている。

(e) 腐食疲労特性

イーグルMEM溶液($H_2O$:100ml、イーグルMEM:0.94g)に、10%の炭酸水素ナトリウム溶液(20 ml)、成牛血清(5 ml)、Lグルタミンを加えた擬似体液中で腐食疲労を行った。

腐食疲労試験の条件としては、R比=(最小引張り応力)/(最大引張り応力)

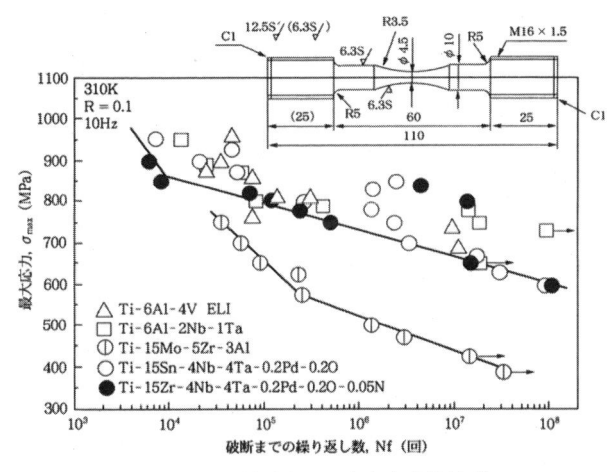

図1.7 擬似体液中での腐食疲労特性 [2)]

を0.1とする正弦波とし、繰り返し速度は2〜10Hz、繰り返し数を約$10^8$回までとした（図1.7）。Ti-15%Sn-4%Nb-2%Ta-0.2%O合金とTi-15%Zr-4%Nb-4%Ta-0.2%Pd-0.2%O-0.05%N合金のS-N曲線を比較すると、最大応力の減少とともに破断までの繰返し数は直線的に増加し、$10^7$回以上の破断応力はどちらもほぼ一致した。また$10^8$回疲労強度は、約600MPaでかなり高い値を示した。

### (2) 表面窒化金属

Ti-6Al-4V合金は生体適合性が高く、人工骨、関節、人工歯根などに広く利用されているが、アルミナやジルコニアに比較すると耐摩耗性が低い。このため超高分子量ポリエチレン（UHMWPE）と組み合わせて人工関節摺動部材に用いるとUHMWPEおよびTi-6Al-4Vの摩耗粉を大量に生じ、人工関節の緩みの原因になることが知られている。またTi-6Al-4V合金から溶出するTi、AlイオンはイオンHA径がそれぞれ0.47〜0.67Å、0.39〜0.53Åであり、骨の無機成分である水酸アパタイトを構成するCaイオン（1.00〜1.35Å）に比較して大幅に小さいため、これらのイオンが共存すると水酸アパタイトの結晶成長が阻害され、その結果骨形成やリモデリング（骨再構築）が阻害されるとされている。Vは、極微量の場合は必須金属として働くが、金属V上で細胞を培養すると強い毒性を示すことが報告されている。

Ti-6Al-4V合金の摩耗と溶出を防止する対策としてアルミナ−UHMWPE、ジルコニア−UHMWPEの組合せのように、摺動部材にセラミックスを用いる方法と、Ti-6Al-4Vの表面をイオン注入などの方法で改質する方法がある。後者の方法では、R. A. Buchanan et al.やT. Roslund et al.がTi-6Al-4VにNやCをイオン注入したものが知られている。Tateishi et al.（1990）はTi-6Al-4Vを$N_2$ガス中で加熱して表面を窒化（窒化チタンの形成）し、表面窒化Ti-6Al-4V対UHMWPEの摩擦摩耗特性がTi-6Al-4V対UHMWPEに比較して格段に優れており、アルミナ対UHMWPEの摩擦摩耗特性と同等であること、および表面窒化Ti-6Al-4Vに細胞毒性が認められないことを示した。ガス窒化法は、イオン注入などの方法に比較すると試料形状や大きさに制限が少ないうえ、1回に大量の試料を処理できるのが特徴である。

### (3) 金属コーティング材

人工関節用金属材料には、十分な機械的強度、耐摩耗性、耐食性および生

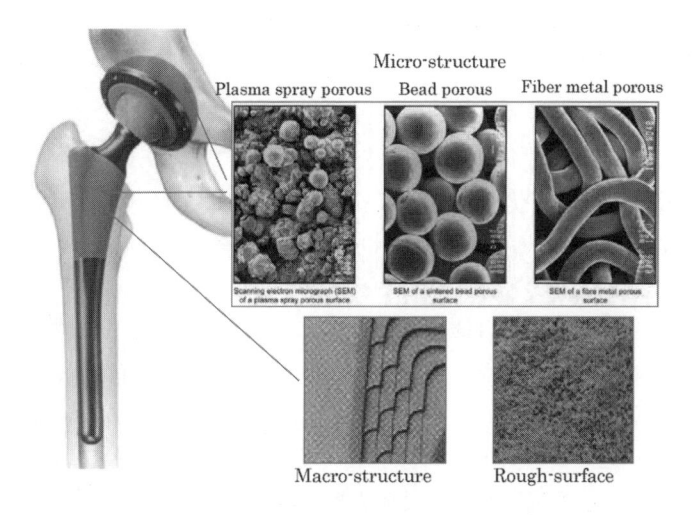

図1.8 人工関節の骨組織との界面 [1,11)]

体適合性が要求される。従来から、インプラント界面を骨に固定するために表面のコーティング方法や加工法の研究が行われている。生体為害作用（毒性）のある金属イオンの溶出を抑えることのみならず、骨組織の再生促進、骨との結合の観点から各種素材のコーティングが実用化されている（図1.8）。

(a) 多孔性コーティング

インプラント表面に多孔性材料のコーティングを施し、骨組織をその中に入り込ませ固定（mechanical-interlocking）する方法がある。ここでいう多孔性とは空孔径数十 μm〜数百 μm で、複雑な形状をもち、連通性があるものと考えるべきである。このような多孔性を生み出す方法には、溶射法、粉末冶金法、金属繊維焼結法などがある。

(b) Ti コーティング

Ti 母材の上に、水素 Ti 粉末を $N_2$ ガス（$H_2$ ガスを 5〜15％含むキャリアガス）といっしょにプラズマでスプレーすると、空孔径 50〜120 μm、厚さ 0.8 mm の Ti と $TiO_2$ の混合物層が形成される。このようなコーティングを施したものと無コーティングの Ti ステムを羊の大腿骨に 14〜26 週間インプラント後、骨との界面における引張りせん断強度を比較すると、前者の引張りせん断強

度は後者のそれの 60〜80 倍の強度となる。

(c) アルミナコーティング

生体適合性の高いアルミナをコーティングする場合も骨との結合は機械的結合効果（mechanical-interlocking）を用いたものである。母材と金属とアルミナとの密着性が弱いため、この密着性を向上させる母材の表面仕上げ法が重要である。SUS316L にアセチレン-酸素フレームスプレー法により、$97.5\%Al_2O_3$、$2.3\%TiO_2$ 粉末を溶射し、母材の表面仕上げとアルミナの密着力を比較すると、母材表面は機械研磨するより陽極酸化するほうがアルミナとの密着力は 2 倍以上よくなる。

また、純度 99％以上の α-アルミナ粒子を 40kW アークプラズマ装置でスプレーし、このときの母材 SUS316L、Ti 合金（Ti-6Al-4V）を液体 $CO_2$ で冷却することにより、界面へγ-アルミナを形成させると、母材とアルミナとの密着力は 20MPa 以上である。

(d) 金属繊維コーティング（Ti、ステンレス鋼、Co-Cr 合金繊維）

この方法は、Ti、SUS316L、Co-Cr 合金製の長さ 2〜3cm、径が φ50〜250μm の多孔質金属繊維を圧縮成形して、メッシュ状にし、これを芯材（同系金属または合金）と焼結接合し、表面の多孔性金属を作るものである。このように、金属繊維を用いることにより、コーティング層の延性が大きく、弾性率が骨（20GPa）に近く、強度は骨より高い、しかも連続した大きな空孔が得られることが利点であり、犬の大腿骨へ 2 週間インプラントした結果、骨との結合強さは 2MPa である。

(e) バイオガラス、水酸アパタイトコーティング

セラミックスの中には、アルミナに代表される生体不活性なものとは別に、骨と化学的に結合するバイオガラス（$Na_2O$-$CaO$-$SiO_2$-$P_2O_5$）や HAP（水酸アパタイト）がある。バイオガラスを SUS316L 上にフレームスプレー法を用いてコーティングを行い、猿に 6 ヶ月間インプラントした場合、バイオガラスと骨とはバイオガラス/ $SiO_2$ リッチ層/ Ca-P リッチ膜/骨という構造で、化学的に結合する。しかし、ここでもバイオガラスと金属との密着性が大きな問題である。

一方、HAP をコーティングする方法の 1 つに、電着法がある。この方法は、

電界をかけて水溶液中に懸濁した HAP 粒子の移動を行い、Ti 母材に析出を行うもので、Ar または真空中での加圧焼結により、界面 2～5μm の Ti-P リッチな反応層が形成されるとともに高密度となり、Ti 母材との密着性は向上する。この他、HAP をステンレス繊維にコーティングし、つまり HAP 水溶液中に母材を浸せき後 80℃で 30 分乾燥させ、これを犬の大腿骨中にインプラントすると、骨の再生速度、骨との界面せん断強度が向上する。

(f) その他のコーティング

CVD（Chemical Vapor Deposition）による TiN、カーボンなどのコーティングがある。これらは母材の上に 5～20μm コートされ、良好な生体適合性（骨との親和性、耐食性、耐溶解性）を付与する。CVD 法は、コーティング層と母材との密着性の面で優れており、スプレー法、焼結法などと比べて、薄くて、密着性のよい皮膜が作れる利点がある。CVD 法によれば $Si_3N_4$、SiC コーティングも容易に可能であるが、$Si_3N_4$ のように、生体との界面に生じる線維性組織の膜の厚さで評価した場合（薄いほど適合性がよい）、生体適合性がステンレス鋼より悪くなるものもあるので十分な選択が必要であろう。

CVD 法によりカーボンを多孔性 Ti や Ti-6Al-4V 合金にコーティングする方法がある。すなわち、炭素原子を含むガス（たとえば、メタンやエチレン）を 1000～1500℃の加熱した炉に導入すると気相熱分解によりカーボン（空孔径 5～10μm）が生成する。カーボンの弾性率は 20GPa で骨と類似し、また、優れた生体適合性をもつ。犬の大腿骨中へのインプラント実験において、1 年で骨との境界せん断強度は 2MPa 以上となり骨との結合力も大きく、コーティング材として非常に有望である。最近、熱処理によって表面アルミナ層を形成する新しい Fe-Cr-Al 合金が国内で開発された。従来のアルミナコーティング層に比べ、密着性がよい点が利点である。

(4) 生体用多孔質金属材料

整形外科用インプラント材料として組織との結合性を改善するために多孔質ポリマーや多孔質セラミックスが用いられているが、多孔質ゆえの強度的な弱点を有している。焼結ビーズ、ファイバーメッシュ金属、プラズマスプレーなどは骨成長に有効な多孔性をもたせるのがむずかしく、あくまでもコーティング材にとどまっていて、一定の体積を有するインプラントバルク

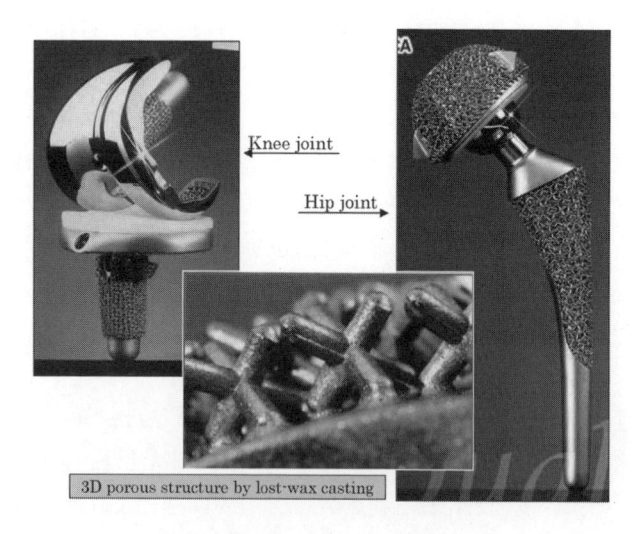

**図1.9** 人工関節の多孔性表面例 [1]

材料として限界がある。

　ドイツの ESKA Implants 社によって 1980 年代初めに開発された精密鋳造法（Lost-wax）による多孔性 Co-Cr 合金製の人工関節（図 1.9）は、ヨーロッパはもとより国内においても臨床適用されている。気孔径 0.8〜1.5 mm、気孔率 80% の海綿骨構造類似の 3 次元連通多孔構造を有し、骨組織との長期固定性に優れるとの臨床成績も報告されている。

　米国の Implex 社により開発された生体適合性、強度、細胞イングロース（侵入成長性）に優れた多孔質タンタル材料（図 1.10）は、骨補綴、骨折固定、脊椎や関節固定、人工関節エレメントなどの硬組織代替ばかりか軟組織治療にも用いられつつある。その製法は、多孔質構造を有するポリマーを高温処理することによりガラスカーボン多孔質体を得るもので、カーボンの網目の支柱をタンタルコーティングのテンプレートとして用いる。PVD（Physical Vapor Deposition）により純タンタルが網状支柱の上に析出し、40〜50 μm の厚さになる。有孔率は 75〜80% で通常の多孔質体の 2〜3 倍になる。構造的にも完全な連通孔で海綿骨の構造に近い。また実際のインプラント箇所に合わせた複雑な形状を作り出すことも容易である。

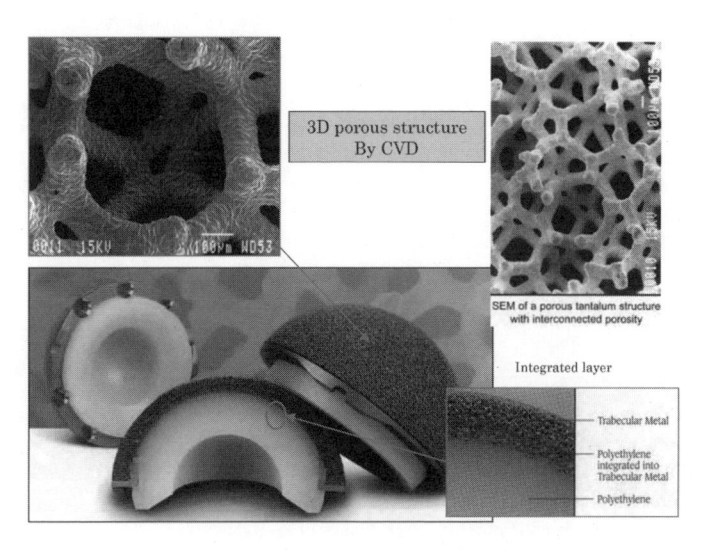

図1.10　多孔性バルク材例 [1,11]

　タンタルの生体適合性、耐食性、強度、耐久性はともに極めて高く、人体へのインプラント材としての実績も50年以上ある。孔径は $50\,\mu m$ 程度でも十分な強度が得られ、特に比強度（密度あたりの引張り強さ）は多孔質体の中では飛び抜けて高いばかりか靭性にも優れ、任意の形に変形可能である。それゆえ、骨とのひずみの不連続性やストレスシールド（応力遮蔽効果）などの弊害を避けることができる。応力が遮蔽されると力による細胞刺激が損なわれ、骨の成長が不十分になる。

　円柱状のタンタル多孔体（$5\phi \times 10\,mm$）をビーグル犬の大腿骨に埋入し、8週後に屠殺し組織標本を作製した結果、十分量の骨増殖が孔中に認められた。16週、52週で孔中にハバース層板の骨再構築がなされ、骨との固定性も高い（図1.11）。人工股関節骨盤側のソケット外側金属カップを多孔質タンタルとし、ベアリング部分は超高分子量ポリエチレンを圧縮モールド法で形成した複合コンポーネントとしたケースや、同様に人工膝関節の脛骨側コンポーネント、骨挿入部のステム部材にタンタル多孔体をはめ込み、骨結合性の改善に成功している。

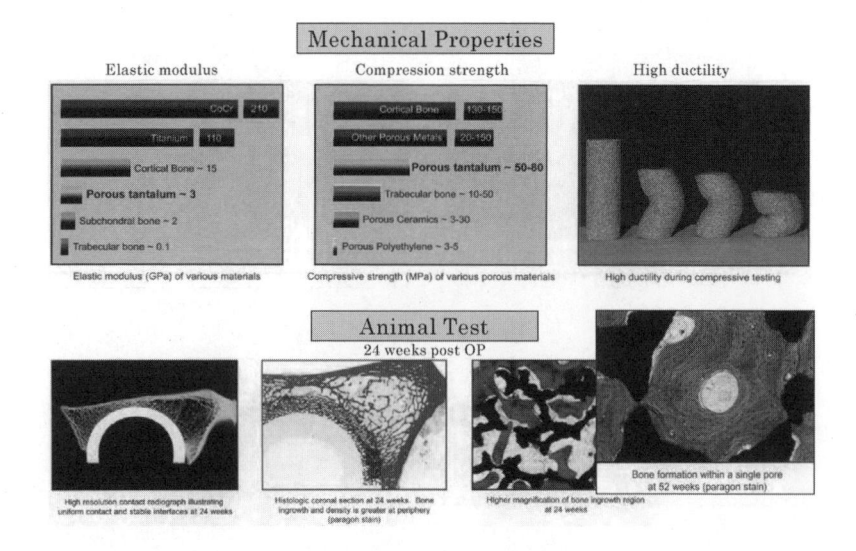

図1.11　多孔性材料の評価 [11]

## 1.3　人工関節の新たな取り組み

　生体用 Ti 合金の出現と隆盛以降、コーティング、多孔質化などの表面処理技術による生体適合性の改善などがあったが、大幅な地殻変動を伴うような生体金属の進展は見られない。このような状況の中、強度、耐久性、耐食性に優れた Ti 基アモルファス合金の開発とその添加元素の最適化が注目されている。ただし、その弱点である加工性、価格など解決すべき問題点も多い。特に中医協が打ち出した高価格、高性能の医療用具の使用制限の圧力などが今後の生体用新素材開発へどのような影響を与えるかも注意深く見守っていく必要があろう。

　以上述べたように、近代的な人工関節の材質面からの発展史を振り返るとCharnley のステンレス鋼対高密度ポリエチレンの組合せを嚆矢とし、金属コンポーネントは Co-Cr 合金、チタン合金と続いたが、最近は材質面での進歩は毒性の強い Ni、V を含まない新チタン合金の開発が目立つ程度で、むしろ

水酸アパタイト、リン酸カルシウムなどの生体活性セラミックスの金属表面へのコーティング、金属ビーズやメッシュなど多孔質体の金属表面への焼結などが材料工学上の進展である。アルミナやジルコニアなどの生体内安定性セラミックを人工関節の硬質コンポーネントに用いることも根強い人気がある。

　一方、プラスチックコンポーネントは高架橋度、高延伸の超高分子量ポリエチレンの発明により、耐久性の改善が見られるものの、摩耗粉毒性の問題は未解決で、金属対金属、セラミック対セラミックのような硬質コンポーネントの組合せを試みる動きがあるものの、改善の余地が残されている。

　最近の最もホットな技術革新は、人工物のみによる生体機能代替より生体由来物質あるいは細胞を用いて生体組織を再構築する再生医療技術の出現である（第6、7、8章参照）。これまでに、患者から取り出した関節軟骨小片に含まれている軟骨細胞を分離し、生体外で増殖させてから細胞を含むサスペンジョン液を再び軟骨欠損部に移植し、骨膜などで蓋をして人体内で軟骨再生させる細胞移植法が行われている。生体外増殖時にコラーゲンゲルや生体内分解性ポリマーなどの多孔質体を細胞担体とし、その中で軟骨細胞を増殖させ、細胞外マトリクスの産生を待って体内へ移植する方法も試みられている[11]。

　いずれにせよ、複数の人工材料を巧みに組み合わせてデバイス化した人工関節の時代は当分続くにせよ、細胞を主役とする再生医工学の台頭は間違いなく、再生医療の覇権争いの激化は必至の情勢であるが、生きた細胞を治療に用いることに対する規制と倫理的な問題点をいかにクリアーするかなど、解決すべき障壁の多さにも配慮が必要である[12]。

　生体軸受けとしての関節の安定性、潤滑性、衝撃吸収性、生体適合性などの諸条件を満足する生体材料を選択し、先進的な人工関節や内固定器具を設計するためには、医師とエンジニアの密接なコンタクトが必要である。スイスの15人の外科医、整形外科医、工学者によって作られた研究組織、AO（Arbeitsgemeinschaft für Osteosynthese）により開発された圧迫装置付内固定器具はその組織的開発戦略とアイディアの斬新さにおいて、骨折の治療史上画期的な出来事であった。わが国においても、このような研究開発体制の確

立がまたれるところである。

## 参考文献

1) 製品カタログ：Zimmer, Stryker/Howmedica/Osteonics, Biomet, Centerpulse, DePuy, 京セラ, Implex, ESKA Implants, Wright Medical Technology.
2) 立石哲也：金属系生体材料, 金属（日本金属学会誌）, vol.71, No.3 (2001), p.28-34.
3) 立石哲也：生体硬組織代替材料, 生体材料学（日本機械学会編）, p.79-156, オーム社（1993）.
4) 立石哲也編著：メディカルエンジニアリング, p.165-207, 米田出版（2000）.
5) 大森健一：人工関節における製品開発戦略, 日本機械学会誌, vol.104, No.996 (2001), p.733-736.
6) 日本人工関節学会誌, vol.29 (1999), p.233-247, vol.30 (2000), p.163-173, vol.31 (2001), p.1-6.
Orthopedic market sees impressive growth in 2002, Orthopedics today, vol.23, No.5 (2003), p.55-56, SLACK Inc.
7) Mobile-bearing Knees, Orthopedics today, vol.23, No.12 (2003), p.34-35, SLACK Inc.
8) 特集：人工関節置換術のポリエチレン磨耗と損傷, 関節外科, vol.18, No.12 (1999), p.7-92, メジカルビュー社.
9) 特集：可動性脛骨インサートTKAの成績と問題点, 骨・関節・靱帯, vol.13, No.12 (2000), p.1301-1284, アークメディア.
10) J. Dennis Bobyn: Characterization of a New Porous Tantalum Biomaterial for Reconstructive Orthopedics, Scientific Exhibition at 66th Annual Meeting of the AAOS (2000).
11) 立石哲也：バイオメカニクス, p.131, オーム社（2010）
12) Tateishi, T. ed.: "Biomaterials in Asia", World Scientific (2008)
13) 田中順三, 角田方衛, 立石哲也編著：バイオマテリアル, 内田老鶴圃（2008）
14) 日本セラミックス協会編：生体材料, 日刊工業新聞社（2008）
15) 立石哲也：非弾性体の力学とバイオメカニクス, 自費出版（2011）
16) 立石哲也, 田中順三編著：再生医療工学, 工業調査会（2004）
17) 立石哲也, 田中順三, 角田方衛編著：生体医工学の軌跡, 米田出版（2007）

（立石哲也、大森健一）

# 第2章　多孔質セラミック人工骨

## 2.1　セラミック多孔質体とは

　腫瘍や外傷などにより骨に欠損が生じた場合、人工骨により欠損部を修復する必要がある。人工骨に細胞を遊走させ、骨質を再生させて強固な結合を得るためには、生体適合性に優れたセラミックの多孔質体が用いられる。人工骨材の素材としては、毒性がなく、安全で機械的強度が高く、生体組織と結合しやすく、組織が再構築されるにつれて材料がしだいに消失し、新生骨と置換されることが望ましい。この条件を満たす骨材としてはβ-リン酸三カルシウムや水酸アパタイトの焼結体が代表格である。

　「セラミック多孔質体」とは、内部に無数の微細な孔（あな）が空いているセラミックのことをいう。セラミック多孔質体は、一般に気孔率が50％以上であり、細孔径が1μmから1mmの連続した空孔を有している。セラミック多孔質体は、原料となるアルミナ（酸化アルミニウム）やジルコニア、炭化ケイ素、リン酸カルシウムなどの無機物を数千度の高温下で反応させて製造する。無機物の粒子を接触させて高温で焼成するとセラミックの一部が溶

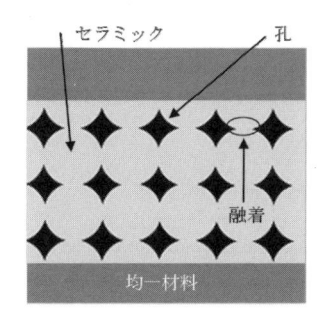

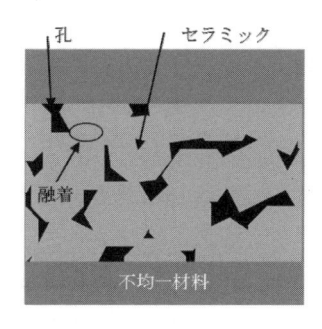

図2.1　セラミック多孔質体の断面（イメージ）

融して、セラミック同士が部分融着した特異な 3 次元網目構造を示す（図 2.1）。

　この際に、使用する原料の種類や粒子の大きさ、バインダーや焼成助剤の種類や配合量、焼成方法などを変えることで、様々な特性をもった多孔質体セラミックを作り出すことができる。高性能なセラミック多孔質体を製造するためには、原料となるセラミックの精製度や粒子形状、製造工程などを精密にコントロールする必要がある。こうした高精度な製造物を作り出すセラミック原材料のことを「ファインセラミック」と呼んでいる。

　セラミックは金属や高分子材料に比較して、特に硬度、耐摩耗性、耐熱性、耐腐食性などの面で優れている。また、原材料の選択によって、誘電性や導電性を目的に合わせて付与したり、生体親和性や生体反応を制御したりすることもできる。さらに、気孔率や孔サイズを調整することで、セラミック多孔質体の機能性を使用目的に合わせることも可能である。

## 2.2　セラミック多孔質体の種類と特性

　セラミック多孔質体は細孔の大きさによって、ミクロ孔、メソ孔、マクロ孔に分けられる。触媒の分野においては、直径 2 nm 以下の細孔をミクロ孔、直径 2～50 nm の細孔をメソ孔、直径 50 nm 以上の細孔をマクロ孔と定義している（表 2.1）。

　ミクロ孔セラミックには活性炭やゼオライト、メソ孔セラミックにはメソポーラスシリカ（二酸化ケイ素）や $Al_2O_3$、$TiO_2$、$ZrO_2$、$SnO_2$ などの遷移金属酸化物のメソポーラスセラミックなど、マクロ孔セラミックには軽石などがある。通常、多孔質体セラミックとして製造され、各種用途に使用されているセラミックはマクロ孔セラミックである。

表 2.1　細孔の名称と細孔径

| 孔名称 | 細孔径 |
| --- | --- |
| ミクロ孔 | 2 nm 以下 |
| メソ孔 | 2～50 nm |
| マクロ孔 | 50 nm 以上 |

細孔径（pore-size）が異なることは、細孔中に取り込まれる物質が異なること、さらに、細孔中に取り込まれた分子の挙動が異なることを意味している。たとえば、たん白質や DNA などの巨大分子はミクロ孔のゼオライトには侵入できないが、メソ孔以上の細孔には取り込まれ、物理的な吸着が起こる。ミクロ孔セラミックでは、孔サイズが小さいため、取り込まれた分子は液体のような挙動を示し、脱着することが困難になる。メソ孔セラミックでは、通常の気体分子は細孔中でも気体として振る舞う。

セラミック多孔質体は、細孔径の他にその製造過程において目的に合わせた各種調整が可能で、こうした操作によって次に示すような特性・機能性を付与することができる。

① セラミックの特性を保持した状態で軽量化できる。
② 切削、切断などの機械加工が可能（マシナブルセラミック）になる。
③ 液体や気体などの通過をコントロール（フィルター機能）できる。
④ 孔を閉じた状態にすると、防音や断熱効果が高まる。
⑤ 使用材料の配合や製造方法などにより誘電率を目的に合わせて調整できる。たとえば、多数の結晶から構成される圧電セラミックでは、組成分布や結晶内部の状態、結晶粒界の他成分の割合、焼結の度合い、セラミック層の厚みなどが変われば、誘電挙動が変化する。
⑥ 使用原料、混合物の調整により導電率を目的に合わせて調整できる。酸化物は絶縁体であるため、炭化物（カーバイド）、ホウ化物（ボライド）、窒化物（ナイトライド）などの非酸化物セラミックを使用する。
⑦ 物質の吸着率を使用原料や孔のサイズ・形状で制御できる。多数の孔を作ることで表面積が拡大し、気体や液体分子、イオンなどに対する吸着力が増加する。生体に利用する場合では、増殖因子・成長刺激因子などの薬剤の放出コントロールなどが重要である。

## 2.3 生体に使用されるセラミック

セラミックは、大きくエレクトロセラミック、エンジニアリングセラミック、バイオセラミックの3つに分けられるが、生体に使用されるのはバイオ

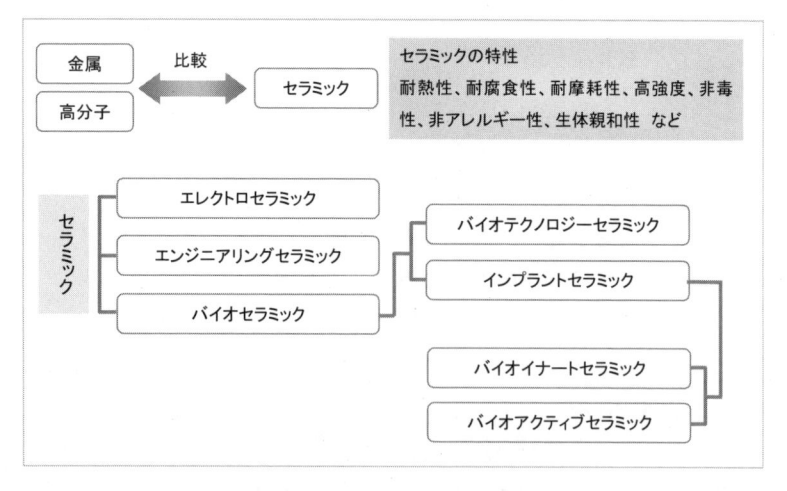

**図 2.2** セラミックの分類

セラミックの中の直接生体に接触するインプラントセラミックである。インプラントセラミックは、耐熱性、耐腐食性、耐摩耗性、高強度、非毒性、非アレルギー性、生体親和性など、金属や高分子に見られない機能的な特性により、医療用の材料として幅広く利用され、医療の進歩に貢献してきた（図2.2）。

インプラントセラミックは生体への反応性の違いにより、さらにバイオイナートセラミック（生体内不活性）とバイオアクティブセラミック（生体内活性）の2つに分けられ、その違いは表2.2に示すとおりである。後者の代表が$\beta$-リン酸三カルシウムと水酸アパタイトである。その製造方法としては乾式法と湿式法がある。湿式法はプロセスが簡単で工業的に有利であるが、水酸アパタイトの生成は簡単にできても、高純度の$\beta$-リン酸三カルシウムの生成は困難であるという弱点がある。リン酸水素カルシウムまたはその二水和物粉末と炭酸カルシウムの粉末とを、カルシウム原子のリン酸原子に対する原子比が1.4～1.6の割合にし、濃度5～15重量%の水性スラリーを調整し、次にこのスラリーを摩砕しながら反応させることにより$\beta$-リン酸三カルシウムの微粒子を製造することができる。この方法をメカノケミカル法という。

バイオセラミックは、歯科や整形外科領域において様々な形で利用・応用

表 2.2 バイオイナートセラミックとバイオアクティブセラミック

| 分 類 | 代表的なセラミック | 性質・注意点 |
|---|---|---|
| バイオイナート系 | アルミナ（$Al_2O_3$）、ジルコニア（$ZrO_2$）、カーボン など | ・生体内には存在しない素材で、生体からの免疫応答などをほとんど受けない。<br>・生体に対して不活性な性質をもっているので骨組織とは直接結合しない。<br>・耐摩耗性、耐腐食性、高強度、耐水性、生体親和性、などに優れている。<br>・生体との境界面は薄い線維性の被膜で覆われるため、固着期間や長期安定性に注意を要する。 |
| バイオアクティブ系 | 【生体内安定型】<br>水酸アパタイト（$Ca_{10}(PO_4)_6(OH)_2$）、生体ガラス、結晶化ガラス など | ・生体硬組織の構成成分と生化学的な性質が近似しているために、骨組織と直接結合する。<br>・水酸アパタイト（HAp）は骨を構成する無機成分とほぼ同じ組成であり、生体の硬組織に埋入すると新生骨の生成を誘導し結合する。<br>・素材自体の強度は弱く、単体では強度を要する部位には使用できないため、金属類へのコーティングや他材料との複合化などを考慮する必要がある。 |
| | 【生体内置換型】<br>リン酸三カルシウム（TCP）、リン酸四カルシウム（4CP） など | ・生体内で次第に吸収され、骨組織に置換される。<br>・製造方法や化学組成によって、生体内での置換速度などが異なるため、十分な試験確認が必要となる。<br>・素材自体の強度が弱いので、骨置換期間を考慮した長期的な製品設計・デザインが必要である。 |

されてきたが、近年では骨や軟骨など生体硬組織の治療や再生用の材料として新たな臨床応用が進んでいる。その用途は、人工骨、人工関節、人工歯根、骨セメント、人工血管など多岐にわたっている。

## 2.4 バイオセラミックの臨床応用

生体用セラミックを臨床応用する場合の重要なポイントは、生体への反応性と機械的強度に関する理解である。バイオイナート系のセラミックは、生体不活性で生体との直接結合はないが、素材としての機械的な強度には優れている。一方、バイオアクティブ系のセラミックは、生体活性でダイレクト

表 2.3　バイオセラミックの臨床応用

| 分類 | 加工技術 | 概要 |
|---|---|---|
| バイオイナート系 | 単体 | 高強度、耐摩耗性、耐腐食性などの特性を活かして人工関節の骨頭や骨折治療用骨プレート、固定用ネジなどに使用されている。生体と反応しないことが利点。 |
|  | 傾斜機能 | セラミックの欠点である曲げに対する強度を高めるために、金属表面の垂直な方向にセラミックの分布量を連続的に増やして、材料表面に生体親和性を付与する。 |
|  | 多孔質 | バイオイナート系のセラミックは生体組織と直接結合しないため、多孔質体技術により、生体骨を細孔内に侵入させて物理的な結合力（アンカリング）を高める。 |
| バイオアクティブ系 | 顆粒 | 吸収性の生体活性セラミックを顆粒状に加工して、硬組織の欠損部に充填して新生骨と置換させる。顆粒の安定的な貯留が重要。 |
|  | コーティング | セラミックは圧縮には強いが、曲げや引っ張り、捩じりに弱い欠点がある。この欠点を補うために金属表面にバイオセラミックを薄膜コーティングして、物理的強度と生体親和性を高める。 |
|  | 多孔質 | 臨床においては、多孔質体の3次元形状を欠損形状に合わせることや、機械的強度や骨置換速度、生体刺激因子の放出などをコントロールするためにバイオセラミックの孔サイズの制御や安定型と吸収型の混合など、多くの技術の融合が重要になる。 |

に生体硬組織と結合するが、素材としての強度が弱く単体での使用には問題がある。こうした2系統のバイオセラミックの長所・短所を考慮して、目的に合わせてそれぞれを適正に臨床応用していくためのポイントを（表 2.3）に示す。

　次世代の医療としての再生医療が大きな注目を集める中、人工骨や人工関節などによる生体硬組織の再生、さらには、生体組織・器官などを再生する際の培養細胞の足場材料（スキャホールド）として、バイオセラミック多孔質体の役割が重要になってきている。

　より安全・安心の先進医療を国民に迅速に提供していくためには、生体親和性に優れたバイオセラミック多孔質体の特性を十分に活かしていく必要がある。生体の欠損部位を短期間で再生させる最先端の医療技術を構築していくためには、多孔質体のミクロ孔とマクロ孔の3次元的配置、各種生体因子、

生体細胞の3要素を最適な環境に設定することが重要になってくる。

## 2.5 セラミック多孔質体の製造

人工骨として用いる多孔質セラミックの製造方法としてはいくつか考案されている。たとえば、水酸アパタイトの微粒子を水中に分散させたスラリーを調整し、容器の一側面を冷却すると、多数の細い氷結晶が一方向に成長する。これを凍結乾燥させた後、焼結して多孔質体を得ることができる。また、スラリーに発泡剤を加え泡状にした後、同様のプロセスにより多孔質体を作製することもできる。ここでは、セラミック粒子を焼結することにより高強度の多孔質体を得る方法について詳しく述べる。

セラミック多孔質体を製造するためには、大きく2つの工程を考える必要がある。1つ目は原材料の調整による1次セラミック粒子の製造、2つ目は1次セラミック粒子の3次元的な結合による多孔質体の製造である。

### 2.5.1 セラミック1次粒子の製造

セラミック多孔質体の空孔径（pore-size）は、使用する原材料の粒径によって決まる。したがって、目的とする空孔径に合わせて、焼結などによる粒子の変形なども考慮してセラミックの1次粒子を製造する必要がある。ミクロ孔多孔質体をつくるためには、原材料の粉砕などの物理的加工や化学的な反応を利用して微細なナノレベルの1次粒子を製造する。逆に、生体細胞などの足場となる200μm以上のマクロ孔多孔質体を製造するためには、原材料を造粒加工することにより大きな1次粒子を製造する。

(1) 1次粒子の微細加工

ミクロ孔やメソ孔多孔質体を製造するためには、ナノサイズの1次粒子を作る必要がある。ナノ粒子を製造するには、大きく分けると粉砕のようなブレークダウンと、気体や液体から化学反応などを利用して作るビルドアップの2つの方法がある。粉砕法としてはボールミルが一般的であるが、缶体・胴体（シェル）や球石（メディア）は磨耗による原材料への混入を考慮して選択することが大切である。粒子サイズは球石（アルミナ、ジルコニアなど）

の種類、粉砕法（乾式、湿式）、粉砕時間で調整する。コストや生産性を考えた場合、湿式の粉砕法が優位である。

ビルドアップ法の場合は、製造されたナノ粒子が凝集体を作りやすい傾向にあるため、1次粒子まで分散する処理方法が重要なポイントになる。

### (2) 1次粒子の造粒加工

マクロ孔の多孔質体を製造するためには、原材料から大きいサイズの1次粒子を作る必要がある。そのためには、次に挙げる造粒方法などから、目的のサイズの1次粒子を作り出せる製造法を選択する。

(a) スプレードライ法（10～数百 μm）

高温気流中に原料セラミックを含んだ液体（スラリー）を噴霧し、乾燥させることで造粒する方法である。液状材料から直接粉粒体が得られるので、連続大量生産に適している。乾燥が液滴表面から進行するため、得られた粉

(a) スプレードライ法　　(b) 撥水転動造粒法

(c) 凍結乾燥法　　(d) 転動造粒法

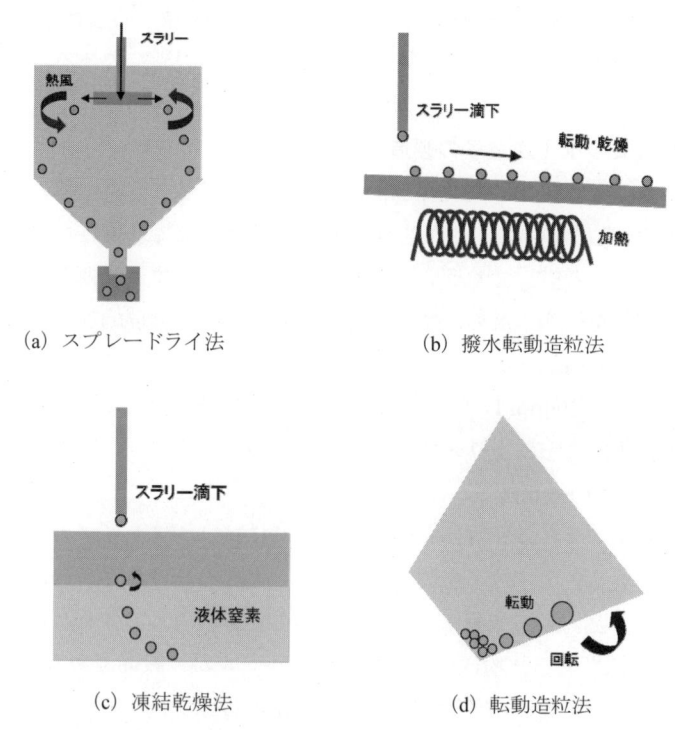

図 2.3　1次粒子の造粒加工法

体は中空球状になりやすく、粒径としては 10～数百 μm のものが得らる（図 2.3 (a)）。

(b) 撥水転動造粒法（10～数百 μm）

撥水性のある平滑面上にセラミックのスラリーを滴下し、液体の表面張力を利用して転動させながら乾燥し、不純物のない均一な球状のセラミック粒子を製造する方法である。粒径は滴下するスラリー量でコントロールする。大掛かりな設備を必要としない点や製造コストの面で有利である（図 2.3 (b)）。

(c) 凍結乾燥法（数百 μm～1mm 程度）

セラミックのスラリーを液体窒素上に滴下し、スラリーが液面で温度差によりホバリング回転して球形になる現象を利用して造粒する方法である。凍結乾燥したセラミック粒子は炉で焼成して、粒径の均一な粒子を得る（図2.3 (c)）。

(d) 転動造粒法（2～20mm 程度）

原料セラミックにバインダーを散布しながら流動運動を与え、転がりながら球状に成形する現象を利用して造粒する方法である。流動運動は、回転容器や撹拌羽根、振動などで行われる。製造コストは安価で、比較的大きな粒径の製造に向いている（図 2.3 (d)）。

### 2.5.2 セラミック多孔質体の製造

セラミック多孔質体は、前記した1次粒子をそのまま型に充填するか、バインダーなどで目的の形状に中間成型した後、電気炉などで加熱し焼結することによって製造する。中間成型されたセラミックを融点より低い温度で過熱すると、セラミック同士が融着し焼結体と呼ばれる状態になる。この現象は、接触しているセラミック粒子が熱力学的に非平衡な状態にあるため、粒子表面のエネルギーを最小にしようとする表面張力によって起こる。接触粒子間で、接触中心から周辺部へ物質が移動し、接触面積を拡大しながら粒子間距離が短くなり融着していく。この焼結によって、外形寸法は小さくなり、密度、強度、弾性率などが大きくなる。焼結の程度は、原材料の理想的な密度に対する比率、あるいは気孔率で表される。

表 2.4 セラミックの成形法（中間成形体の製造）

| 成形法 | 概要 |
|---|---|
| 一軸加圧成形（金型成形） | 原材料（1次粒子）を金型に入れて、加圧し成形する方法。量産性に優れ、最も一般的な方法である。成形体の密度は不均一で、密度が均一な成形体を求める場合には適さない。 |
| CIP（冷間静水圧成形） | ゴム型に原材料を充填して、周囲から静水圧を加加して成形する方法。成形体の密度は均一で、一軸加圧成形の欠点を克服しているが、設備に高いコストがかかる。 |
| ろくろ成形 | 原材料を回転台の上に乗せ、回転させながら、形を整える方法。設備は簡単であるが、量産性はない。 |
| 押出し成形 | 原材料を口金から押し出して成形する方法。連続生産が可能で、棒状やパイプ状・ハニカム状の製品を作る場合に用いられる。成形体に、配向が残る欠点がある。 |
| 射出成形 | 原材料に樹脂を混ぜて可塑性をもたせ、金型中に射出して成形する方法。複雑形状の成形体を作ることができ、密度は均一で、寸法精度もよい。一方、加熱して樹脂を除く脱脂工程で、二酸化炭素の排出、エネルギー多量消費など環境面で欠点がある。 |
| 鋳込み成形 | 泥漿を型に流し込み、着肉させ成形体を得る方法。泥漿鋳込み、加圧鋳込み、回転鋳込みなどがある。 |
| テープ成形 | 原材料と有機溶剤を混ぜて泥漿を作り、刃状部品で厚さを調整しながら、薄い板状に成形する方法。積層コンデンサーなどの多層構造の成形体を作ることができる。 |

　セラミック多孔質体を製造する場合、1次粒子をそのまま型に充填して焼結する場合と、目的の形状に合わせて中間成形体を作る場合がある。主なセラミック中間成形体の成形法を表 2.4 に示す。

　セラミック多孔質体の焼結に際しては、次の点に留意して焼結方法や焼結工程などを決めることが大切である。

【焼結の要点】

・焼結温度は、原材料の融点の 90% 以上が目安となるが、最適温度はセラミックの種類、粒子の形状、粒子の充填状態などによって変動する。

・焼成環境は、一般的には空気中で行われるが、目的によっては真空中や各種ガス中、さらには高圧ガス中での焼成が必要となる場合がある。

・焼結速度を促進するために、機械的な圧力を加えながら焼成する場合もあ

表2.5 セラミック多孔質体の焼結法

| 焼結法 | | 概　要 |
|---|---|---|
| 常圧焼結法 | | 複雑形状のものにも適用でき、操作も比較的簡単で、量産性があるため最も一般に用いられている方法。多孔質体の焼結に際しては、目的とする細孔サイズを考慮して、セラミック1次粒子の充填度、焼結助剤の選択、焼成環境、焼成温度と時間などを決定する。 |
| 反応焼結法 | | 非酸化物系に特有の焼結法である。通常の焼結の場合、焼結される原料と焼結されたものは同質で、焼結の間に起こる化学変化はそれほど大きなものではない。これに対して反応焼結では出発原料と焼結体は別種である。 |
| 加圧焼成法 | ホットプレス法（HP） | セラミック粉体や中間成形体を一軸加圧（〜50 MPa）しながら焼結する方法。セラミック粒子に大きな圧力を加えると粒子が移動しやすくなり、焼結による収縮初期に粒子が配列し、急速に緻密化する。焼結助剤の量が常圧焼結法より少なくてすむため、高強度の焼結体が得られる。 |
| | ガス圧焼結 | 原材料が分解蒸発する場合、雰囲気ガス圧を高くすることにより分解蒸発温度が上昇する現象を利用する焼結法。焼結助剤を少なくでき、大型複雑形状のものも製造できる。HIPに比べ、ガス圧が低い点も有利である。 |
| | 熱間静水圧プレス法（HIP） | セラミック粉体や中間成形体を全方向から加圧（100〜300 MPa）しながら焼結する方法。一般にはアルゴンや窒素ガスの中に被焼結体を置き、高温高ガス圧下で焼結する。全方向から均一な圧力を加え、巣孔の残留を防ぐので、抗折力やじん性などの機械的強度が大幅に高まる。セラミック緻密体の製造に利用される。 |
| 再焼結法 | | 複数の焼結方法を組み合わせる焼結法で、原材料に焼結助剤を添加して焼結した後に成形・再焼結する方法や、焼結体の空孔内に焼結助剤を含浸させて再焼結する方法などがある。この方法で難焼結性の材料を緻密化し、焼結体の強度や機能性などを改善する。 |
| 加圧自己燃焼焼結法 | | 高圧下で高融点化合物およびある種の無機化合物の元素混合粉末の圧粉体を高圧下で強制着火することにより、自己燃焼による合成反応と焼結を同時に進行させる方法である。 |
| プラズマ焼結法 | 熱プラズマ焼結法 | 真空容器中で、連続・定常的な超高温プラズマ熱（1000〜2000℃）を利用し無加圧焼結を行う製造法。急速昇温が可能であるため原材料粒子の粒成長を制御でき、短時間で緻密な焼結体を得られる。 |
| | 放電プラズマ焼結法（SPS法：Spark Plasma Sintering） | セラミック粒子間に直接、断続的な電気エネルギーを投入して、火花放電により瞬時に発生する放電プラズマの熱拡散・電解拡散を利用する加圧焼結法。SPS法は、低温から2000℃以上の超高温領域において、約5〜20分程度の短時間で焼結を可能にする焼結法である。 |

る。
・焼結の安定化、促進などのために、焼結助剤と呼ばれる添加物を用いることが多い。

セラミック多孔質体の主な焼結法は（表 2.5）のとおりである。

特に次世代の焼結法として注目されている放電プラズマ焼結法と従来の常圧焼結法を比較すると、放電プラズマ焼結法は焼成温度や焼成時間、機械的

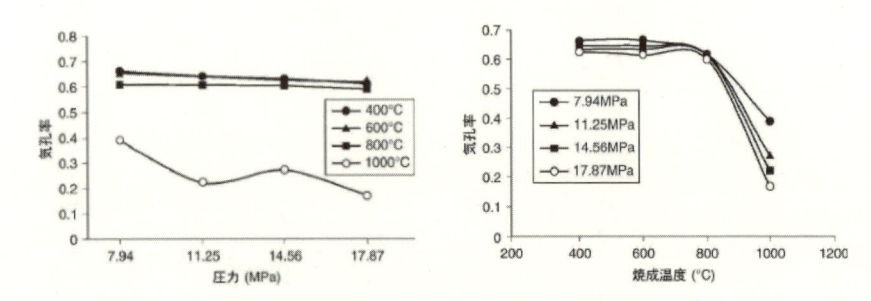

図 2.4　SPS 法における気孔率の焼成圧力（左）または温度（右）の影響

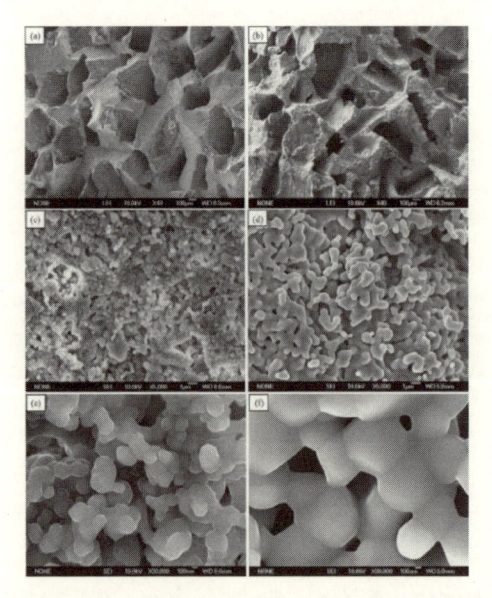

図2.5　SPS法（左列）と常圧焼結法（右列）の多孔質体拡大図（出典：Zhang, F., et al., *J. Eur. Ceram. Soc.,* 2008, **28,** 539-545）

強度などにおいて優れた焼結法であることがわかっている。

日本大学の研究成果（出典：特開 2005-112712）によれば、生体親和性に優れた特性を示す水酸アパタイト（HAp）の焼結を比較した結果、常圧焼結法では 1000℃以上必要であったのに対して、放電プラズマ焼結法では 400〜600℃で 3〜12 分間で焼結した。気孔率は 60〜90％の多孔質体が得られた。この多孔質体の気孔率は、焼成圧力より焼成温度に影響される（図 2.4）。

生体内置換型のバイオセラミックであるリン酸三カルシウム（β-TCP）の粉末を用いて、同様に SPS 法により 880〜950℃で 3〜5 分焼成した結果、気孔率 55〜70％の多孔質体が得られた。この多孔質体の細孔径は 300〜500μmで、骨伝導に必要な細孔径（200〜900μm）を満足していた。

また、従来の常圧焼結法で焼成した同程度のマクロポア径をもつ多孔質体と比較すると細孔形状がより緻密になり（図 2.5）、気孔率が同じ場合、圧縮強度・弾性率ともに常圧焼結法を上回っていることが判明した（図 2.6）。

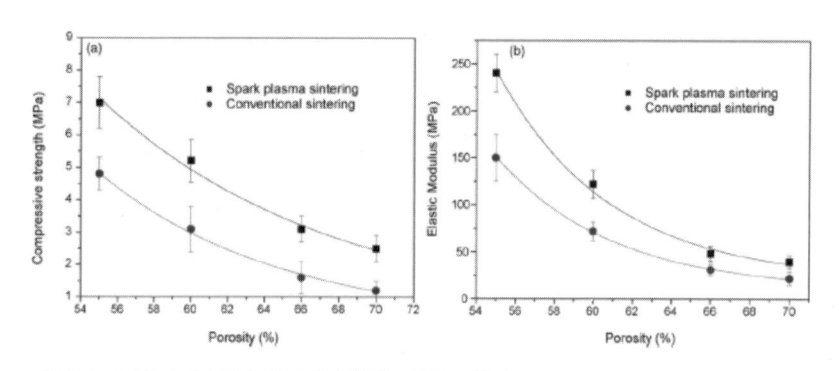

図2.6　SPS法と常圧焼結法の力学物性の比較（出典：Zhang, F., et al., *J. Eur. Ceram. Soc.,* 2008, **28,** 539-545）

セラミック多孔質体の圧縮強度や気孔の分布状態は、気孔率を変えることで制御できる。セラミック多孔質体の使用目的に合わせて焼結条件を最適化する。人工合成した水酸アパタイトの気孔率と圧縮強度の関係を（表 2.6）に示す。

セラミック多孔質体を生体用の材料として、各種医療機器・材料に利用していく場合、それぞれの医療機器・材料に適合した原材料を選択し、医療目

表 2.6 水酸アパタイトの気孔率と圧縮強度の関係

| 気孔率（％） | 0 | 5 | 15 | 30 | 40 | 50 | 60 |
|---|---|---|---|---|---|---|---|
| 圧縮強度(MPa) | 730 | 540 | 240 | 175 | 65 | 30 | 15 |

（セラミック 43（2008）No. 11 より）

表 2.7 セラミック多孔質体の製品化

| No. | 確認項目 | 内 容 |
|---|---|---|
| 1 | 開発製品の確認 | ・プロダクトコンセプトの明確化（製品全体）<br>・セラミック多孔質体の仕様、効能・効果など |
| 2 | 原材料の検討・決定 | ・バイオイナート or バイオアクティブの選択<br>・バイオアクティブの場合、体内安定 or 体内置換の選択<br>・原材料の製造法（市販品、自社製造など）の検討と決定 |
| 3 | 原材料 1 次粒子の製造 | ・細孔径の確認と製造法（ブレークダウン or ビルドアップ）<br>・複合化の有無を確認（ミクロ孔&マクロ孔の組合せなど）<br>・造粒した顆粒で製品化→（生体硬組織への充填材料など） |
| 4 | 中間成形体の製造 | ・中間成形体の有無を確認<br>・成形方法の検討と決定<br>・確認試験・試作と確認（精度、生産性、コストなど） |
| 5 | 多孔質体の製造 | ・製品形態の確認（ブロック体、金属コーティング、高分子複合体など）<br>・焼結方法の検討と決定<br>・確認試験・試作と確認（精度、生産性、コストなど） |
| 6 | 後処理 | ・表面処理（研磨、結晶化、化学処理など）<br>・再焼結（焼結助剤処理など） |

的に合った製造を行い、医療効果を十分に発揮する機能性をもった製品にする必要がある。そのためには、表 2.7 に示す手順で、バイオセラミックの特性を大いに活かす研究開発計画を立案し、最適で、効率のよい製品化をめざすことが大切である。

## 2.6 人工骨・関節とバイオセラミック

　セラミック多孔質体は、生体親和性、非毒性、非アレルギー性、耐腐食性などの生体への安全性に優れた特徴をもっている。さらに、生体細胞の新生

第 2 章　多孔質セラミック人工骨

**表 2.8　人工骨に現在使用されているバイオセラミック**

| 原材料 | 製品概要 |
|---|---|
| 水酸アパタイト | 三重気孔構造を有する気孔率 85％の超高気孔率水酸アパタイト製人工骨。連通気孔構造と多孔質状の気孔壁構造により、早期に骨組織と同化、骨補填材全域にわたって、組織や細胞が侵入し、内部骨形成を実現する。 |
| | 骨形成に最も適した温度（900℃）で焼成した外科用人工骨。骨芽細胞が進入しやすい、海綿状の連通気孔（90、200 または 300μm、気孔率 60％、70％）を有する各種形状の多孔体と顆粒がある。骨欠損部の補填に単独または自家骨との混合で用いる。 |
| | 生体組織が深部まで入り込み、組織（新生骨）を迅速に形成させるために有効な多孔体構造とした。多孔体骨格部を緻密なハイドロキシアパタイト焼結体にすることで強度を上げ、人工骨補填材の気孔率を高めて気孔間の連通部を大きくした。また、優れた加工性をもち、手術時に加工することも可能。 |
| | 歯科用の顆粒状人工骨。抜歯窩や歯周疾患などによる骨の欠損部の補填に用いられる。付属の滅菌済専用注入器により、補填操作も容易。 |
| β 型リン酸三カルシウム（β-TCP） | 顆粒タイプの気孔率 60％、99.9％以上の高純度の β-TCP を主成分とする骨補填材。気孔率を 75％から 60％に下げることによって、初期強度は 10～20 MPa（従来品と比較）に高めることに成功した。これにより、圧入補填に対して気孔形状を維持できる。 |
| リン酸カルシウム系複合セラミック | 多孔質水酸アパタイトで力学的強度を保持し、表面のリン酸三カルシウムが新生骨と置換する。結合面を鋸刃状に形成し、結合強度を向上させている。CT スキャンと 3D・CAD により、患者の患部に合わせたオリジナル人工骨を製作することができる。 |
| | 水酸アパタイトとリン酸三カルシウム複合の人工骨。補填部に合わせた各種の構造、形状、サイズの製品があり、滅菌済の包装品。また患者の骨欠損部形状に合わせた、補填剤の受注生産も行う。 |
| その他リン酸カルシウム系 | 粉材と専用練和液からなり、これらを用時練和して使用する形状賦形型のリン酸カルシウム系骨補填材。粉剤と練和液は練和されると水和反応し、生成したアパタイトの結晶の絡み合いによって硬化する。ペースト状または粘土状に調製して使用するので、罹患部の形状を選ばない。 |
| | 粉体（リン酸四カルシウム、無水リン酸水素カルシウム）と硬化液（デキストラン硫酸ナトリウム水溶液）の混練体。使用時に粉体と硬化液を混練し、ペースト状の混練体とすることで、不定形の骨欠損部へ充填、修復することができる。硬化後に混練体は水酸アパタイトになる。 |
| | 牛骨由来のハイドロキシアパタイト（True Bone Ceramic）とアテロコラーゲン溶液を混合（3：2）した歯科用骨補填材。補填剤は、滅菌後専用カートリッジに充填されているので、使用時に混和するなどの操作が不要。また、コラーゲンの粘着性により、顆粒体を一塊として移植でき、顆粒の散乱はほとんど見られない。 |

を促進する細胞の足場としての働きや各種生体因子の保持・徐放作用などの機能性により、人工骨や人工関節などの生体硬組織の治療のための、医療用材料として製品化されている。また、先端・先進医療である各種臓器・器官の再生医療のための基盤材料としても、新たな臨床応用が展開している。

### 2.6.1 人工骨とバイオセラミック

人工骨の市場規模は、2002年度は60億円、2009年度は75億円である。市場としては緩やかに上昇している。人工骨に使用されているバイオセラミックの主な種類、形態とその製品概要を（表2.8）に示す。

### 2.6.2 人工関節とバイオセラミック

人工股関節は、1951年にMcKeeが金属製のものを作ったのが最初で、その後、1961年に英国のCharnleyが現在の人工関節の基礎となる人工股関節を発明した。これは金属の人工骨頭とポリエチレンの人工臼蓋によるものであった。現在、人工関節に用いられている材料は、チタン合金、セラミック、骨セメントなどで、適用としては、股関節、膝関節、肩関節、足関節などである。

人工関節の市場規模は、2002年度は742億円、2009年度は1607億円で、高齢化社会を反映して上昇傾向にある。バイオセラミックは、人工股関節の

表2.9 人工関節に使用されているバイオセラミック

|  | 概　要 |
|---|---|
| アルミナ | アルミニウムの酸化物がアルミナ（酸化アルミニウム）である。白色の粉末で、化学式 $Al_2O_3$、融点は2020℃、沸点は約3000℃である。アルミニウムと酸素との結び付きは強い。研削材などの高強度、耐熱衝撃性を求められる分野や、自動車排ガス浄化触媒などの触媒の担体、人工骨の骨頭、歯科治療の修復物・補綴物などに広く利用される。 |
| ジルコニア | ジルコニウムの酸化物がジルコニア（二酸化ジルコニウム）である。常態では白色の固体で、化学式 $ZrO_2$、融点2700℃である。単結晶は透明でダイヤモンドに近い高屈折率を有し模造ダイヤとも呼ばれ、高じん性、耐熱性セラミック材料である。用途は人工骨の骨頭、金属に代わる差し歯やブリッジの歯科治療材料であるが、長期間体内留置での構造的変態の問題を残す。 |

主に人工骨頭の部分あるいは人工膝関節の大腿骨側および脛骨側のポリエチレン支持コンポーネントに使用されている。主要な原材料となるアルミナとジルコニアの概要を表2.9に示す。

アルミナとジルコニアの物性を表2.10に示す。

表2.10 アルミナとジルコニアの物性

|  | アルミナ | ジルコニア |
| --- | --- | --- |
| 純度 | >99.5% | >99% |
| 密度（g/cm$^3$） | 3.97 | 6.08 |
| ヤング率（GPa） | 400 | 210 |
| 硬さ（Hv） | 1900 | 1300 |
| 曲げ強度（MPa） | 640 | 1600 |

（セラミック 43（2008）No.11 より）

人工関節の1つの大きな問題点は、その耐久性である。以前の人工関節は、金属部分の摩耗や骨とつないだ部分の緩み（ルーズニング）、細菌感染などが原因となって、耐用年数は10年から15年とされていた。しかし、最近は耐摩耗性材料の開発や骨との緩みを抑えるデザインなどにより15年から20年に耐久性が改善されつつある。

今後さらに耐久性を高めていくためには、本章の課題であるバイオセラミック技術と多孔質体技術が重要になってくる。人工関節摺動部分の耐摩耗性をさらに高めることと、生体組織と人工材料の長期的に安定な結合は、人工関節の耐久性にとって不可欠な要素である。特に、骨内に挿入される金属表面の生体適合性を高めることは重要なポイントになる。骨と接触する部分を多孔質化して骨との結合力を高め、リン酸カルシウム系セラミックで表面をコーティングすることで、長期に安定した固定を実現することが実証されつつある。将来的に、このバイオセラミック技術と多孔質体技術がさらに発展し、人工関節医療に大きく貢献していくことが期待される。

## 参考文献

1) 青木秀樹, 丹羽滋郎編著：バイオセラミックの開発と臨床, 1987 年, クインテッセンス出版
2) 田中順三, 角田方衛, 立石哲也編著：バイオマテリアル(材料学シリーズ), 2008 年, 内田老鶴圃
3) 日本機械学会編：生体材料学, 1993 年, オーム社
4) 日本セラミック協会編：生体材料, 2008 年, 日刊工業新聞社
5) 立石哲也著：バイオメカニクス, 2010 年, オーム社
6) セラミック 43（2008）No. 11
7) Zhang, F., et al., *J. Eur. Ceram. Soc.*：2008, **28**, 539-545
8) 日本大学特許：特開 2005-112712

（鈴木　仁、立石哲也）

# 第3章 チタン系材料の組織工学的・工業的表面処理

## 3.1 骨組織との力学的組織親和性を与える表面処理

　骨組織中に埋め込むインプラント、すなわち人工骨や人工関節、人工歯根などでは、インプラントと周囲の骨との間で長期間にわたってなめらかな荷重の伝達機能を果たす必要がある。たとえば、人工股関節や人工膝関節の場合、体重の数倍の荷重がインプラントとそれを支える周囲の骨に長期間にわたって加わる。したがってこのような場合、インプラントを構成する生体材料、なかんずく骨組織と接する生体材料は、持続的、もしくは振動的な荷重下でも骨組織が長期間生着していることが必要である。

　骨組織あるいは骨芽細胞は直径が 100～200 μm 以上ある材料の空孔部分の中で活発に成長することが知られており、骨と接するインプラントの表面に微細な凹凸（macrotexture）や、細かなポーラス構造を作り、骨組織がこれらの微細な構造の中に進入することによってインプラントの骨への固定性を力学的に強固にするという考え方[1]が採用され、実用化されている。

　Co-Cr-Mo 合金製もしくはチタン合金製の人工関節の表面に同一材質でできた 300～800 μm の微細なビーズを合着することによりポーラス構造を得る方法[2]や、鋳造でスポンジ状のポーラス構造を作る方法、チタンの細いワイヤを編み目（メッシュ）状に作り、これをチタン製人工関節の表面に合着させることによって表面にメッシュ・ポーラス構造を作る方法[3-5]などが海外の企業で採用され、人工関節の製品としてわが国にも輸入されている。また、もっと作業工程を簡略化する方法として、チタン材の表面にチタンを減圧プラズマ溶射：low pressure plasma spray（LPPS）することによりポーラス構造

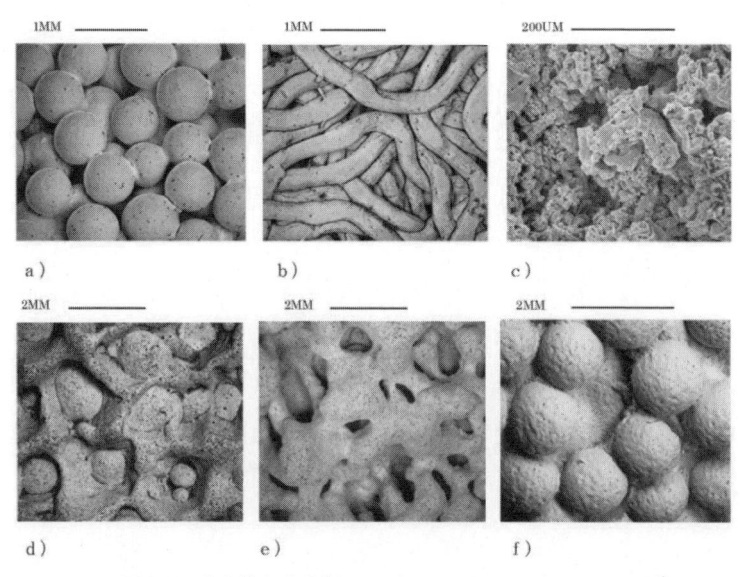

図 3.1　代表的な合金製インプラント表面のポーラス構造 [8]

を得る方法 [6, 7] も海外で開発され、実用化されている。

　図 3.1[8] は、代表的な合金製インプラント表面のポーラス構造で、a) はビーズコート、b) はファイバーメッシュ、および c) はプラズマコーティングによるチタン合金製インプラントのポーラス構造の SEM 写真であり、d)、e) および f) は Co-Cr-Mo 合金製のポーラス構造を示す。ビーズコーティングは、体内でのビーズ脱落の懸念、リスクがあり、ファイバーメッシュを強固に貼り付けるためには、貼り付ける部分の母材の曲面、平面形状に完全に合致させる必要がある。一方、プラズマ溶射は曲面であっても容易にコーティングが可能であるもののコーティング層表層部の微粒子の脱落などのリスクがあり、それぞれ一長一短がある。

　筆者らは、溶射のもつ特長、すなわち母材の曲面に対してもポーラス構造を付与することが容易にできるという特長を活かし、かつ強い溶射膜を形成することにより溶射膜からの微粒子の脱落を極少にすること、さらに、プラズマの発生・維持のための大がかりな真空チャンバーを必要としないといったプラズマ溶射のもつ短所を改良する新しい方法を開発し、実用化を図った

## 第3章 チタン系材料の組織工学的・工業的表面処理

ので紹介する。

　生体用金属材料、特に人工関節に用いる金属として考えた場合、チタン合金のもつ強度特性、生体親和性、化学的な安定性は他金属材料と比較して優れた長所と考えられる[9]。一方、化学的な活性が強いことから製作工程における熱処理時に酸化、窒化が生じるという難点が存在する。これを解決する方法のヒントをオーステナイト系ステンレス鋼の製鋼法[10-12]から得た。すなわち、ステンレス鋼の製鋼に際して、溶融ステンレス中の主要成分の1つであるCrの酸化損失を押さえつつ脱炭（鉄鋼製品における表面の炭素欠乏）工程を効率的に行う方法の1つにアルゴンガス吹き付け法があり、希ガスの中では大量にかつ安価に取得できるアルゴンガスを転炉の雰囲気ガスとして使用できる方法である。

　この方法をヒントに、大気圧下のアルゴンガス雰囲気中でチタンのアーク溶射を行う方法：inert gas shielded arc spraying（ISAS）を考案し、さらにこのポーラスなチタン表面に水酸アパタイト（HA）をflame溶射し、骨と接する表面にHAのコーティング層を作ることによって、骨組織に対して骨伝導（Osteo-conductive）の特性をもたせたチタンへの組織工学的な表面処理法を開発[13]し、人工股関節に応用した。

　ISAS法の概念図[13]を図3.2に示す。ステンレス鋼製の溶射チャンバーには、市販のアーク溶射ガンを設置し、市販の直径1.6mmの純チタンワイヤを2つ取り付け、チャンバー内部に溶射する対象物（substrate）のTi-6Al-4V合

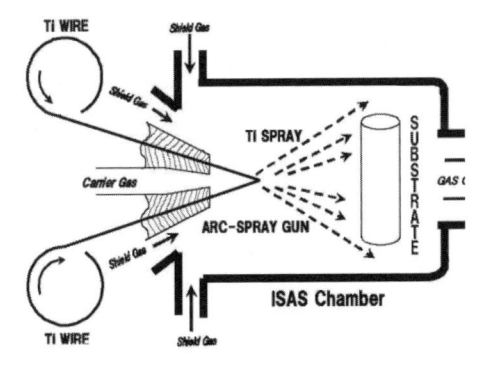

図3.2　チタンのアーク溶射（ISAS）模式図[13]

金（ASTM F-136）製の人工関節を置く。アルゴンガスでボックス内の空気を置換し、さらに空気がボックス内に進入しないよう若干プラスの圧力となるよう数ヶ所からアルゴンガスを流し続けながら溶射を行う。

図 3.2 で、2 つの純チタンワイヤを接触させてこれに DC 電圧をかけると、アーク放電が生じてこの高熱によってチタンが溶解する。この背後から高速のアルゴンガスをキャリヤーとして吹き付け、これによって溶解したチタンが吹き飛ばされつつ微細なクラスターを形成し、溶射対象物（substrate）、すなわち人工関節の表面に固着し、ランダムな凹凸を形成する。この溶射層の厚さ（ピーク高さの値）は、骨組織との固定性を考慮し 500 μm とした。なお、このときの表面粗さ：$R_{max}$ は 360 μm である。ISAS 法によって純チタンを溶射されたチタン合金製人工関節は、表面の残留応力を除去するため、真空炉中で 650 ℃の熱処理を行う必要がある。

さらにこのチタン表面に対し、アセチレンを用いた flame 溶射法により HA をコーティング（ISAS／HA）した。HA のコーティング層の厚さは 20〜40 μm とした。コントロールとして、市販（輸入品）の LPPS 法（減圧プラズマ溶射）によって製作されたチタン製の人工関節から切り出した切片を使用した。

図 3.3 に、ISAS および LPPS の溶射膜の断面の走査型電子顕微鏡写真を示す。これによると LPPS 膜には、多くの空孔やクラックが含まれ、それらは基材との境界にも存在することから、コーティング膜と基材との強度の低下が懸念され、膜の剥離の原因となることが予想される。一方、ISAS では、膜

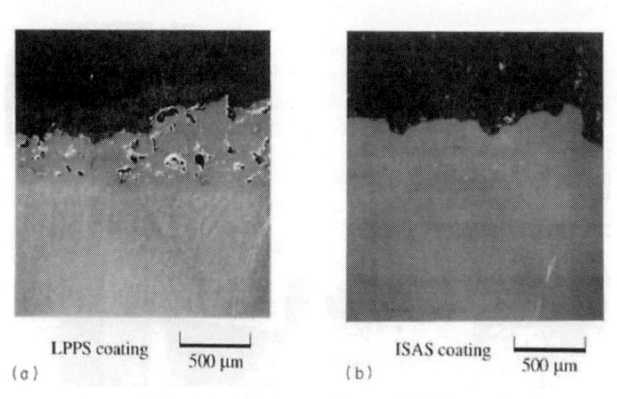

図 3.3 溶射膜の断面 SEM 像[13]

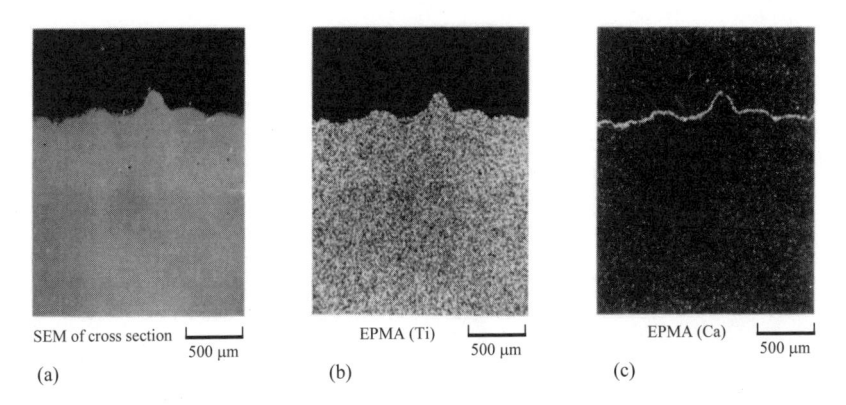

図 3.4 ISAS／HA コーティング膜の同一サンプル断面の SEM (a) および EPMA 像 (b)、(c) [13]

には大きな空孔はほとんど見られず、また基材との境界面には大きな欠陥は見られない。

図 3.4 に、ISAS／HA コーティング膜の同一サンプル断面の SEM (a) および EPMA 像 (b)、(c) を示す。(b) は、Ti をトレースしたもの、(c) は HA：$Ca_{10}(PH_4)_6(OH)_2$ の分布状態を調べるために Ca 元素をトレースしたもので、これによれば HA が ISAS 表面に連続的に分布していることが示唆される。

溶射の欠点としては、溶射膜そのものの剥離や溶射膜からの粒子の脱離が考えられる。人工股関節の場合、剥離した溶射膜の断片や脱離した粒子が関節の摺動部に入り込んだ場合、2 つの関節摺動面に加えて脱落粒子そのものが関節摺動部の大きな摩耗を引き起こす three-body-wear (3 体摩耗) が生ずることになり、重篤な場合人工関節の再置換手術をせざるを得ないことも起こり得る。Ti 溶射膜からの粒子の脱離しやすさの程度は、ブラストによる膜強度試験によって評価される。アルミナ粒子を高速で膜表面に吹き付け、これによって脱落・剥落する量を測定する blast erosion test (ACT-JP 試験) [12] を行った。使用したアルミナ粒子の大きさは 250〜420μm で、脱落・剥離によって失われた重量を測定した。

ブラストによる膜の重量損は、図 3.5 に示されるように ISAS コーティング膜は市販の人工関節に使われている PLLS 膜のおよそ 1/6 であり、また膜の

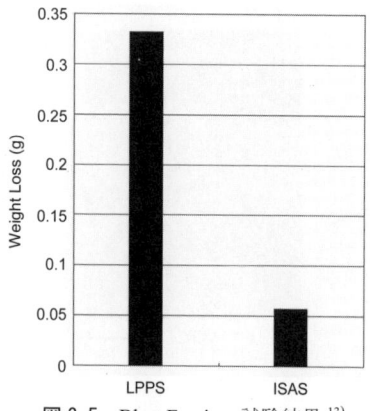

図 3.5 Blast Erosion 試験結果 [13]

剝離強度も接着剤の接着強度以上有することが示された。さらに ISAS コーティング膜は、LPPS 膜と比べて、相対的に緻密質の Ti からなっていることが示唆され、粒子の脱落も少ないことが示されている。

直径 4 mm、長さ 8 mm の円柱状のテストピースを用いて動物の骨内埋め込み実験を行った。Ti-6Al-4V 合金製円柱の表面に ISAS および ISAS／HA をコーティングしたもの、およびコントロールとしてブラスト処理によって表面粗さ：Ra＝1.2μm とした合計 3 種類について、3～4kg 体重のサル脛骨の長軸に直角方向にインプラントし、それぞれ 2、4、8 週間後に犠死させ評価試験に供した。

これらのテストピースと周囲骨とのせん断付着強度を求める目的で、押し出し試験を実施した。術後 4 週で骨と ISAS のせん断強度は 5.3N、8 週で 9.4N の値を示し、コントロールのそれぞれ 2 倍かもしくはそれ以上の値を示している（図 3.6）。さらに ISAS／HA では術後 8 週で 10.9N で ISAS よりも高い値を示している。すなわち、ISAS および ISAS/HA コーティングは、インプラント後 4 週および 8 週で有意にコントロールよりも大きなせん断付着強度を示した。また、これらのテストピースと骨との境界付近について組織学的な検討も行い、インプラント後の早期段階から ISAS および ISAS／HA コーティング膜の近傍には新しい骨組織の成長が見られ、成熟した骨組織の形成は ISAS／HA のほうが ISAS よりもより早期になされる傾向にあることがう

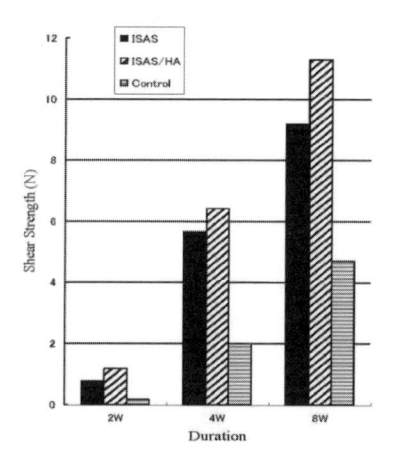

図 3.6　骨内埋入円柱の引き抜き強度 [13]

かがえた。

　セメントレス人工関節では、人工関節を骨内にインプラントした後、成熟した骨組織ができるだけ早期に人工関節の周りに形成され、人工関節を強固に支えることが非常に重要である。通常、インプラント周囲に新生骨組織が十分に形成されるまでは、インプラントに荷重をかけない、いわゆる免荷の措置が必要であり、患者はその間運動が制限される。長い期間の免荷措置は、患者にとって日常生活動作（ADL）に不便であるばかりか筋力の衰えなどで特に高齢者の場合、リハビリテーションに長期間を要することになりかねないため、短い免荷期間を実現することが望まれており、骨の新生ができるだけ早期に形成されることが望まれる。

　表面加工方法の中で、ビーズ溶着やメッシュ付着法と比較して溶射法にはいくつかのメリットがある。まず、コーティングが平面だけでなくカーブした面やくぼみをもつ表面にも忠実に溶射できることがあげられ、さらに溶射面の表面粗さが数十 μm から数百 μm の分布、すなわちいわゆる microporous（微視的空孔）から macrotexture（巨視的空孔）までの分布をもつことから周囲の骨組織に対するミクロ的およびマクロ的な広範な接触を作ることが可能となることがあげられる。

　HA の存在が周囲の骨形成の初期段階で有効であることがいくつかの報

告[15, 16)]によって明らかになっている。したがって、溶射した表面にHAをコーティングすることによって、さらに周囲の新生骨形成に有効に機能することが考えられる。溶射によるコーティング膜の表面はミクロ的に粗面となっていることから、この表面にHAを溶射した場合にHAが比較的強く付着することが考えられ、HA溶射の強度や細胞適合性などの機能が強化される。

HAと基材の金属では熱膨張率や弾性率などの基本物性が異なり、HA膜が厚く、厚さが100μmを超えた場合、長期間の使用に際してはHA膜にクラックが多く発生し、また剥離しやすくなるということを経験してきた。したがって、HAの機能として、単にインプラントの埋入後のごく初期段階で、インプラント周囲に骨の新生を促す役割に限定すれば、HA膜の厚みは金属表面が露出しない程度のごく軽く覆うだけでよいということになり、このような考えに基づいて膜厚は20〜40μmが望ましい。

ISASコーティング処理の後の熱処理温度はビーズ溶着やメッシュ付着法と比較して低温である。基材金属の熱処理温度が高くなるほど金属組織の変性により疲労強度が低下することを勘案すると、ISASコーティングの最終製品の疲労強度は他の処理法と比較して相対的に高く維持されることを意味する。

Cookら[17)]は、ポーラスコーティングを施した金属材料の疲労強度が低い理由を2つあげている。1つはチタン合金のβ転移温度以上での熱処理によって結晶構造が変わることと、もう1つはポーラスコーティング境界のノッチ効果(材料中に欠陥が存在すると強度が低下する)である。チタン合金は状態図によって、通常α合金、α-β合金、β合金と区分される。これは結晶構造による違いで、α合金はHCP(六法最密)構造、β合金はBCC(体心立方)構造、α-β合金はHCPとBCCの両構造をもつ。β合金は高強度で冷間加工性に優れている。

彼らの実験ではTi-6Al-4V合金の基材に同じ材質の直径355〜400μmのビーズをアルゴンガス中で1250℃、2時間焼結したテストピースを用いた。疲労強度はポーラスコーティングなしと比べて22.3%であり、またノッチの半径0.254mmを付与したテストピースで37.2%であった。

ISASおよびISAS／HAコーティング(熱処理済み)を施したテストピー

スでは、ISAS コーティングなしと比較して疲労強度は 38.2%であり、ISAS コーティングなしの熱処理だけのものでは 87.5%であった。したがって、疲労強度の低下の大きな理由は、ノッチ効果によるものであり、Cook らのノッチ効果による疲労強度の値の 37.2%に非常に近い値である。さらに ISAS コーティングの熱処理の有無では、相対疲労強度が熱処理なしでは 20%であるのに対して熱処理によって 38.2%になるという事実から、650℃の熱処理では溶射によって生じた表面の残留応力の解放に有効であり、疲労強度の極端な低下を防ぐ意味で非常に重要であることが示唆される。

ISAS／HA を人工股関節の大腿骨側のステム（挿入軸）および骨盤の寛骨側の臼蓋シェルにコーティングした人工股関節が臨床試験を経て一般的に市販され、累計で数千の患者に使用され、術後数ヶ月から数年を経て、その中のいくつかは再手術のために抜去された。抜去された人工股関節のコーティング面の断面を作製し、HA 膜の厚みを測定した。このトレンドを図 3.7 に示す。

寛骨側のシェル（ソケットのカバー部分）と大腿骨側のステムのそれぞれについて術後経過期間と残存している HA 膜の厚みの関係をみると、ステムでは埋入後 1 年で HA の厚みは約半分にまで減少するが、2 年でもこの厚みに大きな変化がないのに対し、シェルでは 1 年で最初の 20%の厚みまで減少し、2 年でほぼ消失するという傾向[9]を示した。ステムは、大腿骨の皮質骨と接するのに対し、シェルでは寛骨の血流が比較的多く、相対的に代謝が盛んな海綿質骨に接することの違いが吸収量の違いとなったものと考えられ

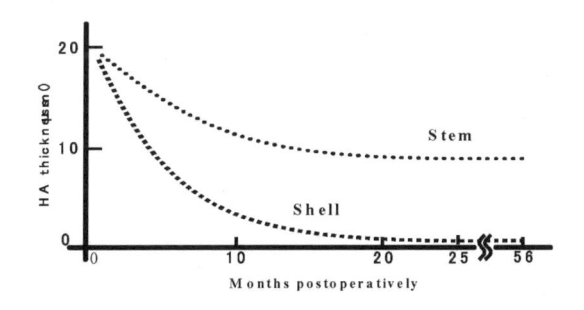

図 3.7　臨床使用後の HA 膜厚さトレンド

る。

　ステム、シェルの双方ともその残存量の多少にかかわらず、チタンのマクロ的な表面の凹凸に骨組織が密着した状態を示した。HA の役割が、インプラント埋入の初期段階で周囲骨の生着を促し、荷重の伝達はチタンのマクロ的な凹凸がその役目を担うというコンセプトの妥当性が示唆された。また、HA 層の厚みが 20～40 μm で十分にその役割を果たしていることも示している。

## 3.2　血液との親和性を付与するチタン表面処理

　従来より、血液透析や、補助循環装置など、血液が循環する医療機器では、輸液用のポリマー製チューブ類を含めて医療機器本体もポリマーが使われることが多く、人工心臓の本体などにもポリウレタンなどのポリマーが使われてきた。特に、ヘパリンなど抗血栓性を付与するための表面修飾には金属材料は不向きと考えられてきた。しかし、埋め込み型人工心臓など機械強度的に十分な強度を必要とする部材にチタン合金を使用した製品が米国で実用化されたことから、血液接触材料としてチタンもしくはチタン合金への関心も高まってきている。

　チタンは、化学的に活性が強い金属の 1 つで、酸素と強い化学結合をもつため、チタン金属の表面は、酸化チタン（$TiO_2$）の層で覆われている。いったん、酸化チタン膜ができれば、この膜が保護膜としての機能をもち、酸化が進行せず、いわゆる不動態膜と呼ばれる強固な保護膜となる。この場合の安定な酸化膜を構成するチタンはIV価であり、過渡的にIII価のものも存在する。静脈血中の酸素圧は約 40 Torr で、大気中の酸素分圧比で約 25 % あり、さらに大気と比較して高い $CO_2$ 濃度、高い NO 濃度をもつが、Ti（IV）$O_2$ はこのような環境下でも安定である。この酸化チタン膜は組織親和性に優れていることが知られており、人工歯根や人工関節として数多く実用化されている。

　チタンのバイオマテリアルとしての物理－化学的な考察として Tengvall, P. & Lundstroem, I.[18] の Review Paper があるので、参照されたい。積極的に酸化

## 第3章 チタン系材料の組織工学的・工業的表面処理

を促進し、酸化膜を厚く強固にする試みとして電解質液中での陽極酸化法や、過酸化水素水処理[19]などの方法が一部では実用化されている。

また、小久保ら[20]は、チタンをアルカリ加熱処理し、これを疑似体液中に置くことによって表面に水酸アパタイト様のリン酸カルシウムを沈着させることに成功し、骨組織への親和性を有するインプラントへの実用化研究を図

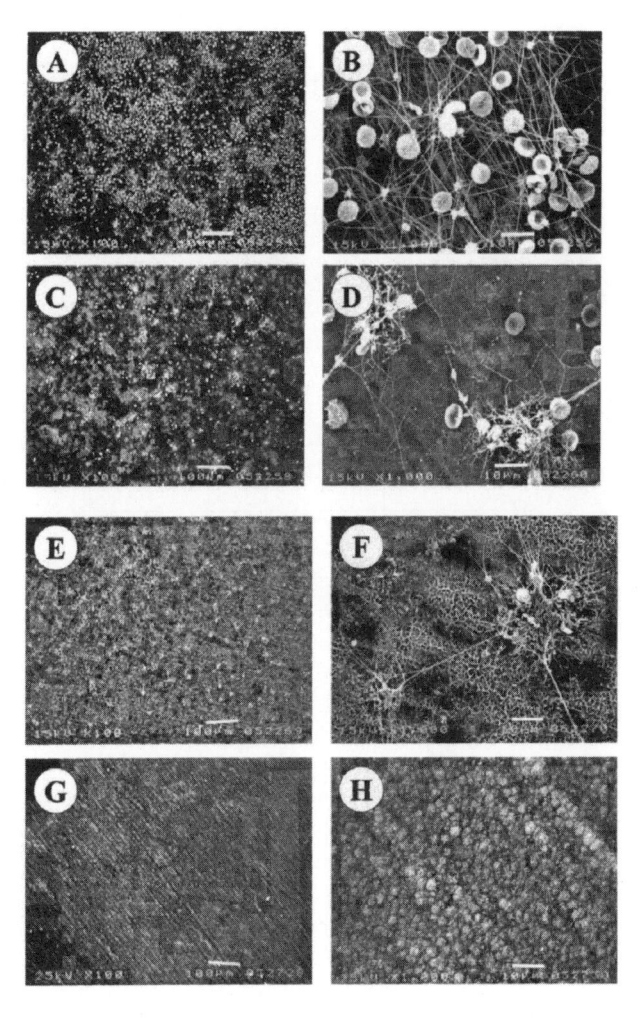

図3.8 ヘパリン添加新鮮血液1時間浸積後のSEM観察

っている。筆者らは、この表面処理法でチタン材料に血液親和性を付与することの可能性を見出すべく試みた[21]。

アルカリ処理＋加熱処理群（AH-Ti）、アルカリ処理＋水処理群（Wa-Ti）、アルカリ処理＋加熱処理＋疑似体液によるアパタイト膜形成群（Ap-Ti）、および無処理チタン群（cp-Ti）の4群についてヘパリン添加新鮮血液1時間浸積後の血栓付着状況のSEM観察を行った。図3.8において、A：cp-Ti、B：cp-Ti拡大図、C：AH-Ti、D：AH-Ti拡大図、E：Wa-Ti、F：Wa-Ti拡大図、G：Ap-Ti、H：Ap-Ti拡大図である。A、Bにおいては、フィブリンのネットが形成されつつあり、その中に血小板など血球成分がトラップされている様子がうかがえる。一方GおよびH（Ap-Ti）では付着物は極めて少ない。

この評価法では、ヘパリン添加血液を使用したため、最初の段階でヘパリンがチタン表面に付着したことによってその後このヘパリンがフィブリン、血小板などの付着に影響を与えたことも考えられるため、ヘパリンの付着量を計測した。その結果は表3.1に示すように圧倒的にAp-Tiでヘパリンの付

表3.1 付着ヘパリン量[21]

| 表面処理法 | 付着ヘパリン量（mIU/cm$^2$） |
| --- | --- |
| cp-Ti | 0.2±0.1 |
| AH-Ti | <0.1 |
| Wa-Ti | … |
| Ap-Ti | 41.7±1.1 |

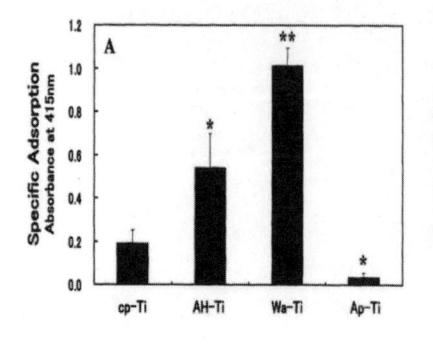

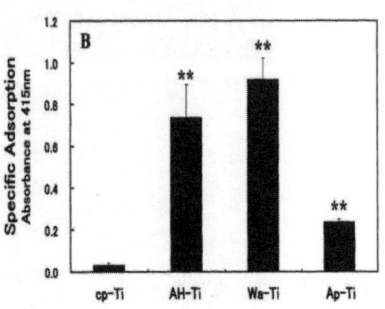

図3.9 フィブリノーゲン（A）、およびファイブロネクチン（B）の吸着量

着が多いことが判明した。
　さらにフィブリノーゲン、およびファイブロネクチンの吸着量についても計測し、図 3.9 に示すように AH-Ti および Wa-Ti の吸着が多く、cp-Ti と Ap-Ti ではフィブリノーゲンでは cp-Ti への吸着が多いのに対して、ファイブロネクチンは Ap-Ti への吸着が多いという結果を得た。

## 参考文献

1) Turner, T.M., Sumner, D.R., Urban, R.M., Rivero, D.P. and Galante, J.O.: A comparative study of porous coating in a weight-bearing total hip-arthroplasty model, J. Bone Joint Surg., 68A: 1396, 1986.
2) Cameron, H.U.: 6 year results with a microporous coated metal hip prosthesis, Clin. Orthop., 208: 81, 1986.
3) Galante, J., Rostker, W., Rueck, R. and Ray, R.D.: Sintered fiber metal composites as a basis for attachment of implants to bone, J. Bone Joint Surg., 53A: 101, 1971.
4) Cook, S.D., Barack, R.L., Thomas, K.A. and Haddad Jr., R.J.: Quantitative histologic analysis of tissue growth into porous total knee components, J. Arthroplasty Suppl., 533, 1989.
5) Ducheyne, P. and Martens, M.: Orderly oriented wire meshs as porous coatings on orthopaedic implants, Clic. Mater., 1: 59, 1986.
6) Steffens, H.D. and Dvorac, M.: Structure and electrochemical behavior of vacuum plasma-sprayed titanium and plasma beam alloyed titanium coatings, The proceedings of 3rd National Thermal Spray Conference, Long Beach CA, 20-25 May 1990, p.207.
7) Steffens, H.D., Ertuerck, E. and Busse, K.H.: A comparison of low-pressure arc and low-pressure plasma sprayed titanium coatings, J. Vac. Sci. Technol., A3 (6): 2459, 1985.
8) AESCULAP Scientific Information, p.5, November, 1989.
9) 藤沢章：人工関節用セラミックスと生体活性セラミックコーティング, セラミックス, 38: 40-43, 2003.
10) 藤沢章, 星記男, 斉田雄三：特許第 1362635, ガス発生量の測定方法および装置
11) 藤沢章, 星記男, 斉田雄三：特許第 1425809, 質量分析計を用いた製鋼プロセス制御法
12) 藤沢章, 星記男, 斉田雄三：特許第 1473854, 質量分析計を用いた製鋼プロセ

ス制御法

13) Fujisawa, A., Noda, I., Nishio, Y. and Okimatsu, H.: The development of new titanium arc-sprayed artificial joints, Materials Science & Engineering, C2: 151-157, 1995.

14) Arata, A., Ohmori, A. and Li, C.J.: Basic studies on plasma sprayed ceramic coatings-erosion mechanism at ACT-JP process, Trans. J.W.R.I., 15(2): 45, 1986.

15) Griss, P., Kiennapfel, H., Nielsson, K.G.and Karrholm, J. : Preliminary results with a HA coated vs. non HA coated tibial component in MG2 TKA with Roentgen-stereophotogrammetric control, Abst. Int. Symp. Reconstruction of Knee Joints,Nagoya, Japan, 3-5 March, 1994, p.60.

16) Cook, S.D., Thomas, K.A., Kay, J.F. and Jarcho, M.J.: HA-coated titanium for orthopaedic implant applications, Clin.Orthop.Relat. Res., 232: 225, 1988.

17) Cook, S.D., Georgete, F.S., Skinner, H.B. and Hadded Jr. R.J.: Fatigue properties of carbon and porous coated Ti-6Al-4V alloy, J.Biomed.Mater.Res., 18: 497, 1984.

18) Tengvall, P. & Lundstroem, I. : Physico-chenical Considerations of Titanium as a Biomaterial,Clinical Materials, 9:115-134, 1992.

19) Ohtsuki, C.,et al.:Bioactivity of titanium treated with hydrogen peroxide solutions containing metal chlorides,J.B.M.R., 35:39-47, 1997.

20) Kokubo, T.,et al.: Effect of heat treatment on apatite-forming ability of metal induced by alkali treatment,J.Mater. Scie.:Mater Med., 8:341-347, 1997.

21) Muramatsu, K.,Fujisawa, A.,et al.:Thromboresistance of alkali- and heat-treated titanium metal formed with apatite, J.B.M.R., 65A:409-416, 2003.

（藤沢　章）

# 第4章 アルミナセラミックスと表面処理技術

## 4.1 はじめに

　近年、半導体技術の急激な進歩に伴い、アルミナはエレクトロニクス分野で多方面に利用され、現在ではICやLSIの基板を初めとして必須の電子工業用材料の1つとなっている。

　また、アルミナのもつ高い硬度、耐摩耗性、低摩擦を利用して製紙工業におけるローラー、紡績工業における糸の滑り面、あるいは酸やアルカリに対する優れた耐食性によって化学工業にも利用されるなど、産業用として極めて多岐にわたり利用されている。

　アルミナセラミックスが生体用材料として本格的に使われ始めたのは、筆者の知る限りでは1960年代初めの歯冠用材料としてのアルミナス・ポーセレンをもって始まる。当時、ポーセレン冠（陶歯）は、天然の歯の色、光沢を極めてよく近似でき、かつ耐摩耗性もよいことから審美歯科の領域で普及が始まったが、強度的に弱いという欠点があった。アルミナのもつ高い機械的な強度がポーセレンの強度をアップし、これによってアルミナス・ポーセレンは広く普及することとなった。しかし、このアルミナス・ポーセレンは普通いわれるアルミナセラミックスと比べてアルミナの含有量、純度も低く、焼成温度も低く、機械的な諸特性もかなり異なっている。

　今日使われている組成、成分のアルミナが本格的に医療用（インプラント用）に応用されたのは、フランスの整形外科医 P. Boutin のグループ[1]が人工股関節の骨頭およびカップをアルミナで作り、1970年代初めに臨床に用いたのが最初である。その後、ドイツ、スイスなどのヨーロッパ[2-4]、およびわ

が国においても整形外科用インプラントとして人工関節[5]、人工骨、骨接合材など[6]に応用され、また歯科用のインプラント[7]として本格的な実用化が開始された。

## 4.2 工学的特性

### 4.2.1 種類と製法

アルミナ（$Al_2O_3$）は地殻内で平均 25%存在するといわれており、これはシリカ（$SiO_2$）の 50%に次ぎ大量のものである。しかし、純粋なアルミナの産出は極めて珍しく、後述する α 型アルミナが単結晶体の宝石で産出する場合、サファイア（青色、その他の色調）、ルビー（赤色）など、また鉱物学的にはコランダム（鋼玉）の名で呼ばれ、珍重される。ちなみに、アルミナの中に極微料の $TiO_2$ と $Fe_2O_3$ を含むものがブルー・サファイアであり、$Cr_2O_3$ が混入し、結晶の中の一部の Al イオンが Cr イオンに置換されたものがルビーである。

アルミナの原料は、主にボーキサイト、すなわち $Al_2O_3 \cdot nH_2O$ と $Fe_2O_3$、$SiO_2$…の混合物よりなり、工業的にはバイヤー法を例に取ると、この原料をカ性ソーダで溶解し、水酸化アルミニウムとして抽出し、精製する。精製後、1000℃以上で焼成し、水酸化アルミニウムはこの過程で脱水されて $Al_2O_3$ すなわちアルミナとなる。これがセラミックスの原料としてのアルミナ材料である。

水酸化アルミニウムは脱水されてアルミナとなるが、この過程において、あるいは微量の不純物の存在などによってアルミナは様々な結晶型をもち、α、β、γ などの結晶構造が知られている。しかし、高純度アルミナの場合は一度 1200℃以上に加熱すれば、その昇温過程で様々な結晶型を経るものの最終的には最も安定な α 型になり、その後の熱的な変化で α 型の結晶型が変わることはない。

### 4.2.2 結晶構造

アルミナはその化学式の示すように、アルミニウムイオン（$Al^{3+}$）と酸素

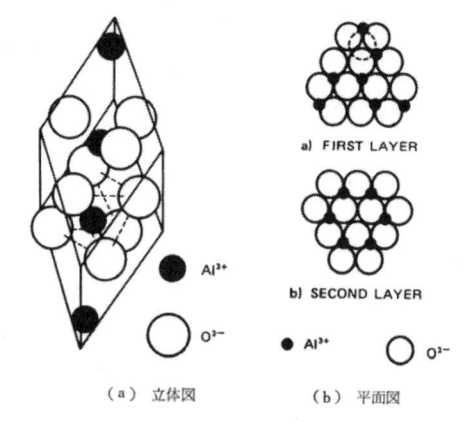

第 4 章　アルミナセラミックスと表面処理技術　　　59

（a）立体図　　　　　　（b）平面図

**図 4.1**　α-アルミナの結晶構造。(b) の平面図は、2 次元的に表したもので第 1 層の上に第 2 層が重なり、第 1 層の図に示す破線円が第 2 層の酸素イオンの位置を示す。

イオン（$O^{2-}$）よりなり、これらはイオン結合により強固に結合している。図 4.1 に示すように $O^{2-}$（イオン半径 1.4Å）は最も密に積み上げられた形、すなわち六方細密充填型に配列し、$Al^{3+}$ はイオン半径 0.53Å で、$O^{2-}$ の配列しているすきまの大きさに一致しているために、この $O^{2-}$ の配列を乱すことなく $Al^{3+}$ もまたこの $O^{2-}$ の配列に完全に組み込まれる。アルミニウムイオンは酸素イオンによる八面体間隙の 2/3 を満たしており、アルミニウムイオンは酸素イオンによって完全に取り囲まれ、このような結晶構造によって、α-アルミナは、極めて高い電気絶縁性、親水性、モース硬度 9 というダイアモンドにつぐ高い硬度、あるいは酸、アルカリに対する高い耐腐食性を示す。

### 4.2.3　物理的特性

アルミナの強度などの物理的特性を規定する要因として、焼結体の場合は組成（純度）、密度、および結晶粒径の大きさとその均一性の 3 つの因子が大きく影響する。一般的には、高純度、高密度で結晶粒径が小さく均一であるもののほうが強度が高い。

インプラント用のアルミナの規格は、高純度アルミナについては ASTM および ISO でほぼ同じ内容で定められている。表 4.1 および表 4.2 に高純度ア

表 4.1 生体用アルミナの化学組成規格 ASTM F603

| 酸化物成分 | 重量% |
|---|---|
| $Al_2O_3$ | $\geqq 99.5$ |
| MgO | $\leqq 0.5$ |
| 他の酸化物 | $\leqq 0.1$ |

(注:ASTM F603:生体用高純度アルミナ)

表 4.2 生体用アルミナの物理的特性 ASTM F603

| 項目 | 規格値 |
|---|---|
| 密度(g/cm$^3$) | $3.94 \pm 0.01$ |
| 平均粒子径(μm) | $\leqq 4.5$ |
| 圧縮強度(GPa) | >4 |
| 曲げ強度(MPa) | >400 |
| 弾性率(GPa) | >380 |
| ビッカース硬度 | >18 |
| ワイブル係数 | >8 |

(注:ASTM F603:生体用高純度アルミナ)

ルミナの ASTM 規格(F603)の特性示す。

### 4.2.4 化学的特性、親水性

アルミナは強酸、強アルカリに対して強い耐腐食性を示すことが知られており、生体内に長期間埋入しても 材質上なんら化学的変化を起こすことはない。また金属材料をインプラントとして用いる場合には、異種金属どうしを電解質液中で接触させた場合に生ずる急激な腐食、いわゆるガルバニック腐食(Galvanic corrosion)について十分考慮する必要がある。すなわち、種類の異なる金属を接触させ電解質溶液中に浸漬すると、両者の標準電極電位が異なるため、イオン化傾向の大きい金属(卑な金属)と小さい金属(貴な金属)間に電位差が生じ、電池(局部電池、ガルバニ電池)が形成され電流が流れ(局部電流)腐食が生じる。

このような異なる金属を電極とした、局部電池の形成による電気化学的反

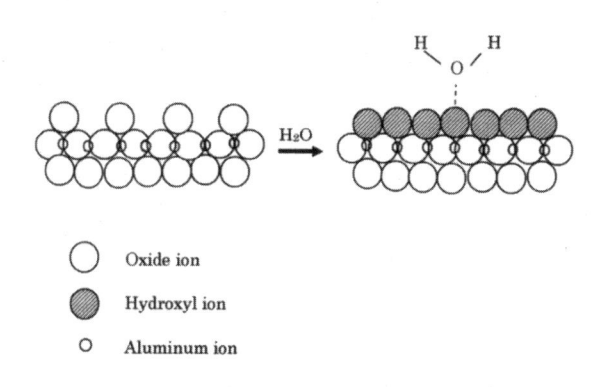

第4章　アルミナセラミックスと表面処理技術

図4.2　アルミナ表面の水の吸着モデル[8]

応で生じる腐食を異種金属接触腐食・ガルバニック腐食・局部電流腐食と呼ぶ。α-アルミナでは金属と併用してもこのような現象が起こることはない。

アルミナの表面は、水蒸気をよく吸着することが知られており親水性を示す。B.R. Baker ら[8]は、アルミナ表面の水の吸着モデルについて、図4.2 に示すように、アルミナ結晶表面の酸素が水分子を捕らえることによって分極し、その結果アルミナ表面は水酸基に覆われてこの水酸基に水が結合するという考えを提案している。すなわち、アルミナ結晶の表面は強固な水の膜に覆われている。アルミナのもつ優れた潤滑特性や生体内に長期間埋入した場合に、生体組織に対して何ら active な作用を及ぼさないという特徴、いわゆる bio-inert（生物学的に不活性）な特性は、この水分子膜の存在によるといわれている。

## 4.3　生体組織適合性、生物学的安全性

生体内に長期間埋入される材料は、その埋入部位が硬組織、軟組織にかかわらず、毒性や為害性があってはならないことは当然である。生体材料に関して次のような生物学的安全性を確認する必要があることがガイドライン[9]として示されている。

　　　細胞毒性試験　　　　　感作性試験
　　　刺激性試験　　　　　　皮内反応試験

| | |
|---|---|
| 急性全身毒性試験 | 亜急性毒性試験 |
| 遺伝毒性試験 | 発熱性物質試験 |
| 埋植試験 | 血液適合性試験 |
| 慢性毒性試験 | 発がん性試験 |

アルミナに関して、上記の基礎的な生物学的安全性試験は、すべて陰性であり、また P. Griss ら [10] の行った発がん性試験では、材質そのものには発がん性はないことを報告している。アルミナを動物骨内に埋入し、周囲の骨組織の反応についての報告は数多くあり、いずれも生体親和性に優れていることを報告している [11-13]。しかし、あくまで生体組織に対して何ら active な作用を及ぼさない bio-inert な特性を示す。

以上について要約すれば [13]

① アルミナは、生体組織中や体液中で安定であり、生体内において溶解や変質することはなく、biostable（生体内安定性）である。
② 周囲の生体組織に対して不活性、すなわち bioinert である。
③ 組織を含めて組織の増殖に関しては、なんら抑制作用をもたず、中立的である。
④ 生体組織との親和性は一般的に金属やポリマーより優れている。
⑤ 摩擦摩耗特性に優れており、人工関節の摺動面に使用した場合、大きな効果を発揮する。

## 4.4 組織工学的な利用のための表面処理

アルミナの多孔体でその pore（孔）の直径が 100μm 以上あるものでは、骨組織がその pore の中によく増殖進入することが報告されており、アルミナの多孔質体を骨と接する面に付けることによって骨組織とよく生着する人工骨や人工関節を作ることができる。

アルミナの多孔質体は、その porosity、pore の大きさが大きければそれだけ曲げ強度、圧縮強度など機械的強度が低くなり、実用的な強度を得ようとすれば骨組織の増殖進入を期待できる大きさに孔径をすることは難しい。したがって、インプラント全体の強度そのものは通常のアルミナ（緻密質の基

材)が担い、骨と接する表面部分に多孔質を設ける方法が採られる。

多孔質アルミナの作製方法としては、poreに置き換わるものとして常温では固体であって数百度で昇華あるいは燃焼により完全に消失する物質を用い、これをporeの大きさの粒状物としてアルミナと混和し、焼結することによって得ることができる。有機物の粒状体の大きさは、アルミナの焼結に伴う収縮を考慮して決める必要があることはいうまでもない。あるいは、ビーズ状のアルミナをそのまま積層し、焼結すれば、アルミナのビーズとビーズのすきまがporeとなる。いずれの方法においても、アルミナの基材と多孔体との接合法が重要であり、単純に両者の固体どうしを接触させて焼結しただけでは、接合部は互いに接触するいくつかの点だけとなり、両者の接合強度は不十分となる。

これを補う方法として高温で軟化・融解するガラスを接合助剤とする方法も一部では採用されているが、ガラスである以上は程度の差こそあれ水への溶解は避けられず、これが生体内で長期間安定的に接合に寄与できることを証明することは難しい。すなわち、長期間の安全性を保証するための具体的な試験データを得ることが難しく、医療デバイスとしての安全性を担保することが難しい。

筆者は、アルミナビーズをアルミナ基材に接合する方法としてアルミナのスラリー、すなわちアルミナパウダーを液体に分散させたものを使う方法を開発した。水に分散させたスラリーでは表面張力の関係でスラリーが均一にアルミナビーズとアルミナ基材の接合部分に分散しなかったため、これを解決する方策として、水に換えてアルコールを用いることにより、均一な分散を得ることができた。アルミナビーズのコーティング方法は焼結したアルミ

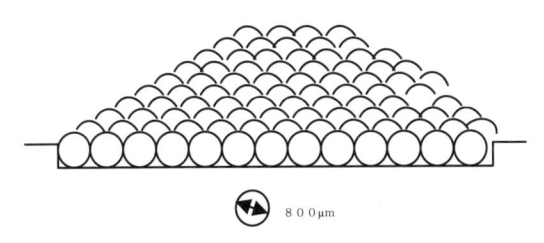

図 4.3 アルミナ基板へのアルミナビーズの単層コーティング

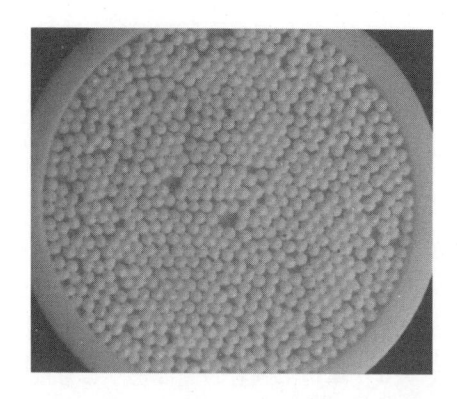

**図 4.4** 単層アルミナビーズコーティングの表面写真

ナビーズを、焼結したアルミナ基材表面に乗せ、アルミナのスラリーを流し込んで焼結する方法であり、したがって、焼結後のアルミナビーズコーティング部材を含めたインプラントはすべてアルミナセラミックスからなる。図4.3 はアルミナビーズのアルミナ基材表面へのコーティングの断面を模式的に示した図で、図4.4 はこの外観写真である。

高木ら[14,15]はこの直径 800μm 程度の多数のアルミナビーズをアルミナの基材にコーティングした材料をイヌの骨内に埋入し、4、8、24 週後に引き抜き試験を行い、表 4.3 に示す結果を得、報告している。表面がスムースなアルミナでは骨との接合力はほとんどないが、アルミナビーズのコーティングによるポーラス構造を作ることにより、骨組織と強固な固定、生着を得ることができることを示した。

このように、アルミナビーズをコーティングしたアルミナ製の人工膝関節、足関節も実用化され臨床使用に供されている。

大串、高倉ら[16]は、このアルミナビーズコーティングを施した人工足関

**表 4.3** アルミナビーズコート材料のイヌ骨内埋入・引抜き試験 ($kg/cm^2$)[14]

| 埋入期間(weeks) | 4 | 8 | 24 |
|---|---|---|---|
| beads coated | 15.2 | 30.7 | 47.1 |
| control(smooth) | 3.1 | 1.6 | 1.4 |

節のビーズコーティング面に、患者の骨髄細胞由来の間葉系幹細胞を細胞刺激因子とともに培養して、骨芽細胞に分化させた細胞を搭載し、人工関節置換手術を行って効果を上げている。すなわち、骨髄には骨芽細胞や軟骨細胞などに分化し得る間葉系幹細胞が含まれている。この骨髄有核細胞に含まれる間葉系幹細胞の割合は非常に少なく、新生児では1万分の1、大人では数百万分の1といわれている[17]。しかし、新鮮ヒト骨髄細胞を培養することにより、間葉系幹細胞を増殖させることが可能である。さらに、この培養幹細胞を用いて in vitro（生体外）で再生培養骨を形成させることができる。

　この培養過程を図4.5に基づき述べる。先ず、病院において患者腸骨より採取された骨髄液は、産総研・ティッシュエンジニアリング研究センター内に設置された Cell Processing Center（CPC）に搬送される。CPCにおいて、この骨髄液をプラスチック培養皿上に播種し、患者血清を含む液体培地を用いて約2週間の1次培養を行う。この培養期間中に骨髄中の血球細胞は浮遊し除去され、間葉系幹細胞が含まれる接着性の細胞が培養皿底面にて増殖する。増殖した間葉系幹細胞を培養皿からトリプシンを用いて剥離した後、人工骨あるいは人工関節表面に播種し、2次培養を行う。この2次培養期間中、

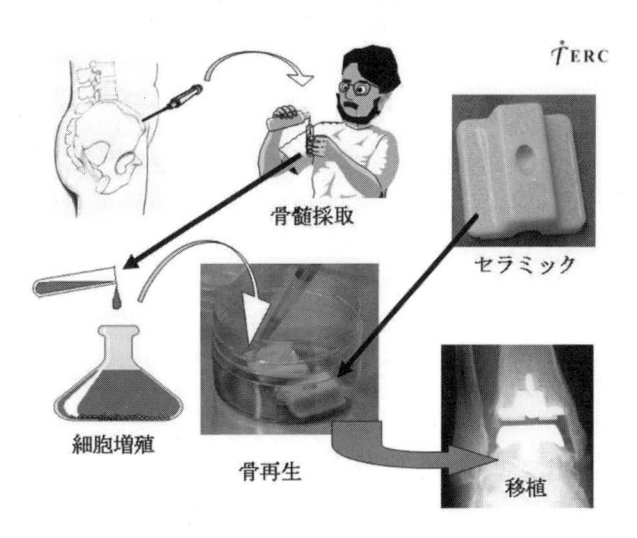

図4.5　患者の骨髄由来間葉系幹細胞を採種、細胞培養・骨組織分化、搭載した人工足関節置換術治療の流れ[16]

間葉系幹細胞を骨芽細胞へと誘導できるホルモンの一種であるデキサメサゾン[18]やグリセロリン酸を含有する培地でさらに約2週間培養する。

この2次培養により、人工骨あるいは人工関節表面は骨芽細胞と骨芽細胞が産生・沈着した骨基質に覆われる。骨形成能力の指標であるアルカリフォスファターゼ活性、オステオカルシン m-RNA 検出などの生化学的、分子生物学的解析により、この細胞が骨芽細胞であること、およびX線解析、赤外分析などの物理化学的解析により、沈着した基質は正常の骨組織に含まれる水酸アパタイトを含む生体骨基質と同一の組成であることが確認されている[19]。また、このようにして in vitro で形成された骨芽細胞・骨基質、すなわち再生培養骨は生体への移植により、さらなる新生骨形成を生じることも報告されている[20]。上記の組織工学的手法を用いて CPC にて作製された再生培養骨は再度病院に搬送された後、手術に供されている。

患者骨髄の採取に際し、患者は入院を要さず外来通院でこの採取は可能である。骨髄量も10数 ml で人工骨や人工関節を被覆するのに十分な細胞数を確保できることから、極めて侵襲性の低い術式である。骨髄を採取された患者は自宅で待機し、この患者の再生培養骨が完成された時点で連絡を受けて病院へ入院する。そして、この患者自身の細胞由来の再生培養骨を用いた手術が行われる。

2001年12月よりこの再生培養骨を用いた治療が奈良県立医大整形外科で開始された。これまでにリン酸カルシウム系セラミック人工骨やアルミナ人工関節の上に、この再生培養骨を形成させることに成功している。そして、これらの基盤の上に形成された培養骨を用いて、数十例の変形性足関節症、骨腫瘍、大腿骨頭壊死などの治療が行われた（表 4.4）。これらの治療効果については将来にわたっての経過観察を必要とするが、現在までに炎症や感染などの合併症はみられず、非常に良好な経緯を示している。

近年リン酸カルシウム系のセラミックを溶射などによってチタンなどの生体材料の表面にコーティングし、これによって骨組織を早期に呼び込む効果が確認[21]され、臨床にも応用[22]されている。このような骨伝導能を有する物質のコーティングは実用化されているが、さらに一歩進んで、BMPなどの骨誘導能、すなわち骨組織の全くない部位に骨組織を誘導する物質[23]との複

合化によって術後早期に強固な骨の生着を得ることが可能となる。アルミナの表面にこのような新材料との複合化が実用化されれば、老人など骨組織の活性の低い患者にとっては大きな福音となろう。このような複合化処理によって新しい特性が生まれ、新しい臨床応用が開拓されることが期待される。

表4.4 培養細胞搭載人工関節の臨床例 [16]

| No. | 性別 | 年齢 | 疾患名 | 基盤 | 手術日 |
| --- | --- | --- | --- | --- | --- |
| 1 | F | 70 | 変形性関節症 | 人工関節 | 2001/12/7 |
| 2 | F | 66 | 変形性関節症 | 人工関節 | 2001/12/13 |
| 3 | F | 11 | 骨腫瘍 | 人工骨 | 2001/12/20 |
| 4 | F | 62 | 慢性関節リウマチ | 人工関節 | 2002/4/1 |
| 5 | M | 30 | 大腿骨頭壊死 | 人工骨 | 2002/4/19 |
| 6 | F | 60 | 骨腫瘍 | 人工骨 | 2002/5/16 |
| 7 | M | 61 | 変形性関節症 | 人工関節 | 2002/5/13 |
| 8 | M | 62 | 変形性関節症 | 人工関節 | 2002/9/19 |
| 9 | F | 54 | 変形性関節症 | 人工関節 | 2002/9/30 |
| 10 | M | 71 | 変形性関節症 | 人工関節 | 2002/11/7 |
| 11 | F | 70 | 変形性関節症 | 人工関節 | 2002/11/7 |
| 12 | F | 69 | 慢性関節リウマチ | 人工関節 | 2002/11/14 |
| 13 | M | 58 | 変形性関節症 | 人工関節 | 2002/12/12 |
| 14 | M | 25 | 大腿骨頭壊死 | 人工骨 | 2002/12/19 |
| 15 | F | 75 | 変形性関節症 | 人工関節 | 2002/12/20 |

## 参考文献

1) Boutin, P. : Rev.Chir.Orthop., 58 : 229, 1972.
2) Semlitch, M., et al.:Med.Orthop.Tech., 95:143, 1976.
3) Doerre, E.:Vortrag vor dem Arbeitkreis Biomat.der DGOT, P62, 1975.
4) Schulte, W., Heimke, G.:Quintessenz, Heft6, Jun, 1976.
5) Shikita, T.: SICOT XIV, SGS-HIP-8, 1978.
6) 藤沢　章, 平林正也：人工臓器, 9:697, 1980.
7) 川原春幸：歯界展望, 50: 981, 1977.

8) Baker, B.R., Pearson, R.M.: J. Electrochem. Soc., 118:353, 1971.
9) 医療用具製造申請の手引き, 第8版(1995), 薬事日報社
10) Griss, P.,et al.: Arch. Orthop. Unfall-Chir., 90:29, 1977.
11) 山上哲賢ほか：補綴臨床, 20:623, 1987.
12) 中川寛一ほか：日本歯科評論, 515:75, 1985.
13) 敷田卓治, 藤沢　章：セラミックインプラントの実際, p.42, 金原出版, 1981.
14) 高木, 他:日整会誌, 62:S544, 1988.
15) Takagi, H., et al.: J. Biomed. Mater. Res., 23:161-181, 1989.
16) 大串　始, 高倉義典：実験医学, 21:1129-1133, 2003.
17) Ohgushi, H., Caplan, A.I.: J. Biomed Mat. Res, 48:913-927, 1999.
18) Maniatopoulos, S., et.al.: Cell Tissue Res, 254:317-330, 1988.
19) Ohgushi, H, et.al.: J. Biomed. Mat. Res, 32:333-340, 1996.
20) Maniatopoulos, S., et.al.: Cell Tissue Res, 254:317-330, 1988.
21) Fujisawa, A., et al.：Materials Science & Engineering, C2 (1995), 151-157.
22) Hayashi, K., et al.：J. Biomed. Mater. Res., 25 (1991), 515.
23) 高岡邦夫：日整会誌, 59(1985), 327

（藤沢　章）

# 第 5 章　人工関節ポリマーコンポーネントの改良

## 5.1　超高分子量ポリエチレン

　第 2 次大戦中から戦後の高分子化学工業の急速な発展は、我々の生活を大きく変貌させ今日にいたっている。大戦中に戦闘機の風防ガラスの代用に使われたアクリル樹脂の破片が操縦士の目に入ったにもかかわらず、ほとんど炎症が起こらなかったことにヒントを得て、アクリル樹脂を眼内レンズ材料に応用した事実は、高分子材料の生体材料への応用の発端となったエピソードとしてあまりにも有名である。

　それまで整形外科領域で主役を演じてきた金属インプラントの問題点、すなわち腐食性や高すぎる弾性率を解決する試みとしてたとえば Judet の人工骨頭がアクリル樹脂製であったという事実がある。アクリル系骨セメント以外にもシリコーン、ポリアセタール、フッ素樹脂（テフロン）などの高分子材料が整形外科領域で使用された。表 5.1 に代表的な整形外科用ポリマーの構造式と用途を示す。

　整形外科用インプラントの代表的な高分子材料としてポリエチレンが挙げられる。ポリエチレンが人工関節材料として注目されたゆえんは、その優れた耐摩耗性であり、特に常温低圧重合法、いわゆる Ziegler-Natta 法による側鎖の少ない高密度ポリエチレン（High density polyethylene）に英国の整形外科医 Charnley が着目し、初めて人工股関節のカップに用いて人工股関節の臨床成績を飛躍的に向上することができた。Charnley の時代には、高密度ポリエチレンの密度は 0.95〜0.97 g/cm$^3$ で、その後改良を重ねて分子量が数百万の超高分子量ポリエチレンが、最も耐摩耗性に優れているとされ、現在も大半

表 5.1 代表的なポリマーの構造式と用途

| 種　類 | 構　造　式 | 用　途 |
|---|---|---|
| 超高分子量ポリエチレン（UHMW-PE） | （-C-C-C-C- 構造、HとHが結合） | 人工関節摺動部の構成材材料として幅広く使用されている。例：人工股関節カップ、人工膝関節の脛骨部、及び膝蓋骨の摺動部など |
| フッ素樹脂（テフロン：PTFE） | （-C-C-C-C- 構造、FとFが結合） | 初期のChamaley人工股関節カップ材に使用されたが、急速な摩耗が判明し、現在では使用されない。 |
| ポリメチルメタクリレート（PMMA） | （-C-C-C-C- 構造、H/CH₃および C=O/OCH₃ が結合） | 骨セメントの主構成材料として人工関節・人工骨の固定や頭蓋骨の欠損補填用に使用。 |
| シリコーン樹脂 | -Si-O-Si-O-Si-（RとRが結合） | 指関節などの一部の非荷重関節の構成材料 |
| ダクロン | -C-C-O-C-（ベンゼン環含む）-C-C- | 指関節、手関節などのコンポーネント構成材料 |

の人工関節に使用されている。

　超分子量のポリエチレンは、いわゆる Ziegler-Natta 触媒、すなわちチタン化合物とアルミニウム化合物よりなる触媒を用いて、66〜80℃の比較的低い温度下、6〜8 気圧で反応させ、生産物として 500μm 以上の大きさのポリエチレンパウダーを取り出す。パウダーの乾燥行程で微量のステアリン酸カルシウムが添加される。

このパウダーを原料とする成形方法は、百数十℃への加熱と加圧であり、direct molding、円筒形の押出成形、プレスによるシート形成の大きく3種類に分類される。direct molding は文字どおり最終製品の形の型を用いた成形方法である。押出成形は直径 15 cm 程度の円筒形に、シート成形は厚さ 20 cm 程度の板状に成形し、切削によって所定の形状の人工関節部材に仕上げる。direct molding では、生産コストが安いものの、表層部と内部で加熱条件が微妙に異なることから厚さや形状によって加熱条件が部分的にばらつくことなどにより、成形体の品質維持が難しいことから、近年押出成型品から切削加工により最終製品を製造するものが多い。

さらに表面の鏡面加工として、たとえばバフ研磨では摩擦熱による表面の局部的な高温による結晶化の促進などの弊害も指摘され、あえて鏡面加工しないという選択肢も採られている。表面部分の物質が内部と異なる場合、この部分が層状に剥がれるいわゆる delamination（剥離現象）が起こりやすいこともよく知られている。

超高分子量ポリエチレンの抜去品の解析結果などから、ポリエチレン材料の内部欠陥として未溶融のポリエチレンパウダーの存在や、そのようなパウダーが脱落した空隙が摩耗や材料破壊の起点になること、そしてそのような未溶融パウダーの表面にステアリン酸カルシウム由来のカルシウムが多く存在している場合があることなどの事実が判明している。

これらの事実に基づいて、よりいっそうの均質性の追求が行われており、内部欠陥の大きさや個数の制限など材料規格そのものの見直しも定期的に行われている。たとえば、**ASTM F648-00**（Standard Specification for UHMW Polyethylene Powder and Fabricated Form for Surgical Implants）においては、成形前のポリエチレンパウダーの一定量の中の異物の個数をカウントすることや、成形品においても内部欠陥の検査方法として、成形したポリエチレンをスライスし、一定面積中の完全未溶融パウダーと半ば完全未溶融パウダーの個数を別々にカウントすることを求めている。

## 5.2 改良技術

超高分子量のポリエチレンを人工関節の摺動部に使用するに際して、耐摩耗特性のさらなる向上を図るために、ガンマ線の照射などによる架橋処理が試みられた。化学反応における架橋（かきょう）とは、主に高分子化学においてポリマー同士を連結し、物理的、化学的性質を変化させる反応のことである。

大西らは人工股関節カップに 100 Mrad オーダーの高線量のガンマ線を照射し、臨床的に試用し、長期の経過観察の結果極めて摩耗量の少ないことを見出し報告した。著者らは、超分子量のポリエチレンに対して 50〜200 Mrad

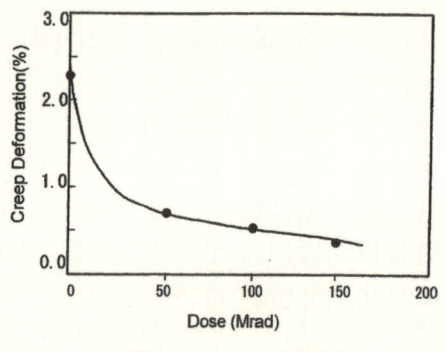

図 5.1　クリープ変形量

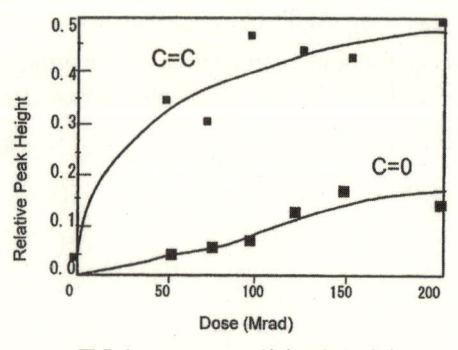

図 5.2　C=C、C=O 結合の相対強度

の高線量のガンマ線を照射した場合の物理的、化学的な特性の変化について調べ、図 5.1 に示すようにクリープ変形量は半分以下に低下することを確認した。一方、化学構造の変化を調べるために、IR（赤外分光）スペクトルでC=C 結合、および C=O 結合の相対強度変化を調べた結果、図 5.2 に示すように二重結合が増える反面、酸化も進行することを見出した。

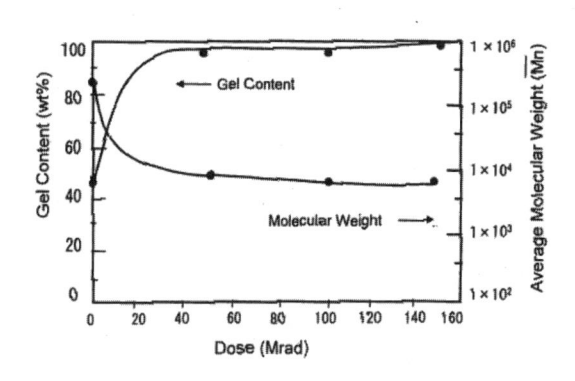

図 5.3 ゲル化度および溶出成分の数平均分子量

また、ポリエチレンを溶解し、ゲル化および溶出したポリエチレンの数平均分子量を測定した結果を図 5.3 に示す。これらの結果から、ポリエチレンに高線量ガンマ線を照射した場合、化学結合の切断とフリーラジカルの発生、そしてフリーラジカルの反応によって架橋、二重結合、酸化や水素ガスの発生が見られる。また図 5.4 に示すように、結晶と非晶質が共存する超高分子量ポリエチレンでは、非晶質部分の架橋が進行することにより硬度が増加しクリープ変形量が減少する。

50 Mrad で架橋によってゲル化が進み、さらに線量とともに、一部の分子鎖が切断されて溶解したポリエチレンの平均分子量が減少する。また 50、100および 150 Mrad のガンマ線照射を行った股関節カップの股関節摩耗シミュレーターによる摩耗試験結果では、非照射グループでは有意の摩耗を認めたのに対して、50 Mrad 以上のガンマ線照射群では有意な摩耗を認めなかったことを報告した。

医療用のポリマー材料の滅菌方法として、2.5 Mrad（25 KGrey）程度のガン

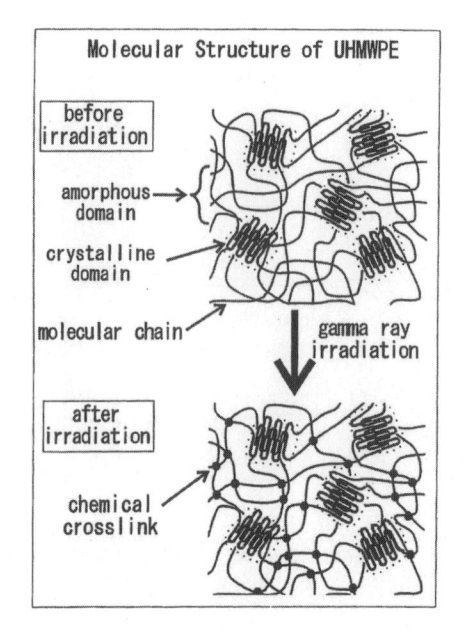

図5.4 超高分子量ポリエチレンの架橋模式図

マ線照射が広く行われてきたが，空気中でのガンマ線照射では，ポリエチレンの酸化が起こり，超高分子量のポリエチレンの耐摩耗特性が損なわれることが知られるようになり，窒素ガス雰囲気中でのガンマ線照射なども採用されている。

## 参考文献

1) 大西啓靖, 敷田卓治：別冊整形外科, No.18, 1990, 南江堂
2) 大西啓靖, 他：日整会誌, 67: 662, 1993
3) 藤沢 章, 増田慎吾, 大西啓靖, 筏 義人：生体材料, 16: 29, 1998
4) Clarke, I.C., Good, V., Williams, P., Oonishi, H., Fujisawa, A., : The proceedings of 23rd Ann. Meeting of Soc. Biomat., 1997

（藤沢　章）

# 第6章 再生軟骨のための材料技術

## 6.1 軟骨の損傷と修復

　関節を形作っている骨の先端部分は3〜5mmの厚みをもつ軟骨で覆われている。軟骨の表面は非常に滑らかで、骨がこすれ合うときの摩擦を少なくする働きをもつ。また、骨にかかる衝撃をやわらげるクッションとしての役割をする。軟骨がすり減ると、骨と骨とが直接ぶつかり、膝や股関節に炎症が起きたり、関節が変形したりして痛みを生じる（変形性膝関節症）。軟骨には血管や神経組織がないため、損傷を受けると自然には修復しにくい。国内では、膝の痛みで苦しんでいる人は約1000万人にのぼると推計され、高齢化社会の進行に伴いこの数は今後も増加することが見込まれる。そのため、軟骨、あるいは軟骨と骨の境界部分の損傷を修復し治療する画期的な治療法が求められ、再生医療が注目されている。

## 6.2 再生医工学とその要素技術

　病気、事故や加齢などによって機能を失った生体組織の代替は、これまで人工臓器や生体臓器の移植によって行われてきた。前章までに述べたように、人工臓器の典型的な例は金属、高分子、セラミックを組み合わせた人工関節で、すでに広く使われている。ただし、人工臓器には、耐久性や生体適合性の向上など、今後も取り組むべき問題もある。また、生体臓器の移植も行われているが、臓器提供者の不足や免疫拒絶反応などの問題が残されている。
　近年注目されている再生医療は、細胞を用いて組織や臓器を修復、再建する治療法で、現在も急速に発展している。再生医療は、軟骨損傷のように自然治癒しにくい場合に対して極めて有効な治療法と考えられる。再生医療に

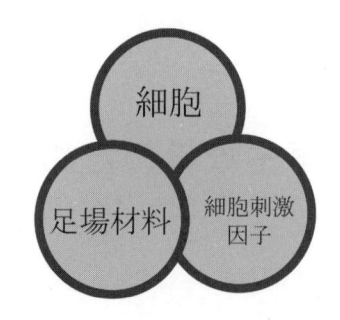

図6.1 再生医工学の3要素（細胞、足場材料、細胞刺激因子）

は、細胞を患部に移植する方法と、細胞をその足場となる材料（足場材料と呼ばれる）に培養してから患部に移植する再生医工学の手法がある。本章では、大きな組織の修復を目的とした足場材料をベースとする再生医工学について述べる。

再生医工学を構成する重要ないくつかの基盤技術として、細胞の探索と細胞源としての確立、足場材料の開発および、3次元細胞培養技術がある。再生医工学では、①細胞、②足場材料、③細胞刺激因子の3つの要素が重要である（図6.1）。まず、適当な細胞源から細胞を採取し、多孔質体やゲルなどの足場材料に播き、生体内に近い3次元の環境で培養する。このとき、細胞に細胞刺激因子（その多くはたん白質）を加え、組織の形成を誘導すると、多孔質体やゲルの形状に応じた生体組織が得られる。足場材料は組織が形成される過程で分解・吸収される。

再生医工学の3要素において、細胞は、患者自身の細胞である自己細胞、患者以外の人から採取した細胞である同種細胞、動物から採取した細胞である異種細胞に分けられる。異種細胞は未知の病原体に感染している可能性が否定できないため、現在ほとんど治療に用いられていない。また、同種細胞は免疫拒絶反応があるため免疫抑制剤が必要になる。これらの理由から、現在治療に用いられている細胞は主として自己細胞である。

自己細胞は分化の段階に対応して、未分化細胞、前駆細胞、分化細胞、成熟細胞などに分類される。ここで、分化とは細胞が同じ細胞以外の細胞に分裂することをいう。骨髄や脂肪組織の中には、まだ分化していない多能性の

間葉系幹細胞が含まれている。間葉系幹細胞は、前駆細胞への分化を経て、骨を造る骨芽細胞（造骨細胞）、軟骨になる軟骨細胞のほかに、筋芽細胞、腱芽細胞、前脂肪細胞、基質線維芽細胞などに分化することが知られている。間葉系幹細胞は現在再生医療において最もよく用いられる細胞の 1 つである。もちろん、分化を終えて体の各種組織を形成する働きをする分化細胞を骨などの組織から採取して組織再生を行うことも可能である。

　未分化の細胞の一種である胚性幹細胞（embryonic stem cell：ES 細胞）は様々な細胞に分化し、増殖する能力をもつ発生初期の胚由来の細胞である。すなわち、受精卵の一段階である胚盤胞から取り出した内部細胞塊から樹立され、再生医療に役立つ細胞源として盛んに研究されている。2010 年に米国の Geron 社は ES 細胞を脊髄損傷の患者に投与し、ヒトへの臨床応用を世界で初めて行った。ただし、ES 細胞の採取は受精卵を殺すことになるので倫理面の問題が議論されている。

　2006 年に京都大学の山中伸弥教授が開発した人工多能性幹細胞（induced pluripotent stem cell：iPS 細胞）は新しいタイプの多能性幹細胞で、再生医療を実現するために重要な役割を果たすと期待されている。ヒトの皮膚などの体細胞に数種類の遺伝子を導入し、数週間培養することによって、様々な組織や臓器の細胞に分化する能力とほぼ無限に増殖する能力をあわせもつ多能性幹細胞に変化する。iPS 細胞はまだ臨床応用の前段階にある。

　生体組織に生じた欠損が大きくなればなるほど、細胞だけで欠損部を修復することは困難になる。欠損部の形状を整復し、細胞増殖の足場になる材料、すなわち足場材料（scaffold）が必要不可欠である。3 次元多孔質足場材料は、個々の細胞を接着させ物理的、生化学的に細胞を支持し組織や臓器を構築するために重要な役割を果たしている。すなわち、再生医工学において足場材料は、細胞接着性をもち細胞の分化・増殖を促進する。さらに、生体適合性、空孔どうしがつながった（連通しているという）多孔質性や力学強度、成形性などが要求される。生体軟組織の足場材料としては、合成または天然高分子からなる多孔質材料が用いられる。また、生体硬組織用材料としてリン酸カルシウム系多孔質材料が用いられる。力学強度を必要とする箇所にはまれに金属系多孔質材料が使われる。

細胞刺激因子には、生化学的な細胞成長因子のほかに力学的な刺激や電気的、磁気的な刺激もあるが、ここでは細胞成長因子について述べる。細胞成長因子は細胞の増殖因子と分化因子を含んだ広い意味での生化学的刺激因子のことで、たん白質の一群である。たとえば、骨形成たん白質（BMP ファミリー、種々の BMP の総称）、内皮細胞や軟骨細胞の増殖も促進する塩基性線維芽細胞成長因子（bFGF）、上皮細胞の遊走や瘢痕の形成阻止と関係する形質転換増殖因子（TGF-β ファミリー）、上皮細胞増殖因子（EGF）、血小板由来増殖因子（PDGF ファミリー）、肝細胞増殖因子（HGF）、血管内皮細胞増殖因子（VEGF）などが再生医療と深い関係がある。

## 6.3 足場材料としてのバイオマテリアル

骨などの生体硬組織再生に用いられるリン酸三カルシウム（β-TCP）や水酸アパタイトを除けば、再生医工学における生体吸収性足場材料の多くは、生体吸収性高分子で構成される。主な生体吸収性高分子材料は自然界の微生物などによって分解され、最終的には水と $CO_2$ になる。一般に、細胞や菌類などの微生物による分解は、微生物が体外に産生する酵素による高分子の低分子化とこれが体内に取り込まれ、酸素が十分にある条件では水と $CO_2$ に、酸素が存在しない条件ではメタンと $CO_2$ に分解される。これは環境に優しい工業用、生活用材料として用いられた場合、グリーンプラスチックと呼ばれ、廃棄物処理などの問題を残さない材料として期待されている。

一方、医療分野では手術用縫合糸、ネジやピンなどの骨折固定材、不織布、薬物運搬体などに応用されているが、生体への安全性を考えるとその分解生成物は生体内代謝物であることが必要不可欠となる。

生体吸収性高分子材料は微生物生産系、化学合成系、天然高分子系に分類される（表6.1）。また、これらの化学構造を図6.2に示す。

微生物生産系は微生物が合成したものでバイオポリエステルと称されるポリヒドロキシブチレート（ポリ水酸化酪酸エステル：PHB）が中心となっている。化学合成系は化学的に合成されたもので微生物に分解されやすい脂肪族ポリエステルが中心となっている。天然高分子系は、デンプン、コラーゲ

## 第6章 再生軟骨のための材料技術

**表 6.1 生体吸収性高分子の分類**

| 種類 | | | 例 |
|---|---|---|---|
| 天然高分子 | | | |
| | 植物産生 | 多糖 | デンプン、アルギン酸 |
| | 動物産生 | 多糖 | キチン、キトサン、ヒアルロン酸 |
| | | タンパク質 | コラーゲン、ゼラチン、アルブミン、フィブリン |
| | 微生物産生 | ポリエステル | ポリ(3-ヒドロキシアルカエノート) |
| | | 多糖 | ヒアルロン酸 |
| | | | |
| 合成高分子 | | | |
| | 脂肪族 | 重縮合系 | ポリブチレンサクシネート |
| | ポリエステル | ポリラクチド類 | ポリグルコール酸、ポリ乳酸、乳酸とグリコール酸とのコポリマー |
| | | ポリラクトン類 | ポリε-カプロラクトン |
| | | その他 | ポリブチレンテレフタレート・アジペート |
| | ポリオール | | ポリビニルアルコール |
| | ポリカーボネート | | ポリエステルカーボネート |
| | その他 | | ポリ酸無水物、ポリシアノアクリレート、ポリオルソエステル、ポリフォスファゼン |

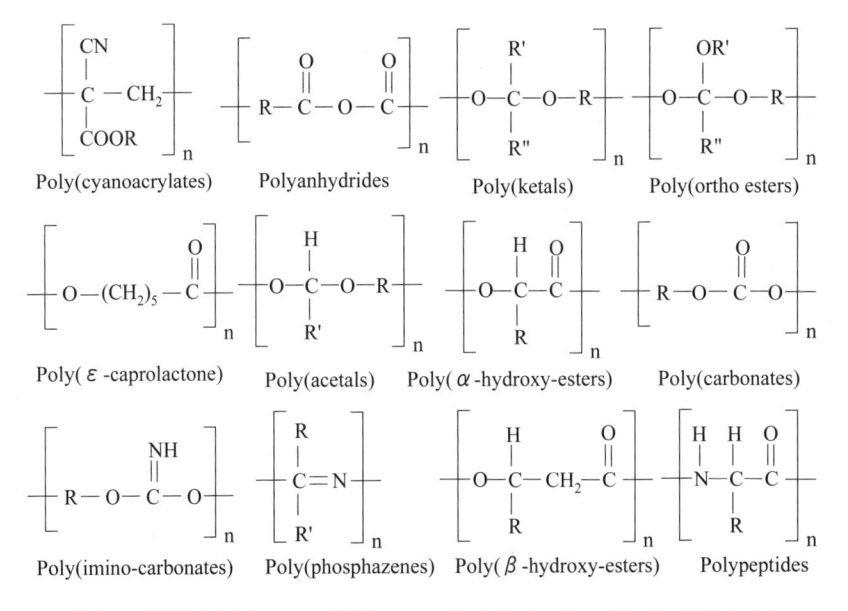

Poly(cyanoacrylates)　Polyanhydrides　Poly(ketals)　Poly(ortho esters)

Poly(ε-caprolactone)　Poly(acetals)　Poly(α-hydroxy-esters)　Poly(carbonates)

Poly(imino-carbonates)　Poly(phosphazenes)　Poly(β-hydroxy-esters)　Polypeptides

**図 6.2** 生体吸収性高分子の化学構造。R、R'、R"はメチル基などの残基を表す。

ン、ゼラチン、ヒアルロン酸、カニやエビなどの甲殻類に含まれるキチン・キトサンなどが利用される。

　脂肪族ポリエステルの中で、グリコール酸や乳酸を用いた高分子が生体吸収性高分子材料としてよく用いられる。グリコール酸や乳酸を直接重合する方法では高分子量のポリマーは得られにくいのでグリコリド、ラクチドなどの環状化合物の開環重合を利用する。その他にポリ ε-カプロラクトン (PCL)などが生体吸収性高分子材料としてよく知られており、これは ε-カプロラクトンの開環重合により石油化学工業的に得られる。

　ポリエステル系のポリグルコール酸（PGA）、ポリ乳酸（PLA）、およびそれらの共重合体である PLGA、生体由来のコラーゲンが最も有効かつ頻繁に再生医工学で用いられているので、以下それらの高分子を用いた足場材料について説明する。

　高分子多孔質足場材料を作るためには、相分離法（高分子溶液が溶質と溶媒に相分離する現象を利用して3次元多孔質材料を作製する方法）、エマルション凍結乾燥法（高分子溶液と水の混合溶液を混ぜて乳濁液とし、凍結乾燥して多孔質材料を作製する方法）、バブリング法（化学発泡剤や不活性ガスの放出発泡などを用いて多孔質材料を作製する方法）、空孔源溶出法（水溶性の糖質、塩、氷などの微粒子を空孔源として用い、成形後微粒子を溶かして洗い流す方法）、ファイバー融着法（高分子繊維を加熱圧縮して多孔質材料とする方法）、エレクトロスピニング法（高電圧下での紡糸法）、3次元プリント法（高分子粉体を溶媒インクジェットにより2次元描画し、これを積層して多孔質材料を作製する方法）などがあるが、これらの方法は孤立した空孔の形成や強度的な弱点をもつ場合があるので用途に応じて特別の注意を払う必要がある。

　ここでは、凍結乾燥法と空孔源溶出法について具体的に述べる。凍結乾燥法と空孔源溶出法は、他の方法に比べ、特別な機器や設備を必要とせず、しかも操作が比較的容易であるという特長をもつ。

　凍結乾燥法は、原料の溶液を凍結させ、そのまま減圧下で昇華させることによって、多孔質材料を得る方法である。この方法は、たん白質のように熱や有機溶媒によって変性しやすい原料の場合に特に有用である。これまで、

第 6 章　再生軟骨のための材料技術

空孔源（食塩、ショ糖など）

混合　　　　　　空孔源を溶出

高分子溶液

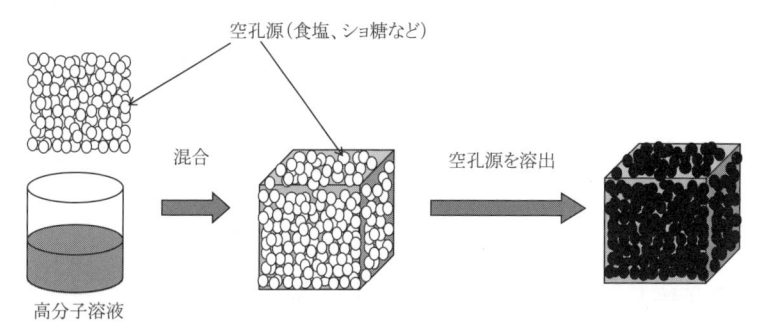

図 6.3　空孔源溶出法

凍結乾燥法を用いて、コラーゲン、絹フィブロインなどの多孔質材料が作製されている。多孔質材料の空孔率は原料溶液の濃度によって決まり、空孔の形状やサイズは、溶液濃度、溶媒の種類、凍結速度、凍結温度によってコントロールされる。

空孔源溶出法は、空孔源（porogen）をマトリックスに分散させたコンポジットを調製し、つづいて空孔源を溶出させて多孔質材料を得る方法（図 6.3）である。本方法では、空孔率は空孔源と高分子材料の仕込み比によって決まる。また、空孔の大きさや形状は、空孔源のサイズや形状によってコントロール可能である。

空孔源溶出法は、一般的に凍結乾燥法に比べて多孔質構造のコントロールが容易である。空孔源として、塩化ナトリウム、グルコース、ショ糖、パラフィンなどの微粒子が使用され、孔の形成後、空孔源は洗浄除去される。この方法を用いて、PLLA、PLGA の多孔質材料が得られている。本方法において、空孔源と溶媒に求められる条件は、空孔源が高分子材料を溶かす溶媒に溶解しないこと、空孔源を溶出させる溶媒に高分子材料が溶解しないことである。したがって、PLLA や PLGA などの溶媒には、クロロホルム、塩化メチレン、ジオキサンがよく用いられる。空孔源の溶出には、塩化ナトリウム、グルコース、ショ糖の場合には水が用いられ、パラフィンの場合にはヘキサンが使用される。

本節では足場材料に基礎を置く再生医工学の一般的な方法を述べた。再生医工学の手法は、近年活発に研究開発が進められており、既存の方法が改良

されるとともに新しい手法も開発されている。以下の節では、足場材料に関する新しい手法に関して3つの具体例を示す。1つ目は、氷粒子を空孔源とする高分子多孔質足場材料の作製法、2つ目は、生体吸収性合成高分子とコラーゲン（および水酸アパタイト）からなる複合多孔質足場材料、3つ目は、これらの足場材料を用いた培養関節軟骨について述べる。

## 6.4　氷を空孔源に用いた高分子多孔質足場材料

食塩などを用いた空孔源溶出法では比較的容易に連通孔構造が得られるが、空孔源を完全に除去できなかった場合には細胞に悪影響を与えるなどの欠点がある。そこで、空孔源として粒径を制御した氷微粒子を用いることにより、高品質の足場材料が得られた。図6.4は、氷微粒子を用いた高分子多孔質足場材料の作製手順を示す。

まず、ノズルから純水を液体窒素中に噴霧することにより氷の微粒子を作製する。スプレー条件を適当に制御することにより、平均粒径240μmの氷粒子が得られた。過去の研究から、200～300μmの空孔径において細胞の増殖

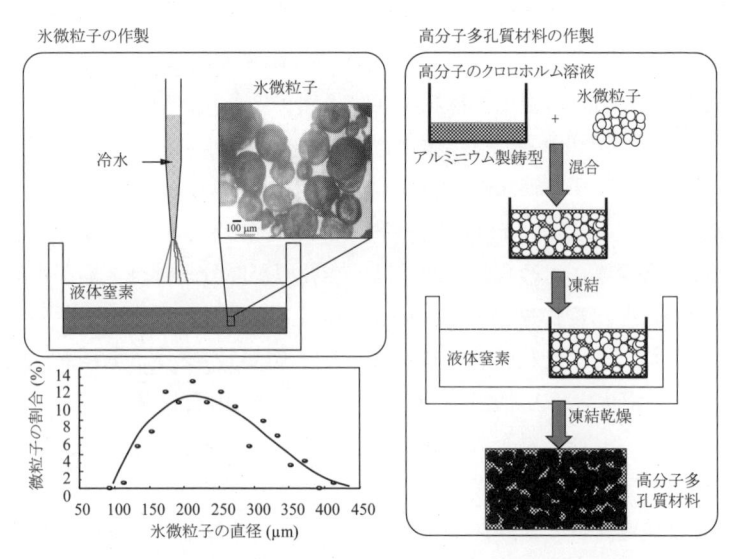

図6.4　氷微粒子を用いた高分子多孔質足場材料の作製方法

が活発であることが確認されているので240μmは妥当と考えてよい。この程度の空孔内に数十個の細胞が細胞集団を形成し、3次元的な細胞相互の情報交換が可能となり適正な量の細胞外マトリックスを産生できる体制が確保されるのである。空孔径が大きすぎると、細胞は曲面にまばらに分布する状態になり、2次元平面上で培養するのと変わらない状況となって生体内の細胞をとりまく環境とは全く異なるため、細胞外マトリックスの産生も低く抑えられることになる。一方、空孔径が小さすぎると、十分量の細胞が空孔内に存在しないため細胞の活性度が抑えられてしまう。

次に、あらかじめ冷却した高分子溶液（PLA、PLGAのクロロホルム溶液）と氷粒子とを混合し、その分散溶液を凍結乾燥することにより、それぞれPLA、PLGAの多孔質材料が得られる。

氷微粒子の体積分率が80％、90％の場合のPLA多孔質材料断面の走査型電子顕微鏡像を図6.5に示す。

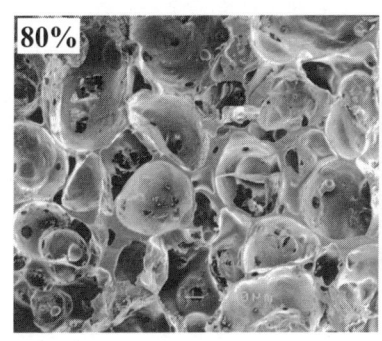

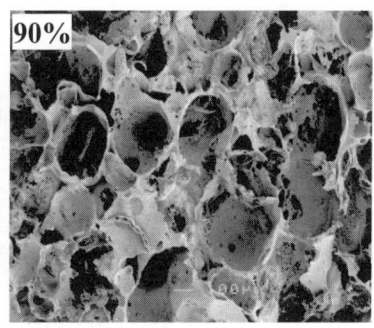

図6.5　PLA多孔質材料断面の走査電子顕微鏡像

空孔は均一に分布して連通孔構造を示し、気孔率は氷微粒子の体積分率とともに増大する。空孔構造は、氷微粒子の平均粒径および体積分率によって制御することができる。

## 6.5　生体吸収性高分子骨格材料とコラーゲンスポンジとの複合化

PLA、PGAあるいはPLGAなどの合成高分子材料、およびコラーゲンなど

の生体由来の高分子材料は、それぞれ長所、短所をもっている。合成高分子材料は目的とする形状に容易に加工でき、成分の調整により力学強度を高め、分解時間を制御することもできる。一方、これらの材料は細胞認識性という点で細胞との相互作用が悪く、疎水性であるため細胞の初期接着性が低く、結果的に細胞増殖性に関して弱点がある。これに対し、コラーゲンなどの生体由来の高分子材料は生体吸収性をもち、親水性であり、初期接着性が高く、細胞適合性に優れているが、細胞の足場材料としては力学強度が低く、また分解の制御が難しいため、材料として取り扱いにくい。

このような問題を解決するために、生体吸収性合成高分子とコラーゲンの各長所をあわせもつ複合足場材料が開発されている。

次に複合化技術について述べる。まず、足場材料の骨格として合成高分子PLGAのスポンジおよびメッシュを用いた。その合成高分子スポンジおよびメッシュをコラーゲン溶液に浸し、適量のコラーゲン溶液を空隙に充填した。これを凍結乾燥することによって、細胞接着性に極めて優れた微小空孔を有するコラーゲンスポンジを複合化することができ、新しい発想の足場材料が得られた（図6.6）。

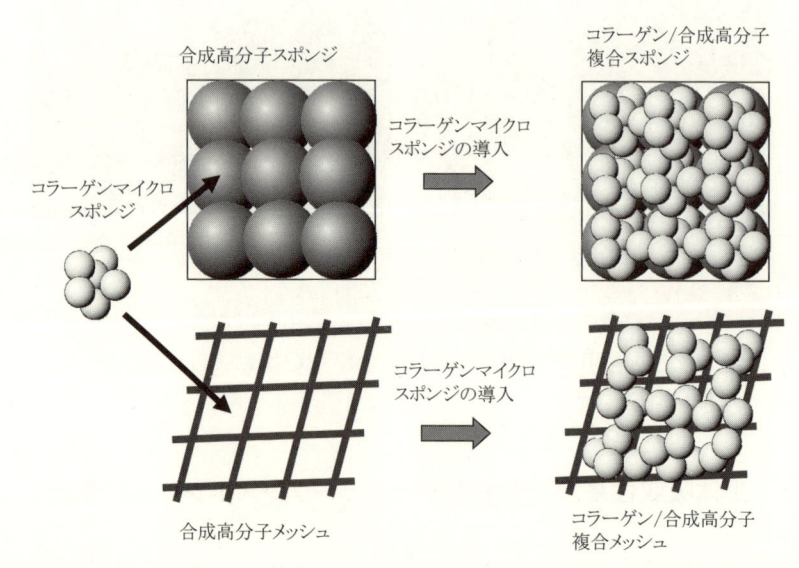

図6.6　スポンジおよびメッシュとコラーゲンマイクロスポンジとの複合化の模式図

## 第6章 再生軟骨のための材料技術

SEM　　　　　　SEM-EPMA

PLGA　コラーゲン　コラーゲンマイクロ
　　　　被覆層　　スポンジ

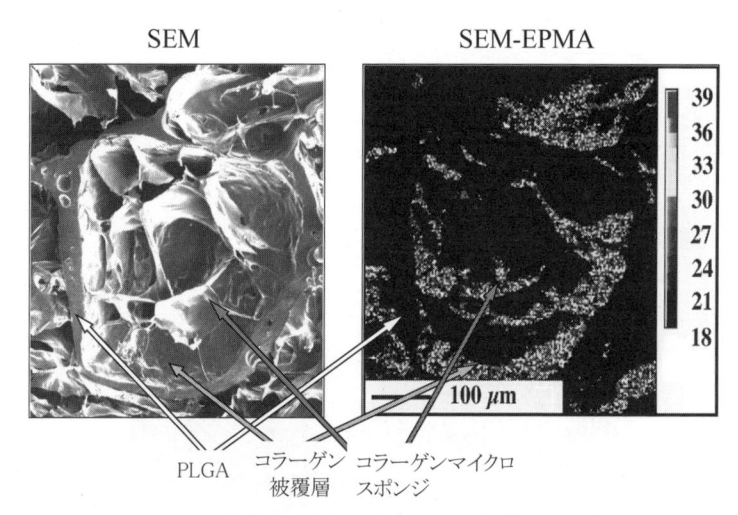

図 6.7　PLGA/コラーゲン複合多孔質体の走査電子顕微鏡像（SEM、左）、および電子線マイクロアナライザー（EPMA）結果（右）

　PLGA/コラーゲン複合多孔質足場材料の複合構造は、走査電子顕微鏡に併設されている電子線プローブマイクロアナライザー（EPMA）を用いることによって明確に示される（図 6.7）。本装置では元素の空間分布を画像化することが可能である。
　生体高分子に特有の窒素元素、すなわちコラーゲンの存在を示すスポットが現れた。PLGA の空隙内部に微小空孔の形で、あるいは空孔壁に接着したコラーゲンが画像に現れている。
　次に複合化による水濡れ性、力学強度および細胞適合性の変化を調べる。足場材料の水濡れ性は細胞の初期接着性と密接に関係することから、細胞培養する上で最も重要なファクターである。PLGA スポンジの水滴との接触角は 76°と比較的疎水性を示す。PLGA スポンジに直接細胞を播種する場合、細胞適合性を高めるため、表面の水濡れ性を高めるなどの前処理が必要になる。しかしながら、コラーゲンとの複合化により、接触角は 31°にまで減少し、水濡れ性が増加して細胞が接着しやすくなる（図 6.8）。
　PLGA/コラーゲン複合スポンジは、乾燥および湿潤環境下における動的圧縮、引張試験でも、静的圧縮、引張試験でも、PLGA 単独あるいはコラーゲ

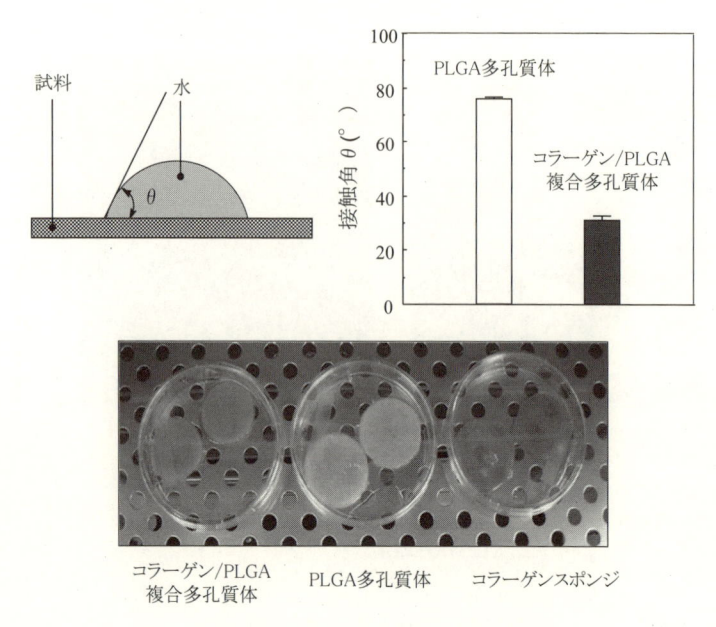

図6.8 複合化による材料の親水化

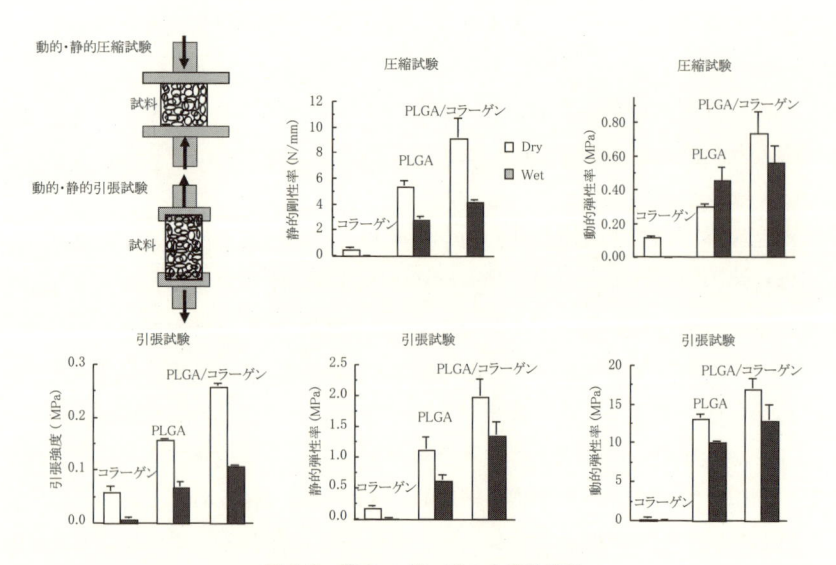

図6.9 複合スポンジの力学的特性

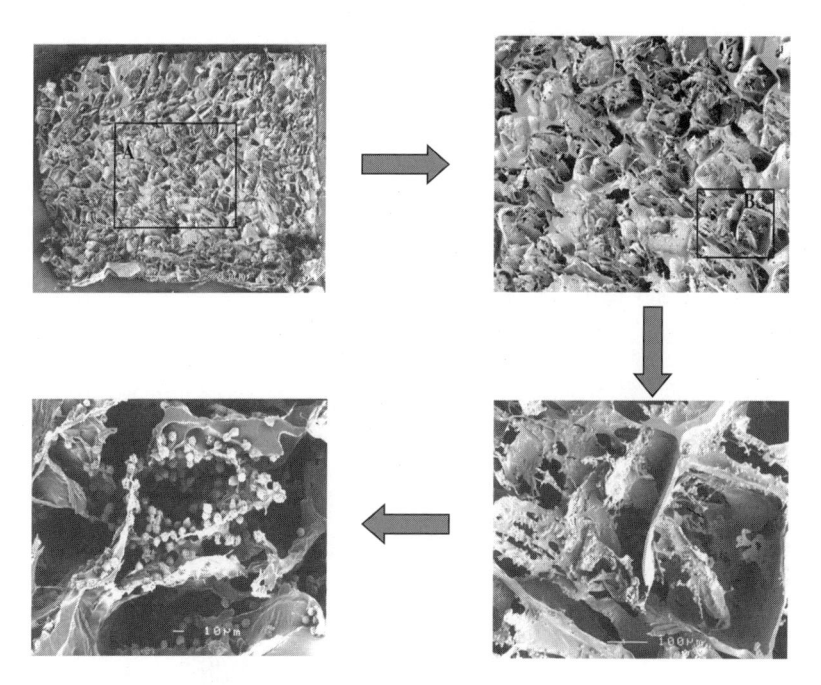

図 6.10　複合スポンジ内での線維芽細胞の分布（走査電子顕微鏡像）

ン単独材料と比べ優れた力学的特性を示した（図 6.9）。

　PLGA/コラーゲン複合スポンジをマウス線維芽細胞の培養試験に足場材料として用いた場合、PLGA スポンジ単独の場合と比較し、より細胞接着性に優れていた。細胞はコラーゲンマイクロスポンジに容易に接着（図 6.10）し、複合スポンジ全体に増殖した。培養 5 日後、細胞および細胞外マトリックスはスポンジ内の空間全体を覆いつくし、この材料が細胞との適合性に優れていることが示された。

　これらの結果から PLGA/コラーゲン複合スポンジは細胞の足場として力学強度はもちろんのこと成形性にも優れ、また親水性と細胞との相互作用もよいことから力学的、生物学的に優れた細胞足場材料であることが証明された。

## 6.6 生体吸収性高分子とコラーゲンを複合化したメッシュ状足場材料

PLGA などの生体吸収性合成高分子メッシュを作製した後、メッシュのすきまに細胞適合性に優れたコラーゲンのマイクロスポンジを形成することにより、複合化を実現した。図 6.11 は、PLGA のニットメッシュとコラーゲンからなる生体吸収性高分子複合メッシュを示す。

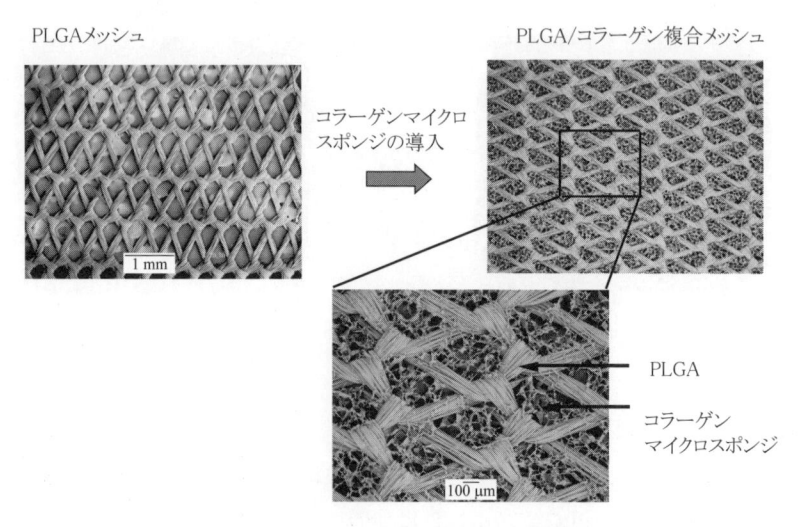

図 6.11 複合メッシュの走査電子顕微鏡像

連通孔を有するコラーゲンマイクロスポンジが PLGA メッシュのすきまに形成された美しい構造が確認できる。合成高分子メッシュは用いる箇所により繊維の太さや繊維密度あるいは強化方向など自由に制御することができ、足場材料の構造力学的な役割を担っている。したがって、コラーゲン単独で用いる場合と比較すると約 500 倍の強度を有している。また生物学的にも PLGA メッシュ単独で使用する場合に比べ、線維芽細胞の接着性、増殖性とも格段に優れている（図 6.12）。ヒト線維芽細胞を播種した 5 日後、細胞はコラーゲンマイクロスポンジの表面に接着しながら増殖し、2 週間後には細胞

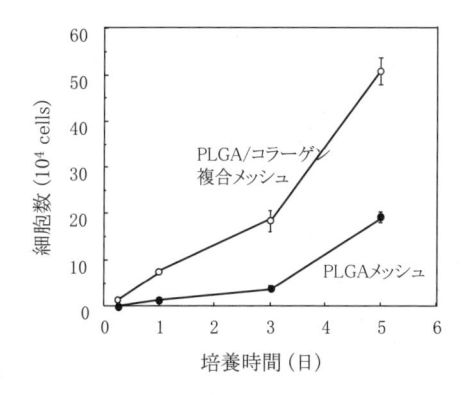

図6.12 複合メッシュとPLGAメッシュにおける細胞増殖率の違い

外マトリックスは層状構造を形成した。

これらの結果から生体吸収性高分子複合メッシュもまた培養皮膚、培養軟骨などに用いることのできる優れた足場材料であることが証明された。

## 6.7 合成高分子、コラーゲン、水酸アパタイトの三者を複合化した多孔質足場材料

コラーゲンと水酸アパタイトは、骨の細胞外マトリックスの基本的構成要素であり、優れた骨伝導性を示す。これらの材料の長所を活かし、硬組織工学製品を作るための優れた足場材料を開発するために、合成高分子材料との複合化を試みた。すでに作製した合成高分子材料とコラーゲンの複合スポンジの空孔表面に水酸アパタイトを析出させることがポイントとなる。水酸アパタイト粒子の析出は、PLGA多孔質体を塩化カルシウム（$CaCl_2$）とリン酸水素二ナトリウム（$Na_2HPO_4$）の水溶液を用いることにより実行した。

まず、PLGA/コラーゲン複合多孔質体に$CaCl_2$を十分に含浸させるために、多孔質体内の空気を真空ポンプで引き、その後$CaCl_2$を加えて内部まで含浸させる。次に遠心機で余分の$CaCl_2$を除去し、再び真空に引いてから$Na_2HPO_4$を含浸し、十分に反応させアパタイトを析出させた後、最初のサイクルにもどってアパタイト析出反応を繰り返す方法が遠心交互浸漬法である。

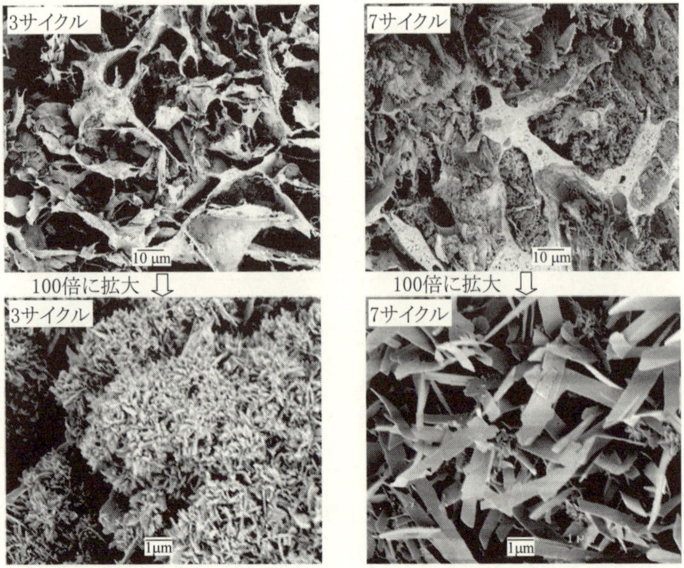

図 6.13 複合スポンジ内に析出した水酸アパタイト

　走査電子顕微鏡（SEM）像は PLGA/コラーゲン複合スポンジ内のコラーゲン微小空孔表面に水酸アパタイトが析出していることを示している。1 回の交互浸漬で析出する水酸アパタイト粒子は小さくまばらであるが、浸漬サイクルが増すにつれて粒径は成長し、結晶化度、粒子密度ともに増し、最終的には水酸アパタイト層で覆われる（図 6.13）。このような合成高分子/コラーゲン/水酸アパタイト複合多孔質材料は培養骨の 3 次元足場材料として最適であることが確認された。

## 6.8　培養関節軟骨

　生後 4 週のウシ肩関節軟骨からコラゲナーゼ処理により関節軟骨細胞を分離し、10%ウシ胎児血清（FBS）を含むダルベッコ変法イーグル培地（DMEM）中で培養した。次にこの培養軟骨細胞を PLGA/コラーゲン複合メッシュ上に播種し、再び培養を行った。軟骨細胞は複合メッシュに接着し、メッシュ間

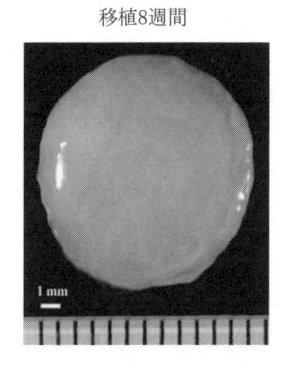

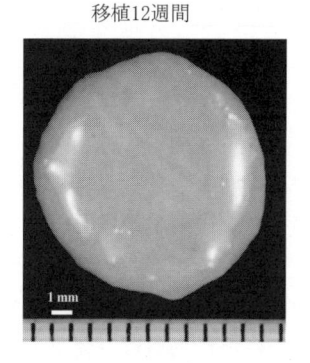

図 6.14 ヌードマウス皮下に埋植した培養軟骨

の空隙を細胞と細胞外マトリックスで充たすまで増殖を続けた。目的とする厚さの軟骨を得るためにはメッシュ・培養軟骨コンポジット層を適当な枚数重ね合わせる。培養1週間後、メッシュ・培養軟骨コンポジットをヌードマウス（異物に対して免疫拒否反応を示さないように遺伝子操作されたノックアウトマウス）の背部皮下に埋植した。写真は埋植後 8 および 12 週間目の移植物の外観を示す。各移植物ともに初期の形状を保持し、その表面は光沢のある白色を呈した（図6.14）。

培養した軟骨が関節軟骨であるか線維軟骨であるかを確認するために、サンプルに対しヘマトキシリン・エオジン（HE）染色、サフラニン O 染色、免疫染色、および遺伝子発現解析を行い、力学的特性も測定した。埋植後、2および4週の移植物の組織像から自然軟骨の形態形成が行われていることがうかがえる。4 週後では、PLGA 繊維がまだ見られ、細胞外マトリックスには硫酸化グリコサミノグリカン（GAGs、関節軟骨に必要な糖たん白質）が検出された。埋植後 8、および 12 週の組織像には、移植物全体にわたって軟骨小腔が認められ、PLGA 繊維は徐々に吸収され 12 週目に消滅した。また、GAGs の存在も確認された。

タイプⅡコラーゲン（関節軟骨に必要不可欠なコラーゲン）に対する抗体を用いた免疫染色により細胞外マトリックス全体に均一なタイプⅡコラーゲンの存在が認められた。複合メッシュ上で培養された軟骨細胞に対するタイ

プⅡコラーゲンおよびアグリカン（軟骨に必要なコンドロイチン硫酸）の産生に関する遺伝子発現の解析から、培養した軟骨は関節軟骨様組織を有し、したがって極めて困難といわれている培養関節軟骨の足場として複合材料が適していると結論できる。

通常でも体重の3～5倍の荷重が作用するといわれる関節軟骨は、その厳しい力学的環境に耐えるために他の軟骨と比べタイプⅡコラーゲンの含有量が圧倒的に多い。これが関節軟骨の基盤構造を作り大きな荷重を支持するとともに、関節に特有の衝撃荷重を減衰するために、あるいは関節の潤滑特性を向上するために糖たん白質を含んで柔軟な構造を維持しているのである。

複合材料を用いた培養軟骨の力学的特性の測定結果を図6.15に示す。

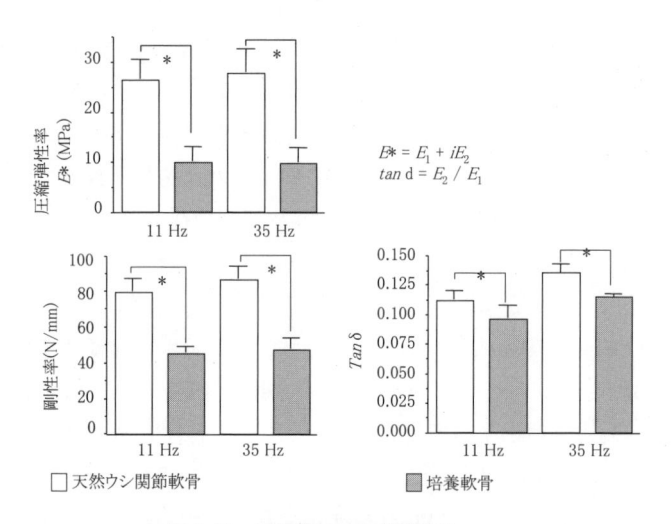

図6.15　培養軟骨の力学的特性

埋植12週後の培養軟骨およびウシ関節軟骨の粘弾性測定を行った。その結果、動的弾性率（$E^*$）がウシ軟骨の38％、剛性率が57％、位相差（$\tan\delta$、培養軟骨の衝撃吸収性能を示す指標）が86％に達し、培養軟骨として生体に移植するに十分な初期力学特性をもつことが判明した。

## 6.9 まとめと展望

本章ではまず、損傷を受けた軟骨組織が自然治癒しにくいこと、その再生に再生医工学をベースとする再生医療が有望であることを述べた。次に、再生医工学に重要な3つの要素である細胞、足場材料、細胞刺激因子について説明した。これら3要素の中で足場材料について、近年研究開発が活発に進められ、氷微粒子を多孔質体の空孔源として用いる生体吸収性多孔質足場材料の新しい作製法、生体吸収性合成高分子スポンジ、およびメッシュの空隙にコラーゲンマイクロスポンジを形成させた複合足場材料、コラーゲンマイクロスポンジの空孔表面に水酸アパタイトを析出させた足場材料も紹介した。さらに、PLGA/コラーゲン多孔質足場材料を用いてウシ関節軟骨細胞を培養し、自然関節軟骨に近い組織を作製し、その生化学的解析および力学的試験結果から高い評価が得られた。

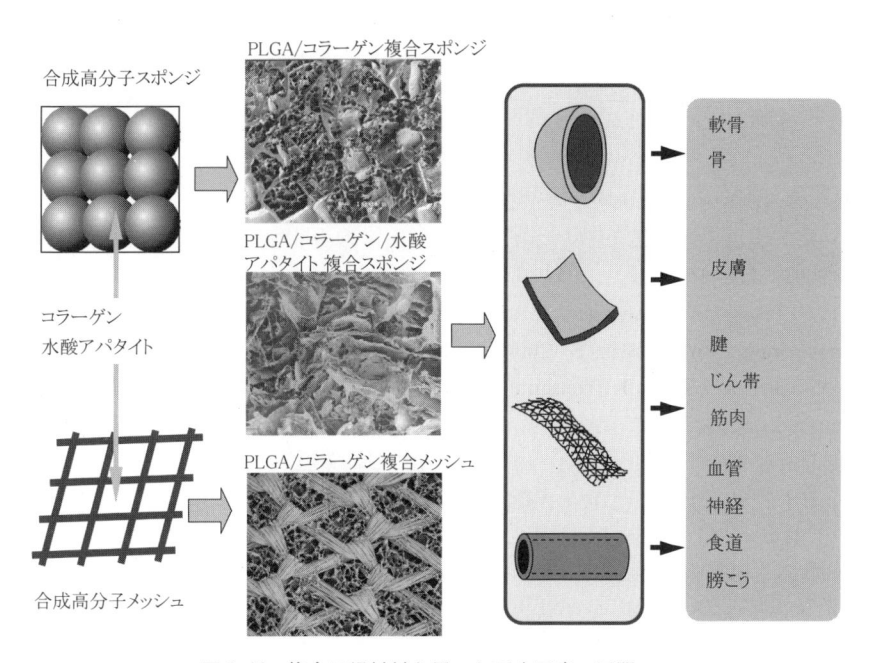

図 6.16 複合足場材料を用いた再生医療の展開

本章で示した新しい足場材料は、培養骨・軟骨以外のたとえば、皮膚、腱、靭帯、筋肉、神経、血管などにも応用可能である（図6.16）。

ただし、細胞、材料、細胞刺激因子が整えばただちに再生医療の実現を達成できるわけではない。細胞に基盤をおく医療用具、すなわち細胞デバイスをデザイン設計し、安全性が保たれた環境下で無菌的、無人的に製造し、デバイスの活性度機能を保ちながら輸送する手段を確保するためには工学的設計技術が必要であり、細胞デバイスを大量生産するためには細胞工学の助けが必要である。また目的とする組織、臓器にいたるまで細胞の分化・誘導や増殖を制御するためには、細胞集団の間に存在する遺伝子やたん白質に関する情報をモニターし、制御するバイオインフォマティックスが必要となる。

何よりも、生体外で再生された組織が体内に移植された後、目的の機能を発揮するためには、再生組織が十分な強度、力学的特性や良好な生化学的特性を有するかどうかを前もって無侵襲的に評価し、保障しなければならない。これは理工学が最も得意とする分野である。つまり、サイエンスとテクノロジーおよび医学が融合して初めて再生医工学が成立するのである。

## 参考文献

1) 立石哲也：再生医工学をめぐる最近の動向, 人工臓器学会 31-1（2002）17-22
2) 立石哲也：再生医工学とバイオメカニクスの現状と展望, 関節外科, 21-10（2002）111-116
3) T. Tateishi, G. Chen and T. Ushida : Biodegradable porous scaffold for tissue engineering, J. Artif. Organs 5（2002）77-83
4) G. Chen, T. Ushida, T. Tateishi; : Scaffold Design for Tissue Engineering; Macromol Biosci. 2,（2002）67-77
5) 立石哲也, 田中順三編著：再生医療工学, 工業調査会（2004）
6) 立石哲也, 田中順三, 角田方衛編著：生体医工学の軌跡, 米田出版（2007）
7) T. Tateishi, ed.: "Biomaterials in Asia", World Scientific 2008
8) 立石哲也著：バイオメカニクス-機械工学と生物・医学の融合-, オーム社（2010）
9) 田中順三, 角田方衛, 立石哲也編著：バイオマテリアル, 内田老鶴圃（2008）

（川添直輝、陳　国平、立石哲也）

# 第7章 再生軟骨のための工学的技術

## 7.1 はじめに

　再生医療は、インプラントに代表されるようなバイオマテリアルを用いて生体機能の代替を図るものではなく、本人または他人の細胞を用いてダメージを受けた組織を再生しようとするものである。そのための細胞ソースとしては様々な可能性が検討されてきている。その細胞ソースの内訳を見てみると、たとえば皮膚の真皮を再生するためには真皮を構成する細胞である線維芽細胞を用いるなど、成熟細胞を用いる方法が1つであり、また成熟細胞に分化する前段階の未分化な細胞を用いる方法がある。未分化な細胞としては、骨髄に含まれると考えられている骨髄性幹細胞や、さらにすべての細胞に分化可能とされる胚性幹細胞（ES細胞）、そして最近ではES細胞のもつ倫理的問題を回避できる可能性のあるiPS細胞が注目されている。
　たとえば、骨髄性幹細胞からは主に中胚葉系の細胞である軟骨細胞、骨芽細胞、筋芽細胞、腱・靱帯細胞、脂肪細胞などに分化することが知られている。そして全能性をもつES細胞およびiPS細胞は、外胚葉系である神経細胞など、内胚葉系である肝臓細胞など、すべての細胞に分化可能である。これらの幹細胞を用いれば、組織や臓器を再生することが可能であり、たとえば心臓や肝臓を再生させ移植臓器のソースとするという期待がかけられている。

## 7.2　3次元組織構築と酸素・栄養供給

　様々な細胞ソースを用いて3次元組織の再構築を実現するためには大きな障壁が存在することはあまり意識されていない。生体組織には血管網が張り

巡らされている。それはとりもなおさず、細胞が酸素と栄養を絶えず必要とするためであり、これらの供給が途絶えると細胞はネクローシスに陥り、生体組織は壊死に向かう。これは特に活動が盛んで酸素要求性の高い組織、たとえば大脳組織において顕著であり、数分間の血流の途絶え、または酸素供給の途絶えが、組織に不可逆的なダメージを与えてしまうことがよく知られている。この事実は、再生医療、特に生体外での組織形成において大きな障壁をもたらす。

生体組織においては、軟骨組織や水晶体、硝子体など少数の例外を除き、1本の毛細血管の近傍約3mm以内に必ず別のもう1本の毛細血管が存在するとされている。このことは逆に、血管網なしに、かつネクローシスを生じさせることなく生体外で再構築させることのできる組織の大きさを示している。

この制限は、再生医療にとって大きな限界を設けている。この制限から逃れることのできる生体組織は少数である。培養表皮、培養真皮、再生軟骨などは、この制限から逃れることのできる、またはぎりぎりの境界線に存在する組織の代表例である。また、他の生体組織においても、再生させる必要のある組織の大きさがこの制限以下であれば生体外でも再構築可能である。しかしながら、その適用はごく少数であると考えられる。まして、肝臓や腎臓などの大型臓器の生体外再構築においては、その複雑な3次元構造を再構築させる技術の困難さと並んで、この大きさの制限という大きな障壁がそびえ立っている。このように、生体外で再構築した組織をいかにして生体内において生体血管網に組み入れるかは大きな技術課題である。

一方、生体外で再構築させる組織の大きさに関する制限を取り払うための技術開発も等しく重要である。これは、単に再生組織内に毛細血管様構造を構築させることだけでは不十分であり、それらの構造を通じて酸素供給、栄養供給も同時進行で達成されなければならない。このように、生体外で組織を再構築するためには、いかに酸素供給、栄養供給を実現させ、細胞、組織を壊死させないかという技術課題が存在する。

## 7.3 細胞分化コントロール技術、組織形成技術

　このように組織形成については、細胞壊死の問題と切り離して論ずることはできず、血管網の形成によるnutrition（栄養補給）とin vitro培養というものを両立させるためには、今後大きなブレークスルーが要求されると考えられる。一方、このような状況の中でいかにin vitroにおいて再生医療に貢献できる細胞分化制御技術、組織形成技術を開発するかが現在強く求められている。

　細胞の分化および組織形成に関する知見は生化学の分野から数多くもたらされている。細胞生物学、分子生物学を含めたこのような生化学的アプローチによる研究は、その研究人口から見ても巨大であり、そこからもたらされる最新の知見を再生医療に適用していくのは理に適っており、より一層推進されるべきものである。生化学的刺激は細胞増殖因子をはじめとする各種のリガンドとそれに対応するレセプターとの相互作用によりそのシグナルが細胞内に伝達されることから、特定の生化学的刺激により特定の細胞応答を引き出すことが可能であり、細胞分化制御、組織形成制御を目的とする刺激手段としては的確である。

　一方、細胞はこれらの生化学的刺激以外にも外部的な刺激により細胞内にシグナルを伝達することが知られている。たとえば、インテグリンを中心とする細胞接着アセンブリは、細胞接着、進展、運動などのinside-outの情報のみならず、接着によってマトリックスからのoutside-inのシグナルを細胞へ伝達し、細胞の分化や組織形成をコントロールする役目を担っていることが知られている。その他、特に発生においては細胞凝集など細胞と細胞が接触することにより細胞分化、組織形成が制御される事実が知られている。このように、細胞－マトリックス相互作用、細胞－細胞相互作用を工学的に実現させることにより細胞分化、組織形成を制御するというアプローチの方法が考えられる。

　また、生化学的刺激のみならず物理的刺激によっても細胞内にシグナルが伝達され、多彩な細胞応答が引き出されることが知られている。生理的に見

ても血管には血流によるずり応力、拍動による引張り応力が負荷されており、また大腿骨などの長管骨には運動や体重負荷などによる圧縮応力が、関節軟骨には静水圧が負荷されており、これらの物理的刺激が細胞や組織の機能をコントロールしていることが知られている。これらの物理的刺激はいくつかのシグナル伝達カスケードを同時に活性化させることも知られており、生化学的刺激と比較するとブロードな細胞応答を引き起こすが、同様に細胞分化、組織形成のための工学的アプローチとして有効な方法の1つと考えられる。

これらのことから細胞分化制御、組織形成制御を実現させる工学的アプローチとして、①3次元scaffold（足場材料）をはじめとする細胞培養担体を用いた方法、②物理的刺激を用いた方法、③細胞-細胞相互作用を用いた方法、が考えられる。これらのアプローチを実現するための技術開発は未だ途上にあるが、筆者らで行っている研究を紹介しながら、これらの方法の可能性について以下に概説する。

## 7.4　3次元培養担体による細胞分化、組織形成コントロール

軟骨組織は無神経であり無血管であり、軟骨細胞そのものの酸素要求性、栄養要求性も他の細胞に比べ低いために、ティッシュエンジニアリング（Tissue Engineering）を用いたin vitroでの組織再構築の最も実現可能性の高い組織の1つである。一方でモザイクプラスティ（軟骨欠損部を非欠損部からの軟骨片で覆いつくす手術手技）を凌駕するためには、バイオプシィ（生体組織採取）する軟骨組織よりも大きな組織を再構築する必要があり、そのためには生体外での細胞増殖ステップが不可欠である。

関節軟骨の基質を構築するコラーゲンはⅡ型であり、線維性軟骨組織のコラーゲンはⅠ型である。しかしながら、この増殖ステップにより関節軟骨細胞は脱分化し、産生するコラーゲンの型をⅡ型からⅠ型へ変換する。したがって、脱分化した軟骨細胞をいかに再分化させるか、その技術の確立がティッシュエンジニアリング（再生医工学）に求められている。

ティッシュエンジニアリングにおいては、コラーゲン、ヒアルロン酸などの生体組織由来のマトリックスが用いられているが、これらのマトリックス

は細胞膜のインテグリンやレセプターと相互作用するサイトを有しており、細胞にシグナルを送ることが可能であるが、機械的強度が十分でないという欠点をもつ。一方、ポリ乳酸（PLLA）、ポリグルコール酸（PGA）、そしてその共重合体である PLGA に代表される生分解性高分子もティッシュエンジニアリングにおいて重要な材料である。この生分解性と組織形成とを時間軸方向にマッチングさせることは、ティッシュエンジニアリングにおける技術目標の1つである。

これらの生分解性高分子は機械的強度があり scaffold のフレームとしては適当であるが、概して疎水性であり、細胞と相互作用するサイトがないという欠点がある。

そこで生体材料と生分解性高分子のそれぞれの欠点を補完し、長所を共有する1つの解決法として、両者のハイブリッド化が進められた。すなわち、オープンポア有する PLGA の多孔体のポアの内部にコラーゲンマイクロスポンジを複合化させる方法 [1-3] や、PLGA メッシュにコラーゲンマイクロスポンジを複合化させる方法 [4]、さらに多孔質アパタイトマイクロビーズと複合化させる方法 [5]、軟骨細胞を内包化したコラーゲンゲルと複合化させる方法 [6] などである。

このように、生分解性高分子のメッシュや多孔質体のフレームとコラーゲンマイクロスポンジなどの生体高分子をハイブリッド化させることにより、軟骨細胞の播種性や接着性が向上するだけでなく、ひいては軟骨様組織の形成能をも向上させることが可能となる。PLGA メッシュにコラーゲンマイクロスポンジを複合化させた3次元培養担体に2継代目のウシ関節軟骨細胞を播種し長期培養すると、4週ほどで培養担体がマトリクスで被われる。マトリクスに埋め込まれた軟骨細胞は round shape（球状体）を回復するだけでなく、Ⅱ型コラーゲンおよびアグレカン（糖たん白）の発現が増加し、Ⅰ型コラーゲンの発現が減少する。このことは、このような3次元培養担体が組織形成と同期して、脱分化した軟骨細胞を再分化させる機能をもつ可能性を示していると考えられる [7]。

軟骨組織は前述のようにシンプルな組織であり、このような発想の3次元培養担体を用いても組織形成と分化制御がある範囲で可能であるが、より複

雑な組織においても、未分化細胞の分化制御と組織形成をマトリクスからのシグナルと担体の3次元構造から実現することのできる可能性があると考えられる[8-9]。

## 7.5 物理的刺激による細胞分化、組織形成コントロール

生体内では様々な物理的刺激が生理的な条件下で組織・細胞に負荷されている。たとえば、大腿骨には歩行などにより圧縮・引張り応力が負荷されており、骨組織の微小変形や骨組織内の体液移動による微弱な流動電位が生じている。また、血管系には血流によるずり応力が血管内皮細胞に、さらに拍動によるストレッチが血管平滑筋細胞、血管内皮細胞に負荷されている（図7.1）。

このような生理的な刺激をシミュレーションして、生体組織を生体外で3次元再構築しようとする研究が始まっており、たとえば培養液の灌流を制御することにより再生血管にずり応力やストレッチを与えながら再構築する研究が進められている。一方で軟骨組織の再構築のために軟骨組織に生理的に負荷されている静水圧を負荷する研究が行われている。ここでは、後者に絞

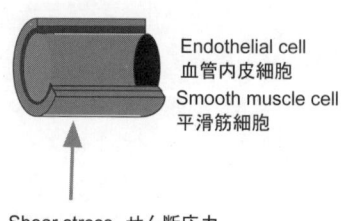

図7.1 力学的ファクターによる細胞機能のin vivo制御

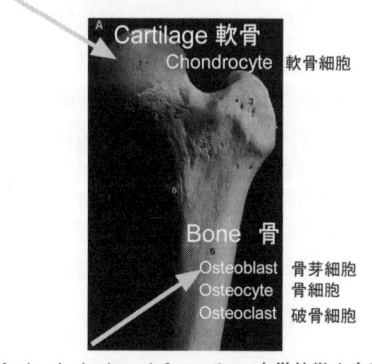

って軟骨組織形成と静水圧負荷に関して概説する。

軟骨組織（ここでは、股関節や膝関節における関節軟骨組織）は大腿骨と同様、歩行などにより負荷を受けている。軟骨組織は高いスティフネスを示す硬い組織であることの他、プロテオグリカン（糖たん白）など荷電性高分子により水分子が保持されており、高い含水率を保っている。そのため荷重は主として静水圧という物理量として軟骨細胞に負荷されると考えられている。関節軟骨は互いに面接触ではなく線接触しているため、生理的に負荷されている静水圧は予想以上に高く、実測値によれば歩行時には 3～4 MPa も負荷されている。したがって、関節軟骨細胞の場合には静水圧が軟骨細胞の機能維持に積極的にかかわっているのではないか、という考えのもと研究が進められている。

静水圧負荷方法は加圧方式により次の 3 つに分けることができる。まず、気相を介しての加圧方式である。気相を介しての方法では、圧力が高くなった場合、溶存ガス濃度の変化が問題になると考えられる。次に液相を介しての加圧方式である。これまでの研究では、閉鎖系の実験系が主に行われ、短期培養によって評価されていた。軟骨組織は、軟骨細胞自身から産生され、蓄積される細胞外マトリックスに関して、他の組織に比べて著しい特徴がある。生体を模倣した条件下で静水圧の影響をみるためには細胞外マトリックスの蓄積は無視できず、その蓄積を考慮した培養システムを開発することが必要であると考えられる。

そこで 3 番目の方式として、静水圧の実質的な影響をみるという目的で液相を介して加圧ができ、生理的な圧力条件をカバーでき、さらに細胞間物質の蓄積が行われる期間、培養を可能とするために培養液を灌流させることができる機能を兼ね備えたシステムが必要である[10,11]。

軟骨細胞が静水圧に応答するかどうかも含めて、そのメカニズムは解明されていない。しかしながら、コラーゲンスポンジに播種した軟骨細胞に間欠的に静水圧を負荷しながら 3 次元培養すると、グリコサミノグリカンの産生が上昇し、軟骨様組織の再構築が促進されることが見出された [12]（図 7.2 参照）。

このように、静水圧負荷は生体外で軟骨細胞を培養し軟骨組織を再生する

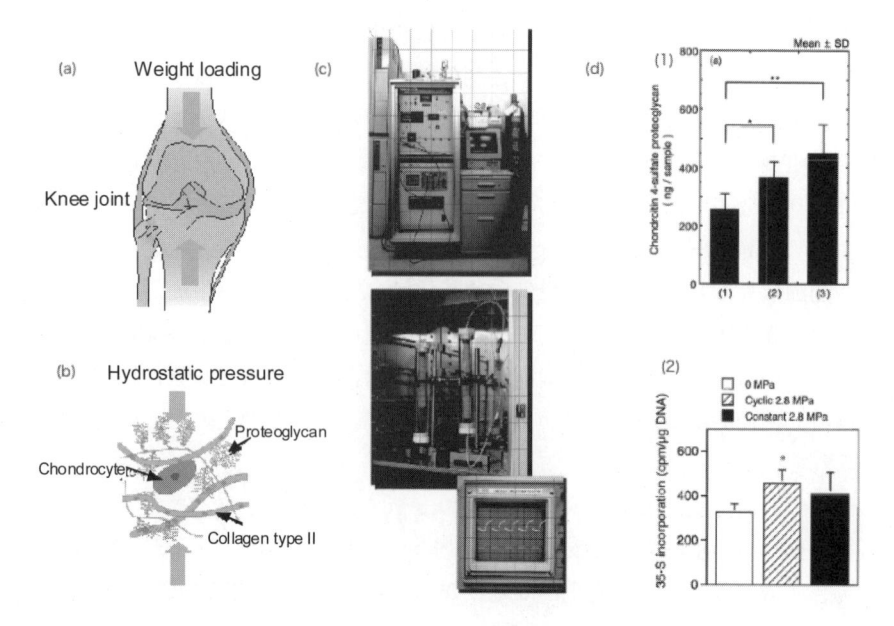

図7.2 静水圧刺激による軟骨組織再生の促進

ための1つの重要なファクターとして捉えるべきであると考える。さらに敷衍して、血管の再構築を含め生理的に負荷されている物理的刺激を、組織の再構築さらには細胞の分化制御のための1つの手段として適用することは意味があると考えられる。培養フラスコによる旧来からのシンプルな培養法から、よりティッシュエンジニアリングとしての目的を指向した組織培養法は、軟骨再生にとどまらず今後生体外における組織再生にとって必要不可欠な重要な基盤技術になるものと考えられる。

## 7.6 微小組織エレメントによる細胞分化、組織形成コントロール

細胞凝集というステップはたとえば軟骨形成など発生の段階でしばしばみられる現象であり、このような細胞-細胞相互作用は細胞の分化、組織形成に対しある役割を果たしていると考えられている。in vitro においても細胞凝集体（微小組織エレメント）の形成は、たとえば肝細胞やある種の神経細胞で

は、それらの細胞の機能維持、分化制御にとって重要な意味をもつことが知られている。これらの微小組織エレメントは、材料表面処理または旋回流れなど能動的な流体流れの場で形成させることができるが、この方法は初代培養細胞を含め通常の培養細胞にも適用可能である。たとえば、線維芽細胞は酸素要求性、栄養要求性が高い細胞であるが、適切な旋回流れの場において中心部の細胞が壊死することのない適当な径をもった微小組織エレメントを形成させることができる[13]。

微小組織エレメントの形成条件は単に流体力学的な場の作用のみならず、細胞-細胞相互作用の強さによって大きく左右され、これらの相互作用は生化学的刺激によって変化し、形成条件も異なることがわかっている[14]。

これらの微小組織エレメントは、たとえば培養皮膚に適用可能である。培養皮膚は細胞とマトリックスのみで形成させる方法がある一方で、その機械的強度やハンドリングの面から生分解性高分子を素材とするメッシュなどを培養担体として用いる場合がある。このケースに微小組織エレメントは適用可能であり、数百 μm 程度のすきまをもつメッシュにはこの微小組織エレメントはトラップされ、迅速な真皮組織の形成が可能である[15]。

軟骨細胞はその発生段階で細胞凝集が見られ、その細胞凝集が軟骨細胞分化に大きな役割を果たしていると考えられている。また、成熟した軟骨細胞は in vitro 培養系では脱分化しやすく、その脱分化を抑制し、軟骨細胞としての機能を維持するためにも細胞凝集が必要であると考えられている。そこで、軟骨細胞のサスペンションを遠心することにより細胞凝集体を作製し、上述の機能を実現する方法が研究されている。これはペレット培養と呼ばれ、軟骨細胞の分化維持のみならず、間葉系幹細胞から軟骨細胞への分化の必須ステップとして用いる研究も行われている。

しかしながら、この方法の欠点は1本の遠心管で1つのペレットしか作製できないため、基礎研究のツールとしては有用であるが臨床研究としては非現実的な側面をもっている。そこで、ペレット培養の利点を備え、欠点を補う方法として同じく旋回培養法による微小組織エレメント形成を試みたところ、線維芽細胞と同様、軟骨細胞においても可能であることが示された[16]。

この微小組織エレメント形成は間葉系幹細胞でも可能であることが確認さ

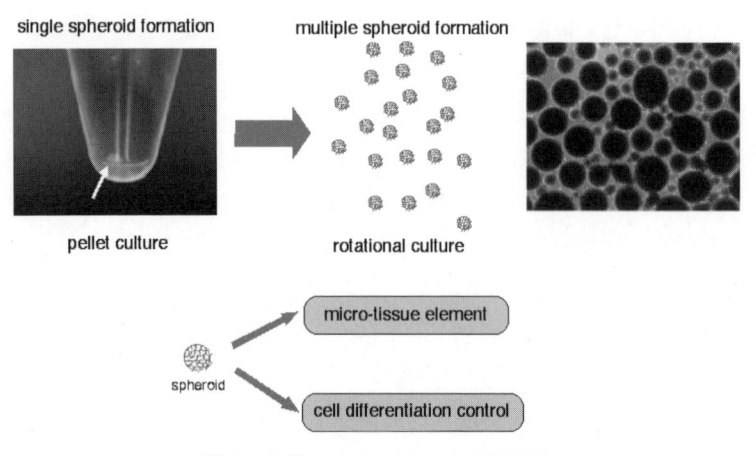

図 7.3　組織エレメントによる組織再生

れている。したがって、ペレット培養と同等の機能、すなわち軟骨細胞の分化維持、未分化間葉系細胞の軟骨細胞への分化制御、を備えていると考えられる。また、この微小組織エレメントは分化制御としてのインキュベータとしての役割を果たすだけでなく、組織形成のためのエレメントとして組織再構築にそのまま適用可能であるという点で、多くの組織の再構築に可能性が開かれていると考えられる（図 7.3 参照）。もとより、組織形成には微小血管網の同時形成が必須であるが、このような壊死をまぬがれたぎりぎりのサイズでのマイクロ組織エレメントを出発材料とする方法は 1 つの可能性を示していると考える。

## 7.7　おわりに

再生医療を実現させるためには、乗り越えなくてはならない巨大な技術的障壁がティッシュエンジニアリングには立ちはだかっている。このような状況の中で、本章で取り上げた material からのアプローチ、physical な視点からのアプローチは biochemical なアプローチと同様に細胞分化制御、組織形成制御に重要な役割を果たすと考えられる。多くの材料工学分野の研究者の方々が、これらの視点から再生医療研究に参画することは、biochemical や physical

の面からのアプローチに加え、materialからの強力なアプローチが実現されることから、再生医療の未来を築くために必要不可欠であると考えられる。

## 参考文献

1) Chen G, Ushida T, Tateishi T: Fabrication of PLGA-Collagen Hybrid Sponge, *Chem. Lett.*, 561-562, 1999

2) Chen G, Ushida T, Tateishi T: A biodegradable hybrid sponge nested with collagen microsponges. *J Biomed Mater Res* 51 (2): 273-279, 2000

3) Chen G, Ushida T, Tateishi T: Hybrid Biomaterials for Tissue Engineering: A Preparative Method for PLA or PLGA-Collagen. *Adv. Mater.* 12 (6): 455-457, 2000

4) Chen G, Ushida T, Tateishi T: A Hybrid Network of Synthetic Polymer Mesh and Collagen Sponge. *J. Chem. Soc. Chem. Comm.* 16: 1505-1506, 2000

5) Chen G, Ushida T, Tateishi T: Poly(DL-lactic-co-glycolic acid) Sponge Hybridized with Collagen Microsponges and Deposited Apatite Particulates. *J. Biomed. Mater. Res.* 57: 8-14, 2001

6) Ushida T, Furukawa K, Toita K et al.: Three dimensional seeding of chondrocytes encapsulated in collegen gel into PLLA scaffolds. *Cell Transplantation* 11(5): 489-494, 2002

7) Chen G, sato T, Ushida T et al. : Redifferentiation of dedifferentiated bovine chondrocytes when cultured in vitro in a PLGA-collagen hybrid mesh. *FEBS Letters*, 542: 95-99, 2003

8) Furukawa K, Ushida T, Toita K et al. : Hybrid of gel-cultured smooth muscle cells with PLLA sponge as a scaffold towards blood vessel regeneration. *Cell Transplantation* 11(5): 475-480, 2002

9) Ochi K, Chen G, Ushida T et al. : Use of isolated Mature Osteoblasts in bundance Acts as Desired-Shaped Bone Regeneration in Combination with a Modified Poly-DL-Lactic-Co-Glycolic Acid (PLGA)-Collagen Sponge. *J Cell Physiol* 194: 45-53, 2002

10) Murata T, Ushida T, Mizuno S et al. : Proteoglycan synthesis by chondrocytes cultured under hydrostatic pressure and perfusion。 *Material Science & Engineering* C 6: 297-300, 1998

11) Mizuno S, Ushida T, Tateishi T et al. : Effects of physical stimulation on chondrogenesis in vitro. *Material Science & Engineering* C 6: 301-306, 1998

12) Mizuno S, Tateishi T, Ushida T et al. : Hydrostatic Fluid Pressure Enhances Matrix Synthesis and Accumulation by Bovine Chondrocytes in Three-dimensional Culture. *J Cell Physiol*, 193:319-327, 2002

13) Furukawa K, Ushida T, Sakai Y et al. : Formation of Human Fibroblast Aggregates (Spheroids) by Rotational Culture. *Cell Transplantation* 10: 441-445, 2001

14) Furukawa K, Ushida T, Kunii K et al. : Effects of hormone and growth factor on formation of fibroblast-aggregates for tissue-engineered skin. *Materials and Science & Engineering*: C 17 (1-2): 59-62, 2001

15) Furukawa K, Ushida T, Sakai Y et al. : Tissue-engineered skin using aggregates of normal human skin fibroblasts and biodegradable material. *J Artif Organs* 4 (4): 353-356, 2001

16) Furukawa K, Suenaga H, Toita K et al. : Rapid and Large-Scale Formation of Chondrocytes Aggregates by Rotational Culture. *Cell Transplantation* 12(5): 475-479, 2003

17) E. Leclerc, K. S. Furukawa., F. Miyata, Y. Sakai, T. Ushida , T. Fujii , Fabrication of microstructures in photsensitive biodegradable polymers for tissue engineering applications., *Biomaterials* 25 (19): 4683-4690 (2004)

18) Chen G, Sato T, Ohgushi H, Ushida T, Tateishi T, Tanaka , Culturing of skin fibroblasts in a thin PLGA-collagen hybrid mesh, J. , *Biomaterials* 26 (15), 2559-2566 (2005)

19) Kawanishi M, Oura A, Furukawa K, Fukubayashi T, Nakamura K, Tateishi T, Ushida T. , Redifferentiation of dedifferentiated bovine articular chondrocytes enhanced by cyclic hydrostatic pressure under a gas-controlled system, Tissue Eng. ;13(5):957-964 (2007)

20) KS Furukawa, K Imura, T Tateishi, T Ushida, Scaffold-free cartilage by rotational culture for tissue engineerin, Journal of Biotechnology, 133 : 134-145 (2008)

21) Toshihiro Nagai, Katsuko S. Furukawa, Masato Sato, Takashi Ushida, and Joji Mochida, Characteristics of a Scaffold-Free Articular Chondrocyte Plate Grown in Rotational Culture , Tissue Engineering Part A, 14(7) : 1183-1193 (2008)

22) Toshihiro Nagai, Masato Sato, Katsuko S. Furukawa, Toshiharu Kutsuna, Naoshi Ohta, Takashi Ushida, and Joji Mochida, Optimization of Allograft Implantation Using Scaffold-Free Chondrocyte Plates, Tissue Engineering Part A、14(7) : 1225-1235 (2008)

(牛田多加志)

# 第8章　材料の生体機能化

## 8.1　人工臓器材料の生物機能性付与

　人工臓器材料の生体機能性は生体と接触する材料表面で担われ、2つに分類される（図8.1）。1つは生体不活性化機能で、もう1つは生体活性化機能である。前者は、材料と生体との相互作用を弱め、生体に影響を与えないような材料表面修飾を行うもので、例としては、両親媒性高分子のポリエチレングリコールや双性イオン型の高分子（脂質を似せたホスファチジルコリン担持高分子など）を材料表面に担持させることがあげられる。これらの表面処理により、生体が人工材料（バイオマテリアル）を異物として認識しないようになることが知られている。

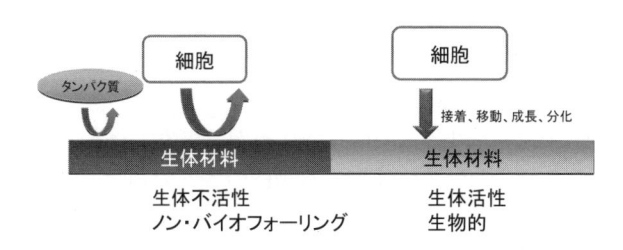

図8.1　生体機能性。生体不活性化と生体活性化。

　これに対し、後者は、積極的に材料と生体との相互作用を強めるもので、材料と生体との接着性を短期的に高めたり、細胞の増殖や分化などを制御することにより長期的に材料と生体との親和性を高めようとするもので、再生医療の考え方とともに急速に発展してきた。生体内で起こる細胞機能制御をバイオマテリアル上で起こすことが狙いとなる。
　一般に、細胞機能は、周囲の微小環境に大きく影響され、制御されている

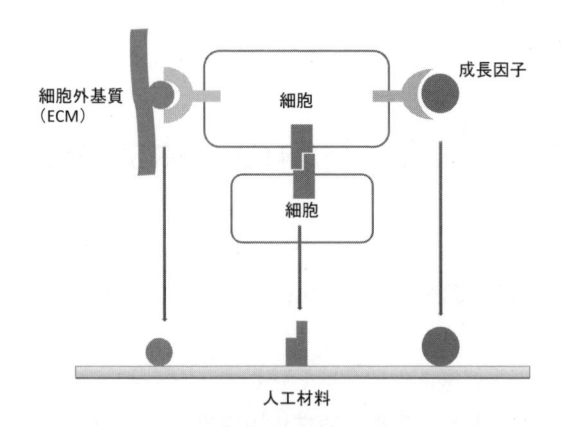

**図 8.2** 細胞機能を制御している細胞間相互作用、細胞外基質相互作用、および細胞成長因子相互作用を模倣した生体機能性材料が、相互作用を担う生体分子を材料上に固定化することにより設計されている。

ことが知られており、それら相互作用は、i) 細胞-細胞、ii) 細胞-細胞外基質、iii) 細胞-細胞成長因子（単に成長因子、あるいは増殖因子）に分類される。そこで、これらの相互作用を人工材料上で再現できるよう材料設計を行うことが検討されている（図8.2）。積極的な生体機能をもつバイオマテリアルの開発において、生体由来分子と人工材料とのハイブリッド化（複合化）は最も有効な方法の1つである。

 i) 細胞-細胞間相互作用として代表的なものにはカドヘリンを介した相互作用がある。カドヘリン分子は隣接する細胞の各々の細胞膜中に存在し、相補的に相互作用することが知られており、これにより細胞間接着が制御され、ひいては組織形成にも重要な働きを担っている。

 ii) 細胞外基質は、多細胞生物を構成する個々の細胞のベッドあるいは足場といえる。ヒトを含めた脊椎動物の主な細胞外基質の成分は、代表的なたん白質であるコラーゲンのほかにプロテオグリカン、フィブロネクチンやラミニンといった糖たん白質（一部は細胞接着分子）である。なかでもコラーゲンは生体の全たん白質の30%近くを占めている。細胞側には、細胞外基質との相互作用を担うインテグリンと呼ばれる受容体たん白質があり、細胞外基質の種類により受容体サブユニットの組合せが異なることが知られてい

る。細胞内で細胞骨格系たん白質と結び付き、短期的には細胞接着に影響し、接着を介して長期の細胞機能制御と関係する。細胞外基質たん白質を固定化した人工材料は人工臓器材料研究の始まった当初から連綿と研究されている。

　iii) 細胞成長因子は細胞によって作られ、血清（血液が凝固したときに上澄みにできる淡黄色の液体成分）中に存在し、ピコ（$10^{-12}$）～ナノ（$10^{-9}$）グラムというごく微量で細胞に作用する。一方、細胞膜の表面には各々に固有の受容体が存在し、細胞成長因子はこの受容体を介して細胞と相互作用する。受容体は細胞膜を貫通するようにして存在しており、細胞成長因子が受容体に結合すると細胞内部にその情報が伝達される。最終的には細胞の核内に情報が伝わり、遺伝子の発現が調節され、種々のたん白質が合成される。このような一連の情報の流れによって、増殖や分化など様々な細胞機能が制御される。細胞成長因子によって刺激される生理活性を通じて細胞の機能が制御され、さらに組織の形成や再生が行われる。したがって、細胞成長因子を利用し、組織の再生能力や修復能力を高めることは、けがや様々な病気の治療につながる。

## 8.2　細胞成長因子の固定化

　体内埋め込み型の人工臓器として、これまで最大の成功を収めた人工関節を構成する金属、セラミック、プラスチックなどのコンポーネント（部品）と骨組織との界面の結合強度を増大させることは長年にわたる課題であった。しかし、人工材料を用いて種々の人工臓器が開発される中で、細胞成長因子のような機能を付与したものはこれまでなかった。もし、人工材料の表面に骨芽細胞成長因子を固定化することができれば、人工関節を体内に埋入後、人工材料表面に付着した患者自身の骨芽細胞を活性化すると考えられる。その結果、骨形成を積極的に行うことが可能になり、骨組織との結合状態を格段に改善できると期待できる。

　1990年代に入って、基材の表面に固定化した細胞成長因子は溶解状態の細胞成長因子とは異なり、長期間にわたりその機能を保持できることが発見さ

れた。以下ではまず、細胞成長因子の固定化の歴史や概念について述べる。次に、細胞成長因子の作用機構、固定化細胞成長因子と細胞との相互作用と効果について触れる。最後に、細胞成長因子の固定化方法、およびバイオマテリアルへの応用について述べる。

　細胞成長因子は、その様々な機能が解明されるとともに、応用としては、細胞培養に必須の血清（細胞の接着、増殖を促進する因子などを含む）を代替できるようになり、血清を使用しない培養方法（無血清培養）が成長因子を利用して開発されるようになった。無血清培養では、血清中の成分の影響を考慮しなくてよいので、細胞成長因子や分化促進因子などの作用機構を調べる研究において特に適している。さらに、細胞成長因子を積極的に利用すれば、細胞の接着だけでなく、成長や分化のような高次な細胞機能もバイオマテリアルで制御することができれば、可能性は大きく広がる。

　しかし、1980年代後半までは細胞成長因子の細胞への作用に関して、溶解状態での作用機構しか知られていなかった。果たして細胞成長因子を固定化することで細胞の成長を促進することが可能であろうか。そこで、無血清培養の添加因子として使われるインシュリン（分子量約5800のたん白質であり、細胞の増殖を促進する）を培養材料の表面に固定化し、血清を加えずに細胞を培養したところ、細胞の成長が促進された。これを機に固定化した細胞成長因子の研究が始まった。

## 8.3　固定化細胞成長因子の効果

　図8.3には固定化した細胞成長因子が細胞に及ぼすと考えられる効果について具体的に示す。細胞成長因子は固定化されることによりその局所濃度を増す（図8.3A）とともに、多価リガンドにより細胞受容体たん白質との相互作用が促進され（図8.3B）、多価になることで複合体が安定化される（図8.3C）。固定化状態に特徴的な細胞-基材界面相互作用が生じる（図8.3D）。これらが複合して固定化成長因子としての効果が現れるものと考えられる。

　細胞成長因子固定化材料-細胞間の多価相互作用では、固定化により形成された細胞成長因子-受容体複合体の拡散が細胞膜中で制限されるため、複合体

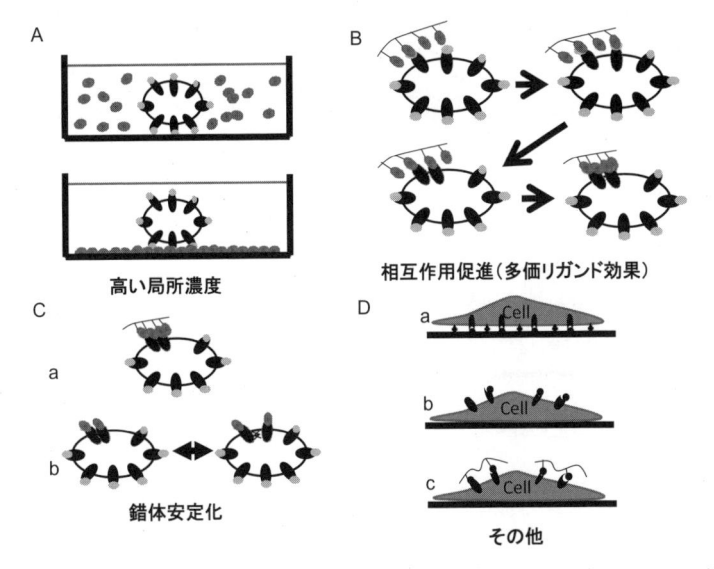

**図 8.3** 細胞成長因子の固定化の効果。(A) 局所濃度の増加、(B) 多価リガンド効果、(C) 細胞成長因子-受容体複合体の安定化、(D) 固定化状態に特有の細胞-材料界面相互作用

の凝集体が安定化され、細胞への刺激が持続されていることも考えられる。さらに、通常の溶解状態の細胞成長因子は、受容体と複合体を形成した後、一定時間のうちに、細胞成長因子-受容体の複合体が分解される（内在化という）。

ところが、固定化状態の細胞成長因子では、複合体が凝集・安定化されて内在化が抑制され、より長期にわたって活性が持続し、細胞に刺激を送り続けることになる（図 8.4）。実際に、固定化細胞成長因子と相互作用する受容体のリン酸化（酵素によりアミノ酸残基にリン酸基を付加すること、たん白質の機能が変化する）や情報伝達に関係するたん白質との活性化が、溶解状態と比較して長期間にわたることも多くの研究者が報告している。そして、図 8.3 や図 8.4 で説明される機構により、固定化成長因子は溶解状態より、より少ない量でより高い効果をもつことも多くの研究者により認められるようになってきている（図 8.5）。

図 8.4 に示すような長期間にわたる細胞情報伝達系の活性化は、細胞によ

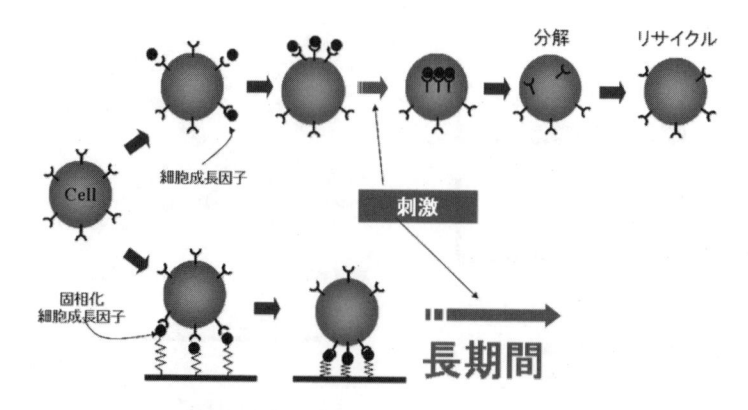

図 8.4　溶解状態（上の経路）と固定化状態（下の経路）における細胞成長因子の作用の違い。

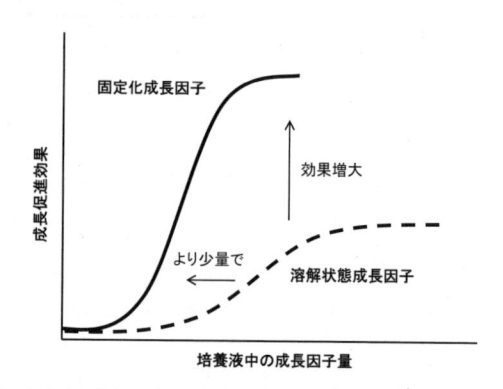

図 8.5　溶解状態と固定化状態の成長因子の細胞成長に与える効果

っては量的な変化だけではなく、質的な変化をも引き起こす場合があることからも証明されている。たとえば、ラット副腎髄質褐色細胞腫 PC12 細胞は、上皮細胞増殖因子（EGF）により増殖、神経成長因子（NGF）により神経様細胞へ分化することが知られている。そのため、この細胞の NGF 誘導の神経軸索の伸長は、神経細胞の分化モデルとして広く用いられている。

　PC12 細胞への EGF と NGF の効果の相違は、EGF は一時的な情報伝達系たん白質の活性化、NGF が長期的な活性化によるものと考えられている。そこで、EGF を固定化した表面で PC12 細胞を培養したところ、細胞の分化が観

察された。この結果は、EGF が固相化によって NGF のように長期間にわたり刺激を細胞に伝達できるようになり、溶解状態と異なる作用をもつようになったことを示している。

## 8.4 細胞成長因子の固定化方法

細胞成長因子はたん白質（有機高分子）で様々な官能基をもつため、有機材料への固定化は非常に容易で様々な方法がとられている。しかし、無機・金属材料へ固定化するためには、表面の有機化学処理あるいは成長因子そのものを生物学的な方法を用いて改変することが必要となる（図 8.6）。前者はたん白質をそのまま固定化する方法で、化学修飾あるいは遺伝子(たん白質)工学で材料結合性たん白質を作る方法である。これまでは、主に有機材料への固定化が中心であったが、金属やセラミックスのような無機材料への固定化も行われるようになってきた。

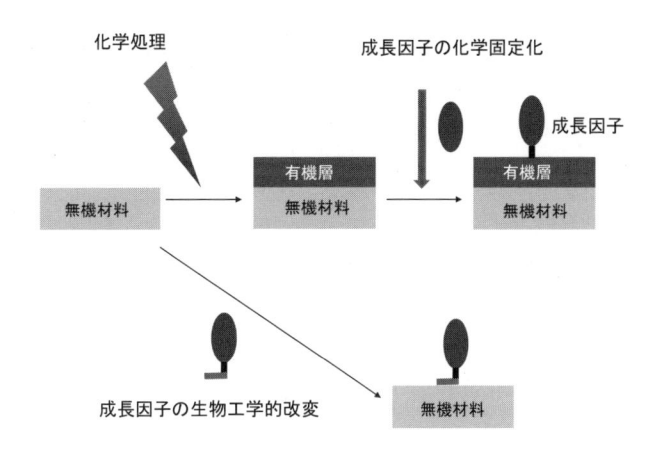

図 8.6 生体分子（成長因子）を無機材料に固定化するための方法論。無機材料を化学的に処理して有機化し、有機表面と同様に化学的に固定化する方法（上）と遺伝子組換え、たん白質工学により、新たに無機・金属表面に結合性のたん白質を生み出し固定化する生物学的方法（下）。

### 8.4.1 化学的手法

　細胞成長因子のようなたん白質を有機材料へ固定化する方法は、これまで主にバイオリアクターで用いられる固定化酵素を調製する方法として発展してきた。最近では、プロテイン・チップ、マイクロアレイ技術としても様々な固定化方法が開発されている。前述のように、固定化細胞成長因子が細胞と相互作用する場合に特に重要となるのは、細胞内に取り込まれないことである。そのためには、共有結合や強い親和力で材料表面に固定化する必要がある。化学的手法を用いて固定化した細胞成長因子の効果は、これまでは主に生体外の培養実験で詳しく評価されてきたが、最近では生体内での効果も調べられるようになっている。現在までに金属やセラミックスへの固定化が報告されている固定化成長因子の例を表 8.1 に示す。

**表 8.1　固定化細胞成長因子と無機・金属材料の組合せ**

| 基　材 | 細胞成長因子 |
|---|---|
| ガラス | インシュリン |
| | 上皮細胞成長因子（Epidermal growth factor, EGF） |
| | 神経成長因子（Nerve growth factor, NGF） |
| | ニューロトロフィン |
| 架橋リン酸三カルシウム | 神経成長因子（Nerve growth factor, NGF） |
| チタン | 骨形成タンパク質（Bone morphogenetic protein, BMP） |
| | 形質転換成長因子（Transforming growth factor-β1, TGF-β1） |

　細胞成長因子を含めたん白質の固定化のためには、無機・金属材料上に有機層あるいは有機官能基が必要になる。これまで、一般的に有機層形成のために用いられてきた方法には、図 8.7 に示すようなものがある。
① 現在最も一般的に用いられる方法で、有機シランを無機基材表面の水酸基と反応させて有機化する。
② 金のような貴金属へチオール基をもつ有機化合物を反応させ、有機化する。
③ リン酸化合物で有機化。リン酸基が金属やセラミックスに結合性をもつことが知られており、リン酸化有機誘導体によって無機材料表面を有機化する。

第 8 章　材料の生体機能化

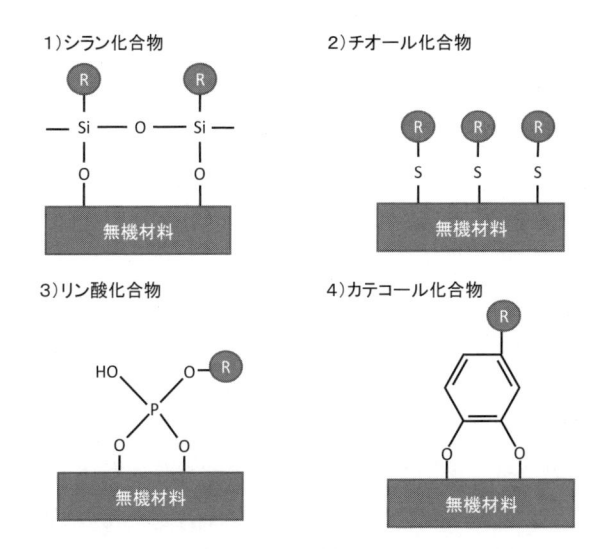

図 8.7　化学的固定化法の例。R は有機物を表す。1) シラン化合物、2) チオール化合物、3) リン酸化合物、4) カテコール化合物（ドーパミン処理）。

④　カテコール化合物処理で有機化する。フジツボやイガイなどの貝類は、海洋接着たん白質を分泌し、湿った環境や乱流の環境下でも岩やテトラポッド、船舶などの表面に付着することができる。このような海洋接着たん白質は、そのチロシン残基とリシン残基の間で起きる架橋反応により高分子化し、不溶化するため、水中での接着力が高められる。さらに、貝の足糸（そくし）の先端と基材との接触面付近に存在するたん白質中には、翻訳後修飾をうけたアミノ酸 3,4-ジヒドロキシフェニルアラニン（DOPA）が存在する。

　DOPA は優れた接着性をもち、材料表面と強力に相互作用するため、以前から、DOPA やその誘導体のドーパミンを用いた有機化が報告されていたが、2007 年に Messersmith らが、アルカリ水溶液でポリドーパミンが形成され、無機材料を含め様々な人工材料表面を有機化できることを明らかにして、多くの研究者が利用することになった。ポリドーパミンは様々な有機物と反応し、機能性の有機膜を生成することが可能で、たとえば、酸化条件下でカテコールはチオールやアミンとマイケル付加

やシッフ塩基反応によって反応可能である。新しい生体模倣による無機材料の有機表面処理法である。DOPAやドーパミン処理してから細胞成長因子を固定化した例が報告されている。

### 8.4.2 生物学的手法

翻ってたん白質側に修飾を加えて人工材料上に固定化することも行われている。一般にたん白質の化学修飾だけでは部位特異的な修飾は難しいが、組換えDNA技術を用いれば厳密に部位特異的にたん白質を修飾することができ、これによりたん白質分子の配向性を制御しながら固定化も可能になる。これまでに、コラーゲン、フィブリン、あるいはアパタイトのような生体組織たん白質に結合性をもつ融合たん白質の合成や、新たに人工基材固定化のための融合たん白質（人工的に2種類以上の異なるたん白質を結合させたもの）の合成が報告されている。材料結合性ペプチド配列は、天然に存在するたん白質から得られたり、進化分子工学の手法で見つけ出されて利用されている（図8.8）。

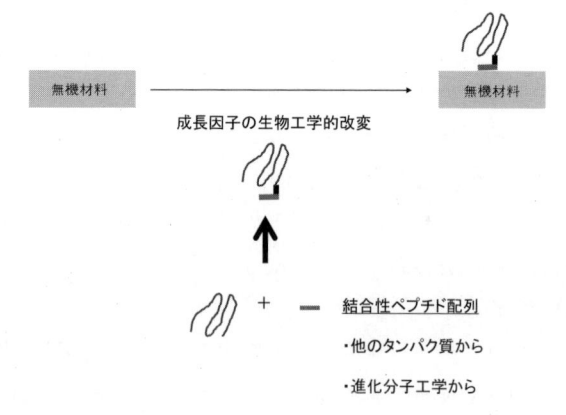

図8.8 融合たん白質の調製法。結合性ペプチド配列をほかの結合性たん白質から移植する場合と進化分子工学により見出してくる場合がある。

### (1) DNA組換え技術による結合性融合たん白質

フィブロネクチンのような接着たん白質には、そのアミノ酸配列内に、様々な生体分子への結合部位が含まれている。これらの結合部位を元来結合性の

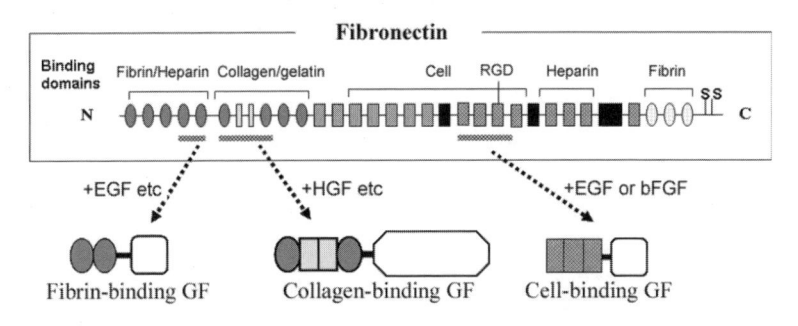

図 8.9 フィブロネクチンの各種結合領域（フィブリン、ヘパリン、コラーゲン、細胞、RGD など）の細胞成長因子（上皮細胞成長因子（EGF）、肝細胞成長因子（HGF）、塩基性繊維芽細胞成長因子（bFGF））への移植（融合）例。

ない細胞成長因子に融合させ、結合性成長因子が合成されている。図 8.9 には、これまでに合成されてきた例を示す。しかし、通常のコードアミノ酸（セントラル・ドグマの DNA→RNA→たん白質の過程でコードされているアミノ酸 20 種）だけで人工物へ結合性をもつたん白質はなく、無機・金属材料へ結合する成長因子を、生体由来のペプチド配列移植によって合成した例はない。そこで次項のように進化分子工学でその配列を見出すことが行われている。

**(2) 進化分子工学的手法による基材結合性細胞成長因子の創出**

既存のたん白質の結合性領域を別のたん白質へ移植（融合）するだけでは、人工材料への結合性の付与は難しい。そのような中、2000 年前後から、進化分子工学特にファージディスプレイを用いて無機・金属材料に結合するペプチド配列の探索が多く報告されるようになってきた。

進化分子工学は、バイオテクノロジーの実験手法を巧みに組み合わせることによって、「突然変異→淘汰→増幅」というダーウィン進化の概念を試験管内での分子進化実験系として作り出す方法である（図 8.10）。現在では、さらにファージディスプレイ法（大腸菌に感染するウイルスを利用した機能分子の選別法）だけでは不可能であった非コードアミノ酸（セントラル・ドグマでコードされず翻訳後修飾で生まれるアミノ酸）も含んだランダム配列ペプチドから、基材結合性たん白質を選別することを可能とする進化分子工学の

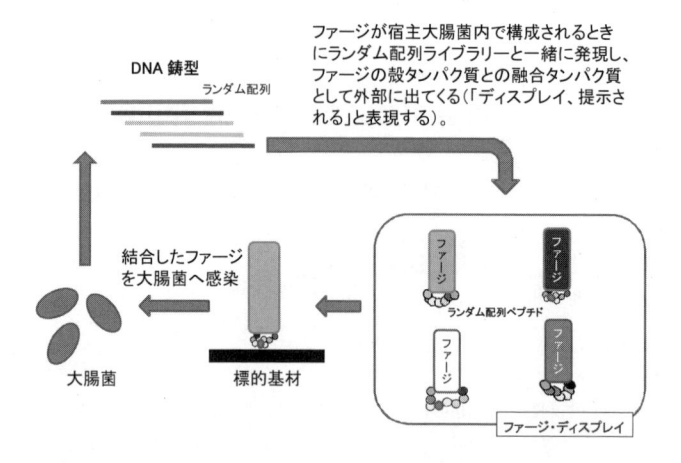

図 8.10　進化分子工学的手法による基材結合性細胞成長因子の選別法。ランダム配列の DNA を調製し、ファージに取り込ませ、表面に取り込んだ DNA にコードされたペプチドを提示させ、その中から標的基材に結合するファージを選び出す。選んだファージは大腸菌に感染させ増やし、その DNA から再度ファージを調製し、結合性により選別する。この操作を繰り返すことにより、より強く標的基材に結合するファージを選び、その DNA 配列を決定すれば、標的材料に結合するペプチド配列が得られる。

手法（リボソームディスプレイ、mRNA ディスプレイなど）が開発されて応用されようとしている。

### (3) 非コード・アミノ酸を含むペプチド配列の細胞成長因子への移植

一方、前述のように DOPA 含有たん白質を含め、天然にはセントラル・ドグマでコードされないアミノ酸を含むたん白質が無機物質に結合性をもつ場合がある。しかし、この場合、組換え DNA 技術だけでは合成が困難である。そのような場合、一方のペプチド配列は有機化学的に固相法で調製しておき、生物生産したたん白質と酵素法で融合することが行われている（図 8.11）。

これまでに、このような方法で合成されている細胞成長因子として、唾液中に含まれるアパタイト結合性のスタセリンと呼ばれるたん白質の結合活性部位を骨形成たん白質（BMP）へ酵素法で導入する例が報告されている。このほかに、まだ報告例はないものの tRNA に非コードアミノ酸を担持させ、それを無細胞翻訳系に添加して試験管内で調製することも将来は報告される

第8章　材料の生体機能化

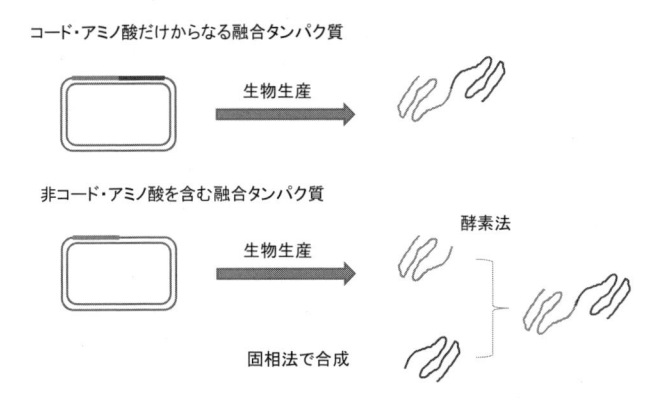

**図 8.11** コードアミノ酸だけからなる融合たん白質合成と非コードアミノ酸を含む融合たん白質合成。後者では、生物でいっきに合成することが不可能であるため、コードアミノ酸だけからなるたん白質（ポリペプチド）を生物で生産し、非コードアミノ酸を含むポリペプチドを酵素法で結合させる。

ようになると思われる。

## 8.5　まとめ

　本章では、まず細胞成長因子について簡単に触れた後、人工材料の表面に固定化することによって期待される効果について述べた。次に、細胞成長因子が材料に固定化されたときに生じる効果として、溶解状態での濃度よりも低い濃度で作用すること、多価リガンド効果により細胞-材料相互作用が促進されること、細胞成長因子-受容体複合体が安定化されることなどについて述べた。細胞への作用が溶解状態に比べて長期間持続し、その結果、ダウンレギュレーションが抑制される例を示した。さらに、固定化細胞成長因子のコンセプトをバイオマテリアルに応用する上で、固定化方法について検討することは極めて重要である。細胞成長因子の固定化法として、化学的手法と生物学的手法を紹介した。

　従来主として行われてきた化学的手法に加えて、バイオテクノロジーを用いた生物学的な細胞成長因子の改変も行われるようになってきた。生物学的な手法も、天然に存在している結合性ペプチド配列だけでなく新しく進化分

子工学で人工的に探し出して細胞成長因子へ移植することが行われるようになってきており、今後バイオテクノロジーの進展により、さらに新しい展開が期待できる状況にある。

## 参考文献

1) 日本バイオマテリアル学会監修：バイオマテリアルの基礎, 日本医学館 (2010)
2) 宍戸昌彦・大槻高史：生物有機化学, 裳華房 (2008)
3) 赤池敏宏, 浅島誠, 関口清俊, 田畑泰彦, 仲野徹編著：再生医療の基礎シリーズ―生医学と工学の接点―, 全5巻, コロナ社 (2006)
4) P. Ducheyne, K. E. Healy, D. W. Hutmacher, D. W. Grainger, C. J. Kirkpatrick ed: "Comprehensive Biomaterials", Elsevier 2011
5) D. Puleo and R. Bizios, ed.: "Biological Interactions on Materials Surfaces: Understanding and Controlling Protein, Cell and Tissue Responses", Springer 2009
6) G. Khang ed: "Handbook of Intelligent Scaffolds for Tissue Engineering and Regenerative Medicine", Pan Stanford Publishing 2012

（伊藤嘉浩、川添直輝）

# 第 9 章 人工関節の新潤滑理論

## 9.1 はじめに

　歩行や階段昇降などの日常活動時の股関節や膝関節では、体重の数倍の荷重が作用するが、健常関節では、生涯にわたり低摩擦・低摩耗を維持することができる。しかし、加齢による代謝能力の低下や過負荷の累積により、軟骨の摩耗や変性が進行し、変形性関節症の症状が進行すると、歩行などが困難となり疼痛が強くなる。このような変形性関節症や関節リウマチの患者の方への臨床手術治療として、人工関節置換術が適用されている。たとえば、人工股関節だけでも世界中では年間100万例以上の手術が実施され、運動機能の回復と疼痛の除去が可能となり、寝たきりだった患者の方が自力で歩行可能となるような恩恵が得られている。

　しかしながら、10〜20年使用後に、特に摩擦面材料の超高分子量ポリエチレンの摩耗粉に対するマクロファージの異物応答に起因して骨融解(骨吸収)が生じ、その結果として人工関節が固定されていた骨部界面で緩み(loosening)を生じる[1]症例が増えており、再置換手術が必要となるため重大な問題となっている。したがって、摩耗量の低減と摩耗粉異物応答の抑制が必要とされている。また、人工関節摩擦面における摩擦力の増大は緩みを促進するため、摩擦面における摩擦低減も必要とされている。

　摩耗量低減と摩擦低減のためには摩擦材料自体の耐摩耗特性の改善[2]が有効となるが、潤滑状態の改善も必須の条件となる。人工関節は、体液や2次関節液（手術後に滑膜組織が修復した後で関節部に供給される関節液）で潤滑されることになるため、水溶液系環境における水和潤滑[3-5]の積極的導入が潤滑状態の改善に直結することが期待される。実際の摩擦面では、吸着膜潤滑と水和潤滑の相互関係の理解が必要とされる。本章では、次世代人工関

節として期待されている人工軟骨に着目し、人工軟骨の設計において規範となる生体関節軟骨の役割を紹介するとともに、人工軟骨を有する人工関節における水和潤滑や吸着膜の重要性[6]を述べる。

## 9.2 生体関節における潤滑モードと水和潤滑

### 9.2.1 生体関節における潤滑モード

上述したように、生体関節、特に、下肢関節では、日常の運動では体重の数倍の荷重を受け、その面圧は1～5MPa程度に達する。このような比較的高荷重下で低速の往復運動を行うため、くさび膜作用に基づき潤滑液部で動圧が発生し関節面を浮上させる流体潤滑は困難であると思われた。ところが、生体関節は、摩擦係数 0.003～0.02 程度の低摩擦と 70～80 年以上の長期耐久性（低摩耗）を示しており、その優れた潤滑機構については、多様な視点から研究がなされてきた。

一般の日常の活動は多様であるために、生体関節の潤滑モードは単一でないとの視点[7,8]から、「多モード適応潤滑[9-11]」という機構として解釈する必要がある。潤滑下の摩擦部の潤滑モードは、一般には、流体潤滑膜厚さと摩擦面表面粗さの大小関係により、流体潤滑、混合潤滑、境界潤滑と大別されるが、生物の関節では、これらの潤滑モード以外に、滲出潤滑や固液二相潤滑、水和潤滑などの多様な潤滑モードも有しており、作動条件の厳しさに応じて各種の潤滑モードが機能する機構を有していると考えられる。

たとえば、歩行条件下ではソフトEHL（Elastohydrodynamic Lubrication、弾性流体潤滑）（軟骨が軟質であるために、その弾性変形により接触面積が増大し面圧が低下するとともに、流体潤滑膜が厚めに形成される潤滑機構、軟骨隆起部の平坦化を生じるマイクロEHLを含む）による流体潤滑が主体とみなされている。

一方、長時間起立後の動作開始時の下肢関節では、軟骨表面間の直接接触が生じる混合潤滑・境界潤滑領域に相当する状態が生じると思われ、固液二相潤滑・滲出潤滑・水和潤滑や吸着膜・ゲル膜潤滑作用などが機能し、低摩擦・低摩耗を維持すると考えられている。軟骨表面を被覆する吸着膜は、リ

第9章 人工関節の新潤滑理論

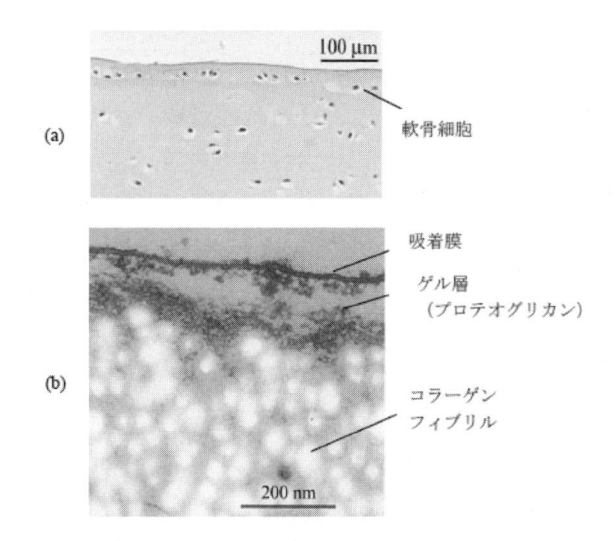

図9.1 関節軟骨の断面。(a) 表面部分の光顕像[12]、(b) 表層部の透過電顕像[13]

ン脂質やたん白質、糖たん白複合体、ヒアルロン酸などにより構成されており優れた（低摩擦・低摩耗の）境界潤滑機能を有している。

図9.1に軟骨表層と最表層の写真を示すが、軟骨組織では主成分のコラーゲン線維とプロテオグリカンから構成される細胞外マトリックス組織中に10μmサイズの軟骨細胞が分散的に存在[12]している。図9.1 (b) の透過電子顕微鏡像[13]では、表面に吸着膜、その下層にプロテオグリカンを主成分とするゲル状層があり、さらにその下層にはコラーゲン線維フィブリル（白い断面）が存在している。軟骨細胞が存在するのはさらに下層の部位になる。このような構造の軟骨表層において、摩擦作用により吸着膜が離脱した場合には、その下層のプロテオグリカンゲル膜が低せん断と母材保護の役割[14]を果たすと期待されている。

このゲル層の最表層部の水和層は、ヌルヌル性を示すウナギなどの表皮から分泌される糖たん白質（ムチン）と類似の潤滑性を有しており、低摩擦を維持する水和潤滑機構に寄与すると考えられる。

なお、生体関節の滑らかな運動を可能としている非常に低い摩擦（日常の動作において、摩擦係数として0.003〜0.02程度）の実現のためには、①摩擦

面間における低せん断抵抗層の確保と、②摩擦面の変形に起因するヒステリシス損失の低減が必要となる。前者に関しては、摩擦面表面に水和層が存在すれば隣接する水分子層は低せん断層として低摩擦に寄与し、潤滑性の吸着膜も低摩擦に寄与する。後者については、軟骨組織の粘弾性特性や固液二相特性が関与するが、健常な軟骨組織では、たとえば、歩行時の立脚期に体重の数倍の荷重を受ける位相では、軟骨組織内の液体成分による流体圧力が負荷の多くを分担支持するために過大な変形を避けることが可能であり、持続的に負荷が作用する場合も徐々に変形が進行するために、ヒステリシス損失の増大を抑止できる。

軟骨の固液二相特性の維持にはコラーゲン線維の適宜な配置・配向と高保水性プロテオグリカンとの連係による負荷支持機構 [15] が重要な役割を果たす。その評価では、圧縮時の軟骨における局所ひずみの実測 [16] に基づく弾性率の深さ分布や、コラーゲン線維による強化機構、透過率における圧密効果を考慮する必要がある。

### 9.2.2 生体関節における水和潤滑

上述したように、吸着膜とプロテオグリカンゲル膜で構成される潤滑性表面層の存在は関節軟骨組織の重要な特色であり、さらに、水和潤滑の有効性が注目されている。表面ゲル水和層が、粘性膜潤滑を拡張するとの考え方は、笹田 [3,5] により提案されており、池内ら [17] は、軟骨極表層近傍におけるエバネッセント波の計測によりコラーゲン量を推算し、間欠摩擦試験において除荷静止時に水和が生じその後の摩擦が低減することを示した。エバネッセント波とは光が光導波路層と外層との界面で全反射するとき、その界面に発生する界面近傍だけに局在する電磁波のことである。

また、Forster ら [18] は、固液二相潤滑の視点から、混合潤滑・境界潤滑域における摩擦挙動に関して、軟骨最表層の摩耗と除荷時における液性成分による負荷支持能力の回復に伴う摩擦の低減を指摘している。

吸着膜形成と水和潤滑の相互作用（水和部に吸着膜が形成されるか、吸着膜が存在すると水和潤滑は機能しないのかなど）の解明に関して、生体関節軟骨（楕円体）／ガラス平板間の往復動摩擦試験（荷重：9.8N、滑り速度：

第9章 人工関節の新潤滑理論

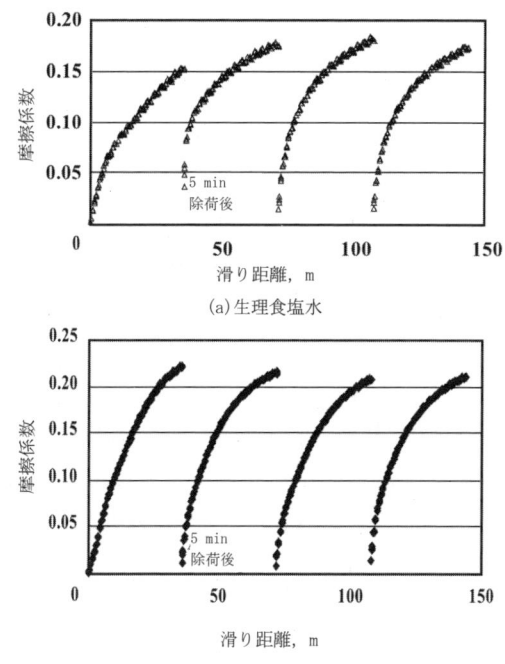

(a) 生理食塩水

(b) γグロブリン含有生理食塩水

図 9.2 関節軟骨：ガラスの摩擦挙動における除荷の影響 [6]

20 mm/s、ストローク：35 mm）による評価事例 [6] を紹介する。図 9.2 は、生理食塩水およびたん白成分のγグロブリンを添加した潤滑条件下で摩擦距離 36 m ごとに 5 分間除荷状態とし、その後再負荷し摩擦試験を繰り返した場合の摩擦の経時変化を示す。低粘度の本条件では、摩擦の繰返しにより摩擦が徐々に増大するが、5 分間の除荷を経た再試験直後には低摩擦を示す。その後、摩擦の繰返しにより摩擦が増大し、1 回目とほぼ同レベルの高摩擦状態に移行する。

このような除荷時の低摩擦への回復は固液二相潤滑や水和潤滑の効果とみなされる [17] が、潤滑液中たん白成分の有無にかかわらず同様な挙動を示す。この場合は、いずれも顕著な摩耗は観察されなかったが、たん白成分が存在する場合には除荷後の低摩擦のレベルが摩擦係数で 0.01 程度まで回復しており、水和作用と吸着膜形成の協調現象とみなされる。生体関節における水和

潤滑と吸着膜形成の相互関係を解明するには、軟骨表層吸着膜形成の詳細な観察を含む系統的な評価[19,20]が必要とされる。

## 9.3 現用型人工関節における水和潤滑

現用人工関節の摩擦面の一方に多用されている超高分子量ポリエチレン（UHMWPE、Ultra-high molecular weight polyethylene）は、顕著な疎水性を示すが、他のポリマーに比べると水溶液潤滑下で 0.05〜0.1 程度の低めの摩擦係数を示す。ただし、生体関節の 0.01 のレベルには及ばない。

石川ら[21]は、ポリエチレン骨頭にジメチルアクリルアミド（DMAA）モノマーをグラフト重合させ、表層に 10μm 厚さの親水性ゲル層を形成させ、ステンレス鋼製臼蓋と組み合わせた人工股関節の摩擦挙動を振子試験により評価した。その結果、ヒアルロン酸溶液潤滑下で未処理ポリエチレンが 0.085 程度の摩擦係数であったのに対して、DMAA 被覆ポリエチレンでは、0.01 レベルの低摩擦が得られた。この被覆材でも除荷なしで試験を繰り返すと摩擦が漸増したが、試験間に 3 分間の除荷を行うと低摩擦の維持が可能であり、水和潤滑の挙動が確認された。

一方、Moroら[22]は架橋処理 UHMWPE 製臼蓋表面にリン脂質ポリマー（MPC、2-methacryloyloxyethyl phosphorylcholine）をグラフト重合処理させた人工股関節の歩行模擬試験を行い、数千万サイクルにわたる低摩耗の実現を示している。MPC は、細胞膜と類似した構造を有しており、水和潤滑作用が有効に機能すれば低摩耗を維持し、摩耗粉として遊離した場合でも異物反応を起こさないため、長寿命化に寄与するものと期待されている。

## 9.4 人工軟骨における水和潤滑

ソフト EHL 効果を活かすために、摩擦面への軟質材の適用が検討されてきたが、ポリウレタンやハイドロゲルについて人工軟骨候補材料としての評価がなされた。当然であるが、ソフト EHL 効果を活かせれば流体膜形成が改善され、試作人工関節でも摩擦低減が認められた。しかるに、局所的接触発生

時の過酷さや始動時の高摩擦発生の影響を把握しておく必要がある。

### 9.4.1 人工軟骨におけるたん白成分の影響

たとえば、高含水性ポリビニルアルコール（PVA）ハイドロゲル（ヤング率：1.0MPa）製脛骨部とステンレス鋼製大腿部で構成される人工膝関節のヒアルロン酸（HA）溶液中における歩行シミュレータ試験において、たん白成分が共存すれば摩擦が顕著に低減すること（図9.3）[23)]が確かめられた。このように、摩擦面における液体膜の存在と吸着膜との協調作用により、高荷重下の立脚期においても摩擦係数0.01レベルの低摩擦が実現された。一方、セグメント化ポリウレタン（ヤング率：19.9MPa）では、薄膜潤滑状態でたん白が添加されることにより摩擦が増大しており、生体環境での使用には留意が必要と思われる。

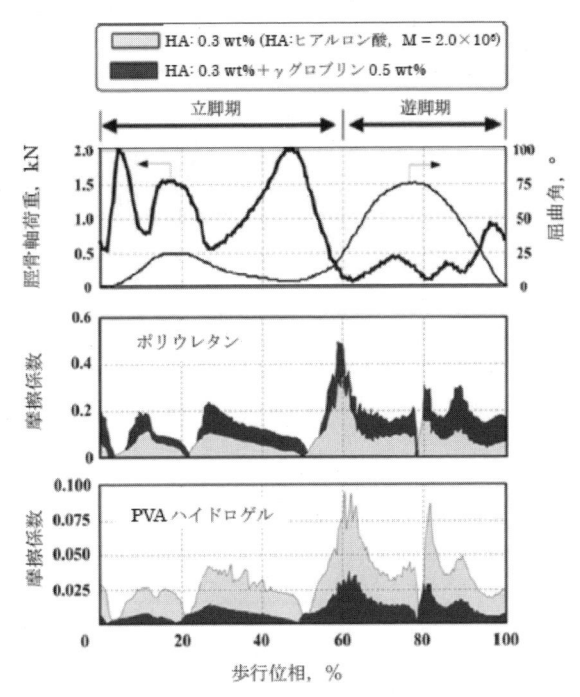

図 9.3 人工軟骨とステンレス鋼からなる円柱形人工膝関節の歩行時摩擦挙動における潤滑剤たん白成分の影響[23)]

このように二種の材料で摩擦挙動が異なったのは、サブミクロンレベルの薄膜と推算される流体潤滑膜厚が軟質のPVAハイドロゲルでは、ポリウレタンよりも3倍以上厚めになり、流体膜による潤滑作用が機能し、たん白成分の吸着膜が表面保護作用と低せん断作用を両立できたためと考えられる。一方、弾性率が高いポリウレタンでは、流体潤滑膜が薄すぎるために、たん白成分吸着分子間で相互干渉が生じ高摩擦を生じたものと推察される。

上述のように、歩行条件下のたん白成分共存状態のPVAハイドロゲルでは、低摩擦を実現できたが、たとえば、低面圧の状態でも一定荷重下の摩擦面などでは十分な流体膜が形成されなければ、高摩擦・高摩耗状態となる可能性があるため、対策が必要とされる。

### 9.4.2 始動摩擦に対する摩擦面材料の影響

液膜の存在や水和が影響すると考えられる例として、静負荷持続後の軟質

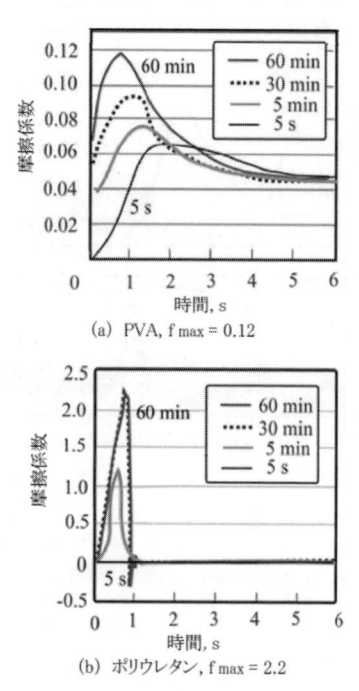

図9.4 人工軟骨：ステンレス鋼の初期摩擦挙動における荷重時間の影響
(a) PVA, $f_{max} = 0.12$
(b) ポリウレタン, $f_{max} = 2.2$

材における始動摩擦の調査例[24)]を示す。図 9.4 に示すように、負荷時間とともに始動時の摩擦が上昇するが、両材料とも摩擦のピークを発生した後には、定常な低摩擦状態に移行する。ピーク摩擦を比較すると、疎水性のポリウレタンに比べて、高含水性の PVA ハイドロゲルではかなりの低摩擦に留まっており、水和した表面が寄与していると考えられる。

　一方、ポリウレタンについても、水中やヒアルロン酸溶液中に浸積することにより、経時的に表面域で水和が生じ低摩擦に移行することが確認された（図 9.5）。また、摩擦（刺激）作用が水和を促進することも示唆される。水系環境下では、水和現象が重要な役割を演じるが、特に荷重の ON/OFF を伴う場合に効果が強まると考えられる。

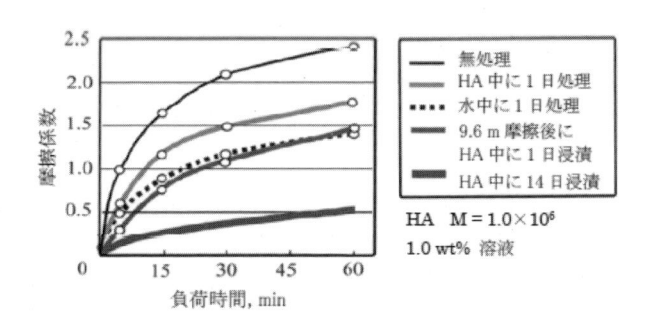

図 9.5 ポリウレタン：ステンレス鋼の初期摩擦挙動における荷重時間と浸漬条件の影響

### 9.4.3 ハイドロゲルの摩擦摩耗特性に及ぼす吸着膜形成の影響

　人工軟骨材料の PVA ハイドロゲル同士のヒアルロン酸溶液中における往復動摩耗試験において、摩耗グレード（試験片の摩耗過酷度を 5 段階評価し、上下試験片の和と定義）に対する関節液中の主要たん白成分であるアルブミンとγグロブリンの濃度の影響を調べた結果[25)]を図 9.6 に示す。単一たん白成分を添加した場合は濃度上昇とともに摩耗が単調に増大したが、2 種が共存し、特定の組成比と濃度をもつ場合には摩耗が低減することが発見された。たん白質総濃度をさらに増加させると摩耗が増加した。すなわち、2 種のたん白成分の相対濃度比と濃度を適切に選定すれば、摩耗が最小になる条件が

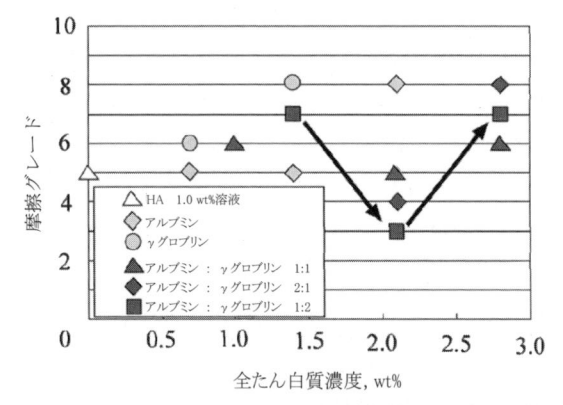

**図 9.6** PVA ハイドロゲル同士の往復動摩耗試験における摩耗特性 [25]

存在するということである。

　そこで、摩耗最小化の機構を解明するために、PVA ハイドロゲルの相手面をガラス平板に代えて、摩擦面に吸着したたん白質について原子間力顕微鏡で観察するとともに蛍光染色したたん白質を蛍光顕微鏡により観察した。吸着膜の観察からアルブミンの吸着力が弱く、γグロブリンの吸着力が強いことが確認された。さらに、2種のたん白質を蛍光染色により識別することにより表面吸着膜が層状構造を形成する場合に低摩耗状態が実現され、2種のたん白質が分離したヘテロな構造を形成した場合には高摩耗を生じること

(a) 0.7 wt% アルブミン　　　　(b) 1.4 wt% アルブミン
　　1.4 wt% γグロブリン　　　　　　1.4 wt% γグロブリン

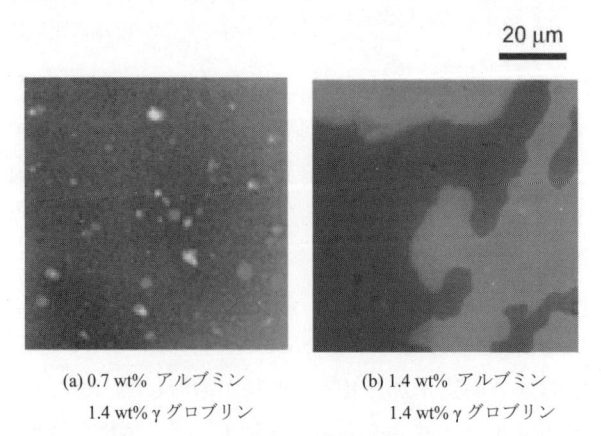

**図 9.7** 摩耗試験後の吸着たん白質膜の蛍光顕微鏡像。輝点はアルブミンを示す [26]

## 第9章 人工関節の新潤滑理論

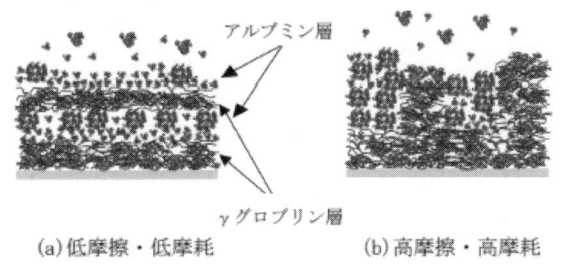

**図9.8** アルブミンおよびγグロブリン吸着タンパク膜のモデル [26]

(図9.7)が判明した [26]。

すなわち、母材側にγグロブリンが強固に吸着し母材を被覆し、その溶液側(上層側)に低せん断性のアルブミンの層状構造が存在することにより低摩擦・低摩耗を実現できるもの(図9.8) [26] と推測された。また、摩擦状態下の「その場」蛍光可視化観察装置の開発により、吸着膜の形成状態の実測 [27,28] が可能となり、PVA ハイドロゲルおよびガラス平板上への吸着膜の累積やはく離の発生が確認された。

たん白成分の吸着現象には、2次構造 [29] や分子量、電荷状態、たん白および摩擦面の親水・疎水性、溶液の pH など各種の因子が関与するので、総合的に評価する必要がある。これらの吸着膜と水和潤滑の相互作用に関連する事例 [29] を図9.9に示す。

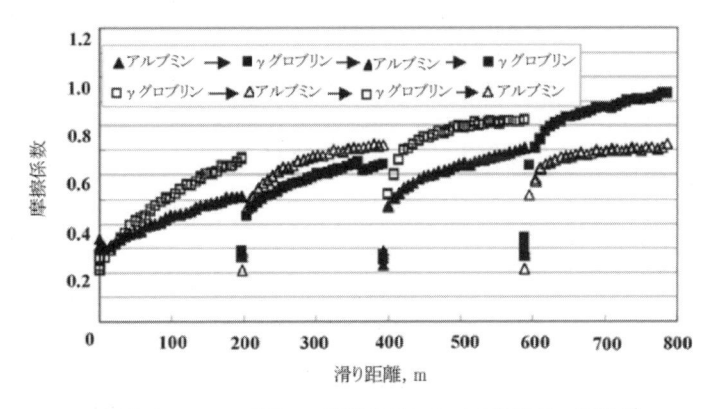

**図9.9** PVA：ガラスの摩擦挙動における潤滑剤の影響 [29]

この実験では層状吸着膜の形成をめざして、アルブミン（A）とγグロブリン（G）を交互に入れ替えて摩擦試験がなされた。なお、潤滑液交換時には除荷された。摩擦繰返しにより摩擦係数は漸増し、除荷により水和状態が回復し摩擦係数が低減するが再度漸増を続けた。しかるに、最初にγグロブリンで開始し、G→A→G→A と交換した摩擦距離 600 m 以降では前段階よりも摩擦が低下し、一方で、A→G→A→G の場合は摩擦がさらに増大した。このように、水和潤滑効果が共存する状態でも、上述の層状吸着膜形成の有無が摩擦・摩耗挙動に影響すると考えられる。

ハイドロゲル系人工軟骨では、この事例で示されるように、水和潤滑と吸着膜形成の協調作用が潤滑機能の維持を制御しており、摩擦面設計では留意する必要がある。特に、最近の人工軟骨候補材料として、強靭化したダブルネットワークゲル[30] や、3次元織物構造スカッフォールドとハイドロゲルから構成される再生軟骨共存型[31] など新たな取組みがなされており臨床応用の接近が予期されるが、いずれの場合も生体環境における潤滑機能を十分に発揮させる必要がある。そこでは、マクロ・マイクロ・ナノの多様な視点から生体関節軟骨の潤滑機構[15,19,20] を理解し、人工軟骨の設計・開発・評価に反映することにより、生体の巧みさを活かす可能性が拡大するものと期待される。

## 9.5 むすび

生体関節・人工関節ならびに人工軟骨における液膜・水和作用と吸着膜の重要性を示した。これらの摩擦面では、親水性材料表面の水和作用と吸着膜の協調的連携が必要と考えられる。なお、高含水性ハイドロゲルでは、固液二相体としての流体圧による負荷支持作用や低摩擦挙動の評価[32] も重要であり、各種特性を統合的に評価し、最適設計をめざす必要がある。

超高齢社会の進展に伴い人工関節置換術の適用もさらに増加することは確実で、その高機能化と長寿命化が要望されており、水和潤滑や固液二相潤滑の機能を積極的に導入することは、人工関節の長寿命化や人工軟骨の臨床応用に寄与するものと期待される。

## 参考文献

1) E. INGHAM & J. FISHER: Biomaterials, **26** (2005) 1271.
2) 村上輝夫:トライボロジスト, **45**, 2 (2000) 112.
3) 笹田　直:日本臨床バイオメカニクス学会誌, **21** (2000) 17.
4) 池内　健:トライボロジスト, **52**, 2 (2007) 568.
5) 笹田　直:トライボロジスト, **52**, 2 (2007) 573.
6) 村上輝夫:トライボロジスト, **52**, 2 (2007) 579.
7) D. DOWSON: Proc. IME, Pt 3J, **181** (1966-67) 45.
8) 笹田　直:潤滑, **23**, 2 (1978) 79.
9) T. MURAKAMI: JSME International Journal, Ser.III, **33**, 4 (1990) 465.
10) T. MURAKAMI, H. HIGAKI, Y. SAWAE, N. OHTSUKI, S. MORIYAMA & Y. NAKANISHI: Proc. I. Mech.E, Part H, **212** (1998) 23.
11) 村上輝夫ほか:生体工学概論, コロナ社, (2006).
12) 日本機械学会編:機械工学便覧デザイン編 β8 生体工学 (2007) 52.
13) H. HIGAKI, T. MURAKAMI, Y. NAKANISHI, H. MIURA, T. MAWATARI & Y. IWAMOTO: Proc. I. Mech.E, Part H, **212** (1988) 337.
14) T. MURAKAMI, Y. SAWAE, M. HORIMOTO & M. NODA: Lubrication at Frontier, Ed. D.Dowson et al., Elsevier, (1999) 737.
15) N. SAKAI, Y. HAGIWARA, T. FURUSAWA, N. HOSODA, Y. SAWAE & T. MURAKAMI: Tribology International, **45** (2012) 225.
16) T. MURAKAMI, N. SAKAI, Y. SAWAE, K. TANAKA & M. IHARA: JSME International Journal, Series C, **47** (2004) 1049.
17) M.H. NAKA, K. HATTORI & K. IKEUCHI: J. Biomechanics, **39**、12 (2006) 2164.
18) H. FORSTER & J. FISHER: Proc. I. Mech. E., Part H, **213**, (1999) 329.
19) T. MURAKAMI, Y. SAWAE, K. NAKASHIMA, S. YARIMITSU & T. SATO: Proc. IMechE., Part J: J. Engineering Tribology, **221** (2007) 237.
20) T. MURAKAMI, K. NAKASHIMA, S. YARIMITSU, Y. SAWAE & N. SAKAI: Proc. IMechE., Part J: J. Engineering Tribology, **225** (2011) 1174.
21) 石川泰成・笹田　直・池内　健:日本臨床バイオメカニクス学会誌, **20** (1999) 325.
22) T. MORO, Y. TAKATORI, K. ISHIHARA, T. KONNO, Y. TAKIGAWA, T. MATSUSHITA, U-I, CHUNG, K. AKAMURA & H. KAWAGUCHI: Nature Materials, **3**

(2004) 829.

23) T. MURAKAMI, Y. SAWAE, H. HIGAKI, N. OHTSUKI & S. MORIYAMA: Elastohydrodynamics '96:Fundamentals and applications in lubrication and traction、Elsevier Science, (1997) 371.

24) T. MURAKAMI, R. KINOSHITA, Y. SAWAE & K. NAKASHIMA: Abs. 4th World Congress of Biomechanics, CD-ROM (2001).

25) 中嶋和弘・村上輝夫・澤江義則：機論（C編）, **70**, 697 (2004) 2780.

26) K. NAKASHIMA, Y. SAWAE & T. MURAKAMI: JSME International Journal, **48**, 4 (2005) 555.

27) S. YARIMITSU, K. NAKASHIMA, Y. SAWAE & T. MURAKAMI: Tribology Online, **2** (2007) 114.

28) S. YARIMITSU, K. NAKASHIMA, Y. SAWAE & T. MURAKAMI: Tribology International, **42** (2009) 1615.

29) K. NAKASHIMA, Y. SAWAE & T. MURAKAMI: Tribology Letter, **26** (2007) 145.

30) K. YASUDA, J.P. GONG, Y. KATSUYAMA, A. NAKAYAMA, Y. TANABE, E. KONDO, M. UENO & Y. OSADA: Biomaterials, **26** (2005) 4468.

31) F.E. MOUTOS, L.E. FREED & F. GUILAK: Nature Materials, **6** (2007) 162.

32) G.A. ATESHIAN: J. Biomechanics, **42** (2009) 1163.

（村上輝夫）

# 第10章 ナノトキシコロジー雑感

―人工関節の摩耗粉毒性について―

## 10.1 研究の背景

　空中に飛散したアスベスト（石綿繊維）を長期間大量に吸入すると肺がんや中皮腫の誘因となることが指摘されている。また、ナノテクノロジーの主役を務めているフラーレンやカーボンナノチューブを扱っている研究室では注意を怠ると大量のナノ微粒子が空中を舞うことになり、それを吸い込むことによる人体への影響が心配されている。このような分野を総合的に扱う科学・技術をナノトキシコロジー（ナノ微粒子毒性学）と呼んで、生物・医学的、倫理的検討が行われている。

　私はナノテクの専門家でもないし、倫理に関しては再生医療などで倫理委員会の委員長をやってはいるが、ナノテク倫理というと全く専門外である。ここでお話しする内容は、私がかつてやっていた人工関節の摺動面に発生する微小な摩耗粉が毒性をもつということについてです。それを演繹すれば、ナノトキシコロジーの問題点が少しは浮かびあがってくるだろうという論法でいきたいと思う。

　私自身を、ちょっと自己紹介すると、もともと材料力学とか材料強度とかの問題を専門としていました。大学院時代は東大紛争の真最中で、研究に打ち込めるような状況ではとてもなかった。たまたまスイス政府の奨学生の試験に合格したので、結果的にチューリッヒ工科大学に逃避した格好になった。チューリッヒ工科大学（正確にはスイス連邦工科大学、チューリッヒ校、ETH）はアインシュタインをはじめとし幾多のノーベル賞受賞者を輩出した非常に優秀な大学であるが、バイオメカニクスというその当時の日本ではあまり聴

きなれない講義もやっていて、その影響を受けた私は日本に帰国してからバイオメカニクス（生体力学）に専門を替えたのです。

　1973（昭和48）年に、当時、井荻にあった通産省傘下の工業技術院の機械技術研究所に入り、バイオメカニクスの研究を始めました。それ以後、骨・関節のバイオメカニクスを中心にずっと研究してきたわけです。したがって、骨折をはじめとする生体力学については40年近い経験があり、世界的にも30数年以上のキャリアのあるバイオメカニストは珍しいでしょう。最終的には筑波大学名誉教授として退官されたスポーツ医学の宮永豊先生という方、当時は東大整形外科医局の講師で、今でもいろいろなアドバイスを頂いていますが、その方とずっと共同研究をやることになりました。

　しかし、工技院ですから、結局は趣味的、学問的なバイオメカニクスだけでは、なかなか研究を続けることが難しい。当時、非常に画期的だったと思いますが、工技院に「バイオニックス特別研究」という予算制度がありました。「バイオニックス」という言葉は現在ではもう死語になりかかっていますが、1960年代にNASAの研究者が考え出した概念的な造語です。要するに生物の機能を解明し、産業や軍需に役立てようという発想でした。

　当時流行しつつあったこの分野に工技院がいち早く目をつけ、先進的なバイオ関連の研究はすべて「バイオニックス特別研究」という予算制度で展開できるしくみになっていました。その制度の下では、割合基礎的な研究を許してくれたので、私としても骨・関節を構成する生体組織の様々な力学的特性を評価する実験をかなり集中的にやることができました。

　印象に残るのはヒトの組織だけではなく競走馬です。何十頭という、競走馬の骨折した骨を使って実験しました。ご承知のとおり、ああいった大動物は大規模な骨折をしたら必ず死にいたります。生かすことができないのです。微小亀裂骨折ぐらいなら骨折箇所を固定して生かすことができるのですが、大規模な骨折の場合は、即、競馬場で薬殺します。ご覧になったことがあるかもしれませんが、シートで見えないように覆いを掛けて屠殺してしまうわけです。

　1頭で何億円という競走馬がいますから、骨折の予知は非常に重要でした。その辺りの骨折の力学についてはかなり面白い話がありますが、今日はナノ

テク倫理ですから、そういった話はいたしません。

## 10.2 人工関節との出会い

　結局、「医療産業に関係した仕事をやれ」ということで、生体材料の研究開発にだんだん入っていくわけですが、1990年頃になると、高性能人工関節とか医用先進複合材料といったプロジェクトを立ち上げて、この頃は医用材料・機器の研究にかなり力を入れてやっていました。

　ご存じの方もいるかと思いますが、人工股関節については、1960年代に英国の医師チャンレーによるポリエチレンのソケットとステンレス鋼のボールヘッドの組合せ、要するにボールジョイントがものすごく成功しました。それまで、アクリル、テフロンなどいろいろな高分子材料を試してみましたが、耐摩耗性の点でことごとく失敗だったのです。

　それらのポリエチレン以外の高分子材料では特に摩耗量がすごいのです。テフロンのように低摩擦材料でも、いったん摩耗し始めると摩耗粉が非常に多く出ます。ポリエチレンは体温でちょうどゴム状態になります。高分子材料にはガラス転移温度というものがありますが、ポリエチレンの場合も、体温では、低温のガラス状態からゴム状態に移っているので、衝撃吸収性もあり、なおかつ耐摩耗性が高いけれど強度的にはまだ問題が残る。そこで、私も一生懸命、複合材料工学を用いた改良型の人工関節の設計・開発などをやってきたわけです。

　ところが、その後、日本が得意とするファインセラミックの分野で活躍していた京セラとか日本特殊陶業など、数多くの企業がありますが人工関節の分野に参入してきました。アルミナが全盛であった1970年代には、ステンレス鋼やCo-Cr（コバルト・クロム）合金に代表される金属製骨頭の代わりにアルミナのボールを使い始めました。その後、1980年代にはジルコニアという高靱性のセラミックも出てきました。そういったセラミックのボールヘッドの骨頭に対し、組合せとしてのソケット側は超高分子量のポリエチレンを使うわけです。

　最初の写真はかつて我々が開発した、当時最先端の人工股関節です（図

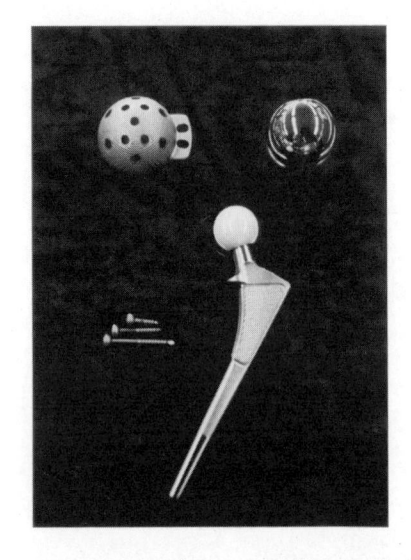

**図 10.1** 開発した新型人工股関節の構成部品

10.1)。金属のコンポーネントはチタン合金で、しかも表面層を窒化による一種のセラミック化を施したり、あるいは水酸アパタイトという骨のミネラル成分を合成して表面にコーティングすることにより、生体適合性が格段に上がるわけです。その当時は次から次へと新素材が登場しましたが、人工関節の寿命は高々10数年しかありませんでした。

考えてみれば今から40年ほど前、すなわち1960～1970年代から人工関節は非常に盛んに使われ始めました。だいたい60歳半ばぐらいになると、我々はみんな老化により関節軟骨がすり減り、関節がいびつになってくるわけですから、誰でも程度の差こそあれ若干の変形性関節症をもっています。その当時65歳で人工関節を入れたとしても、10年ちょっともてば、たいていの人は著しく運動量が低下する状態になるか、寿命がくるわけです。

ところが、平均寿命がどんどん延びて、現在は男性が80歳、女性が85歳ぐらいありますから「人工関節の寿命を延ばしてくれ」という要求が非常に強くなった。年を取ってからもう1度、手術するのは大変な負担になるわけです。

ただ、人工関節の寿命延長には非常に大きな障壁がありました。摩耗粉の毒性が注目されるようになってきたわけです。摩耗粉というのはいったい何か。ポリエチレンは柔らかいコンポーネントですから、ポリエチレンとステンレス鋼あるいは Co-Cr 合金のコンポーネントがこすれ合って、小さな粒子が出てくるわけです。「それが犯人では」ということで、我々はその辺りの事情解明を一生懸命、1990 年代にやりました。

## 10.3 研究体制の確立

当時、科学技術庁の金属材料技術研究所が中心になって VAMAS (Versailles Project on Advanced Materials and Standards：新材料及び標準に関するベルサイユプロジェクト）をやっていました。私もお手伝いして、生体材料のほうの責任者になっていました。その中でいろいろな生体材料評価試験をやろうということで、ラウンドロビンテストという、世界的に同一の材料を使っていろいろな試験をやりました。あまり経験のない摩耗粉毒性の試験もやるということで、同僚の牛田主任研究官（現在東大医学系研究科教授）と懸命に努力しました。

その後も、摩耗粉毒性を継続してやっていれば、確かにナノテク倫理について非常に詳しくなったかもしれないのですが、私自身はそういったネガティブな方向をめざさず「人工関節から摩耗粉が出るなら、細胞組織工学によって軟骨そのものを作ろう」という方向にいってしまいました。

私自身は機械技術研究所でバイオメカニクスの研究と平行して、人工関節や人工骨の研究をやりまして、その成果を基盤として工技院に新しく融合研（産業技術融合領域研究所）を創ったわけです。融合研には田中一宣先生という非常に優秀な電子デバイスの研究者がおり、小野修一郎先生も化学の分野を代表して融合研を立ち上げた 1 人でした。それに私はバイオのほうで参加し研究者のパラダイスの構築を夢見たわけです。結局、この融合研時代に細胞組織工学という方向に進んでいきました。

私は産総研が生まれる少し前に牛田主任研究員とともに東大に移って、東大工学部に再生医工学研究室を立ち上げました。産総研が発足したときは、

私はティッシュエンジニアリングセンター長も兼任していました。奈良医大から整形外科医の大串始先生にきていただき、尼崎にティッシュエンジニアリングセンターを創設しました。あちらは今でもセルプロセッシングセンター（CPC）をもっていて、非常に活発に臨床研究をやっています。その後私は、東大工学部を定年退職してから物質・材料研究機構にお世話になり、生体材料センター長を務めました。

## 10.4 人工関節と摩耗粉

では、過去帳の話はこれぐらいにして、摩耗粉はどうしてできるかという辺りのお話をしたいと思います。今から十数年前のバブル経済で日本が沸騰していたとき、今では時効ですから実名を挙げてしまいますが、ヤンマーディーゼル（株）が21世紀の新しい産業振興ということで、社を挙げて医療産業に踏み込むという決断をしたわけです。

将来確実にくる高齢化社会を見定めて、人工関節をやろうということになりました。筑波大学と我々、すなわち当時の機械技術研究所とが軸になり、それに医学的評価のため埼玉医科大学、神戸大学など大学病院が4つぐらい参加して、図10.1に示すような人工関節を作ったわけです。当時は「日本人の体格に合った人工関節を作ろう」というより、アジアンヒップを作ろうという意図がありました。

それまでは欧米の、比較的小柄な体格用に作った人工関節を輸入して使っていたわけですが、体格だけでなく骨格の形などが違うわけです。新型の人工関節作製に際しては、臨床のX線写真データから形状を数値化して取り込みデータベース化して、それをもとに標準型あるいは個人仕様の人工関節をCAD/CAMで作りました。ですから、その意味では当時としては非常に近代的な設計プロセスを経ているわけです。

ここに示す人工関節の骨頭は、アルミナではなくジルコニアセラミックス製のボールです。金属ステム（柄）の上端部分を大腿骨頭（ボール）の中に空けたテーパー孔に押し込んで固定するわけですが、このステムの部分はチタン合金（Ti-6Al-4V）を使用しています。

## 第10章 ナノトキシコロジー雑感

　ご承知のとおり、生体材料として現在は初めから生体用に設計されたものがあるのですが、当時はほとんどありませんでしたから、既存の材料の中で比較的生体適合性、生体内耐久性がよく、毒性がないものを使いました。SUS316L というステンレス鋼も本来は耐食性が極めてよい構造用材料でありますが、生体内の厳しい環境に耐え得るということで医用材料として頻繁に使われています。ここでステムの部分に採用した Ti-6Al-4V というチタン合金も、本来、航空機などによく使われる、非常に耐久性が高く、耐熱性のよい軽量金属ですが、現在では生体用に極めて多く使われています。

　皆さんはチタンの人工歯根をご存じだと思いますが、チタンそのものはやはり多少毒性があります。ただ、チタンは非常に酸素活性が高く、表面に不動態を作りやすい、すなわちチタン酸化物ができるので、それでイオンの溶出を防いでいるわけです。ただ、それだけでは不十分ということで、この人工関節のステムの部分が黄色に見えるのは窒素をイオン注入する、あるいはガス窒化といって、ある程度、高熱の窒素ガスを作用させて化学反応を起こさせて表面を黄色のチタン窒化物にして耐摩耗性、耐食性、生体適合性をより一層改善しているからです。

　さらにいえば、骨と最も強く接触するステム部分はデコボコしていますが、金属表面に凹凸を付けてその上からアパタイトコーティングすることによって骨との機械的結合性をも改善しています。この部分で体重や衝撃的な荷重を支持することになるので、そのような努力をするわけです。

　ヒトの大腿骨の骨頭は本来、比較的真球度が高い球形ですが、これが加齢とともにゆがんで、いびつな形状になってしまい、こすり合う面（摺動面）が非常にぎくしゃくして、痛くて歩けない状態になる。そこで根治的な療法として、いびつな部分を切除して人工股関節を挿入することにより理想的な球関節を人工的に創成し、スムーズな摺動を実現させるわけです。

　今でもかなり多くの人工関節手術では、ステムの金属面あるいはソケットカバーの金属面と骨の界面に骨セメント（ポリメチルメタクリレート）という樹脂を使います。ポリメチルメタクリレートは特に接着性が優れているわけではないのですが、実はステムの軸にも凹凸があり、接触する骨面も海綿骨でデコボコなので、そこに樹脂を入れて中で重合させ固化させます。した

がって、重合熱が出て細胞にとって非常に危険な状態になります。あるいは固化した骨セメントから重合しきれなかった低分子量のポリマーが溶出して血中に出てくることもあります。新聞にもよく人工関節置換術中に「血栓ができた」というニュースが出ていますが、そういった骨セメント由来の事故もまれにあります。

　しかし、最も新しい固定法は、先ほど申しあげたように金属の表面を処理して細胞適合性を改善し、骨を積極的に誘導する方法です。これはセメントレスあるいは、ノンセメントの固定法と呼ばれています。

　もう1つの問題はボールとステムの金属結合部分です。ここはテーパー勘合という比較的固定性がしっかりした結合部ですから、ここが動くことはないのですが、実はマイクロモーションという小さな動きがあって、金属の超微粉がここから出てくるというデータもあります。ステムと骨が強固に結合していてもマイクロモーションにより金属の超微粉が生ずる場合もあります。

　それから、もう1つは関節に掛かる力が問題です。股関節に体重の何倍ぐらいの力がかかるのでしょうか？　私が今、静かに立っていても、体重の3倍ぐらいの力がかかっています。我々の体というものは非常に不安定で、垂直力の他にモーメントが複雑に作用するので、いろいろな筋力を使って中立の位置に体を支えています。そのために関節には種々のテコの作用原理が働き、結局、関節にかかる合力は、静かに立っていても体重の3倍ぐらいになってしまいます。静かに2本足で立っていれば体重の2分の1ですむはずではないかと思うのですが、3倍ぐらいかかります。そして、歩けば、静かに歩いても4倍以上、それから走ったりすると体重の5倍ぐらいの力がかかると報告されています。

　体重の5倍ぐらいの力が股関節にかかって、しかも非常に大きな摺動面をもっています。通常1日1万歩といわれていますが、今の人はそんなに歩かないので、5000歩ぐらいでしょうか。ちょっとスポーツの好きな人はあっという間に1万歩以上歩くわけです。それが1年間に少なくとも300日歩くとして、10年で人工関節を3000万回動かします。すると、大量の摩耗粉というものが出てくるわけです。人工関節は通常の摩耗試験をしてもほとんど摩

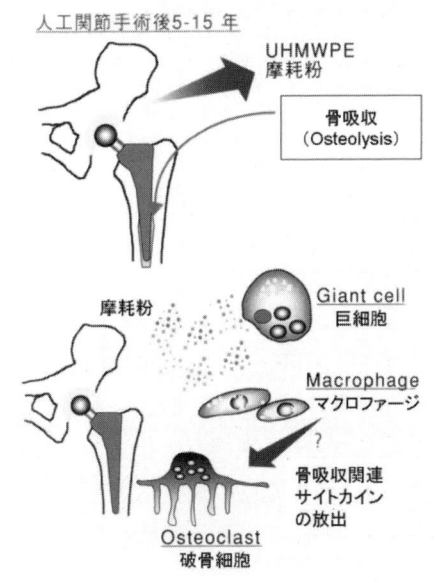

## 第10章 ナノトキシコロジー雑感

図10.2 人工関節摩耗粉による骨吸収の概念図

耗粉が出ないくらい、極めてよい潤滑性能をもっているのですが、いずれにしてもそれだけの歩行距離、走行距離がありますから、摩耗粉が出てくるわけです。

この摺動部のポリエチレン摩耗粉、あるいは先ほど述べたマイクロモーションによって生じる金属表面の若干の摩耗粉が考えられますが、大部分はポリエチレンの摩耗粉です。それが、デバイスと骨との境界の小さなすきまにたまっていくわけです（図10.2）。

なぜたまるかというと、この絵には描いてないのですが、関節包という袋が関節の周囲を囲っていて、摩耗粉は体の隅々まで飛び散ることはなく、関節の周辺に局在してしまう。そのため、コンポーネントと骨のすきま部分に摩耗粉が入ってくるのだろうと予想されるわけです。今から20数年ぐらい前に、そのようなモデルがしきりにいわれましたが、実際に臨床的な知見として「骨が吸収されてすきまができてしまうと、そこに摩耗粉が発見された」という報告がずいぶんありました。

我々は摩耗粉による骨吸収を in vitro（実験室的）で確認したいと考え、実

験を始めたわけです。それはVAMASの予算と組織を使って行われました。VAMASではいろいろな試験をやりました。生体材料と細胞の接着性とか接触毒性といった試験もやりましたが、やはり最後の摩耗粉が一番インパクトの強いラウンドロビンテストになったと思います。

そのときの予想としては、当然これは異物、しかも小さな異物ですから、細胞が貪食できるサイズの異物が集積しているということで、マクロファージとか巨細胞がそれを貪食するだろう。しかし、貪食して、その後、何が起こるかということがわからない。今でも完璧にわかったわけではないのですが、あとで若干、そのスペキュレーションを裏付けるデータが出てきます。

最終的には人工関節の緩み（loosening）が起きます。結局、人工関節を抜去せざるを得ないほとんどのケースが緩みに起因しています。もちろん医者の技術があまりよくなかったり、病院の環境もよくないといったことで感染が生じるケースもありますが、人工関節を設置してすぐ感染するわけではないのです。1年ぐらいたってから感染病巣がどんどん顕在化していく部分もあって、結局は抜去せざるを得ないこともあります。最終的には人工関節の緩みには摩耗粉が最も強く影響しているだろうということになりました。

現在、ソケットに使われている材質は超高分子量ポリエチレン（Ultra High Molecular Weight Polyethylene（UHMWPE））です。チャンレーが1960年頃にポリエチレンを採用したときは高密度ポリエチレンといっていましたが、ポリエチレンの分子量が数万ぐらいしかありませんでした。その後、ポリエチレンの合成技術が非常に進歩して、現在では、超高分子量ポリエチレンには1000万ぐらいの分子量のものがあります。我々が試作したときは、500万とか700万ぐらいの分子量のものをよく使いましたが、強度、密度、機械的な特性などが非常に改善されているわけです。

人工股関節のボールヘッドには最近はアルミナあるいはジルコニアというセラミックが使われていますが、古くはステンレス鋼が（現在、英国のチャンレー型は伝統を守ってステンレスを使っています）、その後 Co-Cr 合金が多く使われています。ただ、摺動面にそのままチタン合金は使えません。チタン合金とポリエチレンの組合せでは、猛烈に摩耗を促進します。膝関節では過去に、チタン合金で摺動面の金属コンポーネントを作った例があるのです

が、数年すると緩みが出たので、手術をして関節を開けてみたら真っ黒な摩耗粉が出てきたわけです。ポリエチレンとチタン合金で摩耗させると、凝着摩耗のせいか、なぜか真っ黒な摩耗粉が出ます。それで現在、摺動面にはほとんどセラミックかCo-Cr合金を使っています。

## 10.5 摩耗粉はなぜ毒性をもつか

摩耗粉毒性の実験モデルとして、まず摩耗粉が出てきて、それをマクロファージ（Macrophage）あるいは巨細胞（Giant cell）が貪食します。貪食するだけならいいのですが、貪食したときにマクロファージが何らかの有害たん白を産生しているらしいことがわかってきたのです。骨吸収（Osteolysis）に基づく緩み（Loosening）の原因としては、何か骨吸収の原因になるようなメディエーターを出しているのではないかといわれ始めたわけです。

骨吸収の意味についてですが、ご存知のとおり、骨には骨芽細胞と破骨細胞という2つの活動する細胞があり、破骨細胞による骨吸収の信号を受けて骨芽細胞は骨の再構築を始めるわけです。我々の骨も局部的には数ヶ月で全く新しい骨に置き換わっている、ターンオーバーが絶えず起こっているのです。この恒常性という1つのリズムに乗って、我々は健康な体を保っているわけです。

1つのスペキュレーションとして、このマクロファージが出すサイトカインのような生理活性物質が破骨細胞を活性化しているのではないかという予想がありました。直接的には摩耗粉が一番問題なのですが、実際に骨吸収原因物質として破骨細胞に働きかける物質を何とか突き止めなければいけないということになってくるわけです。

マクロファージあるいは巨細胞が有害物質を産生する、すなわち骨吸収刺激因子というものを出しているのではないか。これはもちろん破骨細胞に働きかけるわけです。あるいは骨形成阻害因子という、骨芽細胞のアクティビティを下げるような物質を出しているのではないか。あるいはマクロファージ自体に骨を溶かす性質があるのではないか。マクロファージの細胞としての機能が、摩耗粉によって方向が変えられてしまったというか、暴走を始め

## 10.6 摩耗粉毒性の評価

　当時、我々は人工的に摩耗粉を作って標準物質としようと考えました。我々機械屋はいつも摩耗試験をやっています。いろいろな産業機械を作るときに必ず軸受けというものがありますが、そこでは摩耗試験をやって、基準をクリアしない限り、機械構造用材料として採用されないわけです。したがって、機械工学における摩耗試験法はすでに確立しているといってもよいでしょう。

　ここに描いてある絵ですが、ピンの形をしているのがポリエチレンのピンです（図10.3）。ディスクは人工関節の固い材料のコンポーネントを想定し、Co-Cr 合金やアルミナ、あるいはジルコニアといったセラミック製です。人工関節の摺動面に水酸アパタイトやリン酸カルシウムは決して使いません。生体活性は非常によいのですが、構造的な強度と耐摩耗性は非常に低いので、人工関節の硬い材料コンポーネントとして使うのは上記の材料と決まっています。

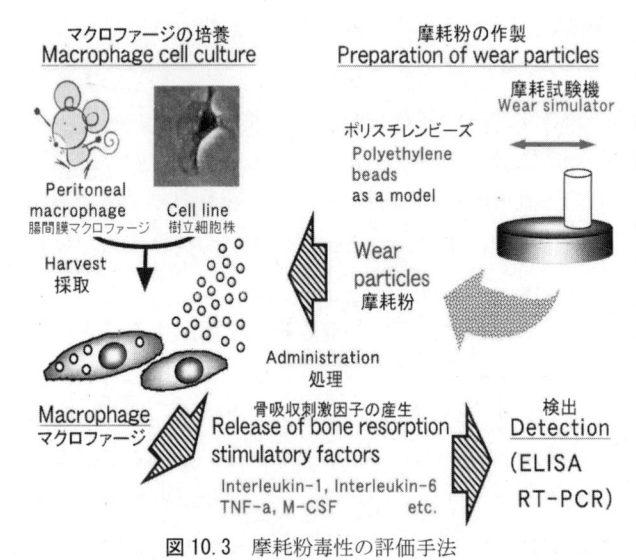

図 10.3　摩耗粉毒性の評価手法

次に摩耗粉を作って、それをマクロファージに貪食させます。マクロファージはラットの腸管膜から取り出してきたものですが、プライマリーにまず培養して、それを継代培養で増殖させながら使っていくわけです。摩耗粉毒性の評価に際しては、摩耗粉に対するコントロール（比較対照物）が必要です。ポリエチレンの摩耗粉に対するコントロールとして、合成されたポリエチレンを使うわけですが、幸いなことに、ポリエチレンは非常に細かい粒径のそろった粉体として売られていますので、それを使います。

マクロファージはだいたい 2 μm ぐらいの異物に対し貪食が非常に活発になります。マクロファージ自体は数十 μm の大きさがありますが、大きな異物は決して食べません。動物試験でもそうですが、ポリエチレンは体の中で極めて安定で、生体適合性のよい材料です。すなわち、バルク材（塊）としては非常に生体適合性がよく安定しているが、それが微粒子になるとマクロファージが貪食する対象になる。マクロファージだけではなくいろいろな巨細胞などが貪食します。細胞毒性といっても、材料そのものが有する物質毒性と微粒子や微小な鋭い棘が有する形態毒性の 2 つの側面が考えられます。

貪食したとき、細胞は骨吸収刺激因子を出しますが、インターロイキン 1 (Interleukin 1) とインターロイキン 6 (Interleukin 6) が代表的なものです。その他に TNF-α、M-SCF とか、いろいろと考えられるわけですが、圧倒的に多いのは Interleukin 1-β とか 6 というものです。そのディテクションは ELISA（エンザイムイムノアッセイ）とか RT-PCR（逆転写 PCR）などの分析技術を使って、物質を同定していくことになります。

我々がやった摩耗試験ですが、この辺は工学的なテクニックをいろいろ使えます。図に示すように一方向だけに研磨痕を入れた、ちょうどおろし金のようなもので、この上でこするわけです（図 10.4）。ですから、その結果ポリエチレンのおろしができるわけです。それから、表面の方向性をランダムにした場合は非常に細かな粒径のものを作ることが可能です。材料の表面粗さは 100 分の 1 μm からコントロールできるので、それによって粒子の粒径をある程度、そろえることが可能になります。

問題は、ポリエチレンは水より軽いので、粒子を含む培養シャーレの中にマクロファージを入れて培養すると、培養液の表面に粒子が全部浮いてきて

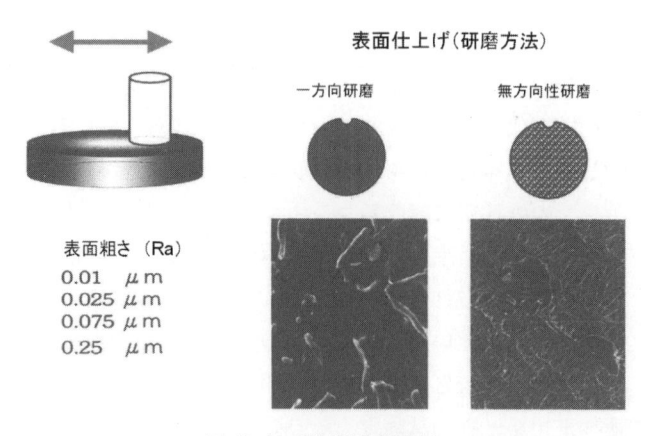

図 10.4　摩耗粉作製方法

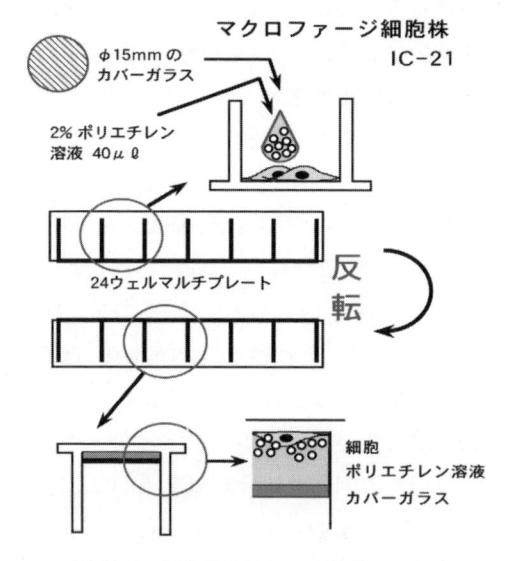

図 10.5　倒立培養法による微粒子の貪食

しまうのです。したがって、マクロファージが貪食する確率は非常に低くなる。図に示すのは、24 ウェルマルチプレートに 15mm のカバーグラスで蓋をして反転させる、倒立培養といわれるものです（図 10.5）。

　反転させると、カバーグラスの蓋により培養液は漏れ出ないので、ポリエ

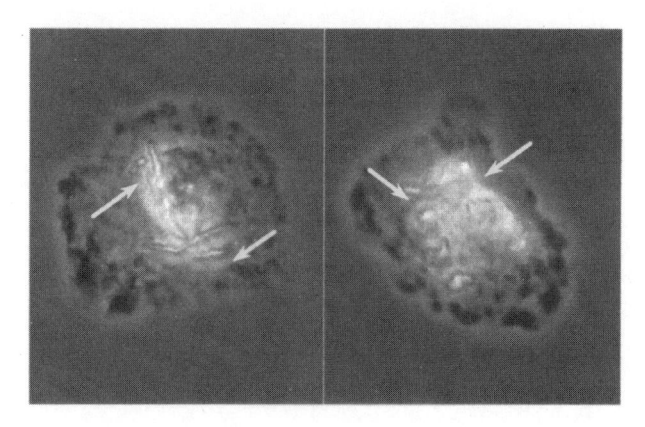

第 10 章　ナノトキシコロジー雑感

**図 10.6**　摩耗粉微粒子を貪食したマクロファージ

チレン粒子は浮遊してシャーレ底面に付着しているマクロファージと接触する確率が高くなり、貪食させることが可能になります。実際に人工関節の摩耗粉を入れると、写真のように貪食されて、細胞中にポリエチレン粒子が取り込まれていくことがわかります（図 10.6）。

　インターロイキンにはファミリーがあって、いろいろなインターロイキンがありますが、体の中の炎症に関係した物質です。体のホメオスタシスを保つために非常に重要な物質なのですが、Interleukin 1-β に注目して分析しました。図 10.7 の縦軸は Interleukin 1-β の濃度で、マクロファージにポリエチレンを貪食させた場合とポリエチレン摩耗粉を入れない場合を比較して、培養日数による変化を示します。摩耗粉を全然入れない場合はあまり変化しませんが、それに対してポリエチレン摩耗粉を入れると、最初の日にものすごく反応してインターロイキンをたくさん出すわけです。この Interleukin 1-β は、実は破骨細胞を非常に活性化させる性質でもあるのです。

　あとのディスカッションでまた出てくると思いますが、非常に比表面積の大きな活性度の高い微粒子が細胞に貪食されたとき、細胞は何らかの物質を産生すると考えられます。それが怖いわけです（図 10.7）。

　違うデータでは、最初の日はあまり差がないのですが、2 日目に非常に出てくる。結局、何日も経つと刺激性はなくなって、またもとの状態にもどってくるわけですが、それにしてもこういった物質を出してしまうことが非常

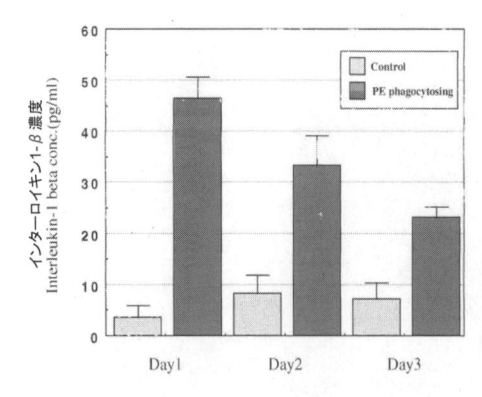

図 10.7　ポリエチレン粒子を貪食したマクロファージが産生するインターロイキン 1-β

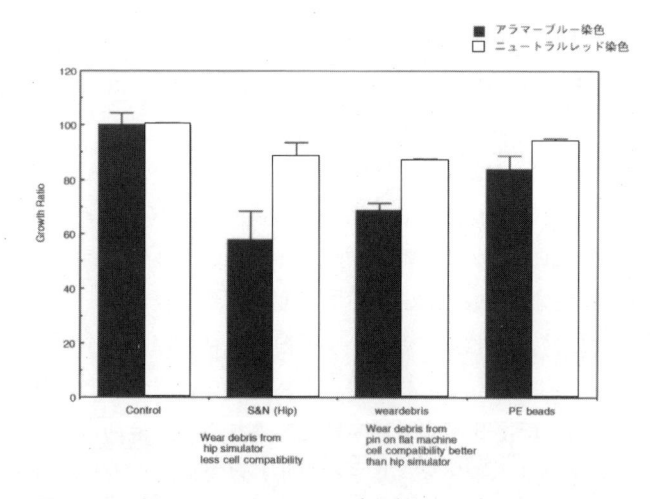

図 10.8　ポリエチレン粒子および摩耗粉による細胞活性の変化

に問題になるところです。

　これは我々がやった別の非常に興味深い実験です（図 10.8）。マクロファージも異物を貪食することで、かなり死滅したり活性度が下がったりすることもあるわけです。ここにニュートラルレッドという細胞染色とアラマーブルーという染色があって、染色方法により若干違うのですが、活性度の低下

はアラマーブルーで非常に明確に表れています。

　コントロールはポリエチレンビーズも入れない培養液だけの場合です。次のケースはポリエチレンビーズを入れた場合で貪食作用によって培地が若干、細胞活性を落とす方向に働くので、少しずつ染色度が落ちてきます。次に比較的単純な動きの pin on disk 往復動摩耗試験機で作った摩耗粉を入れた場合にはさらに活性度が落ちる。最後に、人工関節の専門メーカーである Smith & Nephew 社の hip simulator、すなわち、人間の体の股関節と同じような動きをさせて、非常に形態学的に複雑な摩耗粉を作り出すもので、米国のメンフィスの工場で作った摩耗粉を送ってもらい評価した場合は最も活性度が落ちました。

　これが国際ラウンドロビンテストの醍醐味ですね。当時、日本の人工関節は京セラががんばっていましたが、日本ではたかだか数%ぐらいの市場占有率です。神戸製鋼の製品もありましたが、神戸製鋼と京セラを合わせても10%までいっていなかったと思います。現在では約 15%まで到達しましたが。

　余談になりますが、生体軸受である人工関節は、日本の工業力をもってすれば、そんなに難しい問題をかかえた製品ではないと思います。ところが、体の深部に入れるデバイスという特殊性がついてまわるため、非常にいろいろな医学的なノウハウがあり、医工連携の伝統と実績がない日本では、なかなか製品化を実現できなかったのです。そこで製造実績とデバイス評価試験の経験がある米国の企業に摩耗粉の提供を頼んだわけです。ですから、非常に複雑な形状をもち、しかもナノレベルの微粒子を含んでいる摩耗粉が手に入ったわけです。それを貪食させると、細胞も非常に強い影響を受けるということが判明しました。

## 10.7　微粉末の毒性と発がん性

　以上の話題とは別の話ですが、ちょうどそのVAMASのラウンドロビンテストに当時国立衛生研究所の療品部長をされていた土屋利江先生が参加されていました。医用デバイスの評価を専門とし、バイオマテリアルにも明るい

方です。土屋先生は摩耗粉ではなく、いろいろな微粒子の細胞毒性や発がん性の研究をやっていました。土屋先生は、細胞に対する粒子、あるいはフィルム状の生体材料の相互作用ということを考えていました。

論点は材質と形状による発がんイニシエーションについてです。つまり、評価には Balb3T3（マウス胎仔由来細胞株、接触阻害能が高く培地交換なしに1ヶ月以上の静止状態での培養が可能）という細胞を使いますが、その細胞が変異するということを見極めるということです。細胞が形を変えるとか、いろいろな変異を起こし、トランスフォームするということです。すなわち「形質転換」を調べることによって「発がん性の可能性あり」という判断を

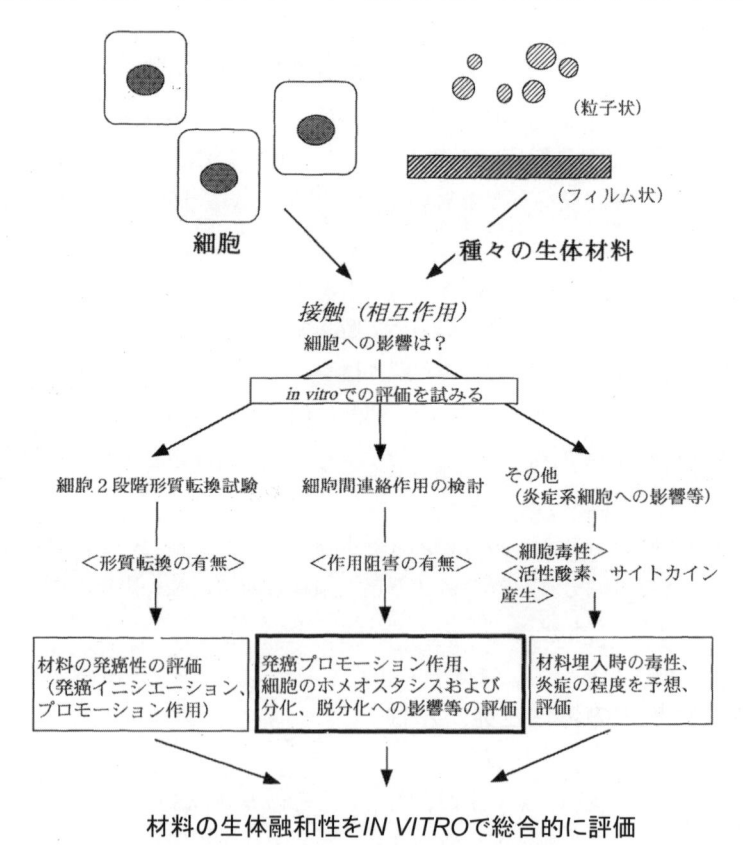

図 10.9　微粒子による発がん性の評価原理

するわけです。細胞毒性試験に用いる細胞株に、L929 細胞、Balb3T3 細胞、V79 細胞などがあり、よく使われています。

　もう1つのポイントは細胞間連絡作用です。細胞間にギャップ結合というものがあるのですが、細胞と細胞の間の連絡が途絶えてしまうと、細胞は暴走するわけです。がん細胞はみんなそうです。細胞と細胞の間の情報交換が正常に行われている限り、極端に増殖することはないのです。

　シャーレ上で細胞を2次元培養すると、コンフルエントといいますが、一面にびっしり増殖すると細胞増殖は止まり、どんどん折り重なっていくということはないのです。細胞間の連絡作用がなくなってしまうと、そのようなことが起きます。発がんプロモーションという作用ですが、その判定として「ギャップ結合があるかないか」ということで判定します。

　ギャップ結合連絡阻害活性の判定には、V79 という細胞と TG1 という細胞を使って共培養した系を使います。細胞間にギャップ結合があって、細胞間で情報交換があると、V79 は TG1 という細胞に対して致死物質を出すという性質があります。ところが、ギャップ結合が途絶えてしまうと、それがないわけですから、両方とも非常に増殖することになります。結果として、こちらの細胞は大きな細胞集団、すなわちコロニーを作ります。

　この実験では、低密度ポリエチレン粒子を使ってデータを出しています。横軸はポリエチレンの粒子径を、縦軸は毒性の強さを意味します。毒性につ

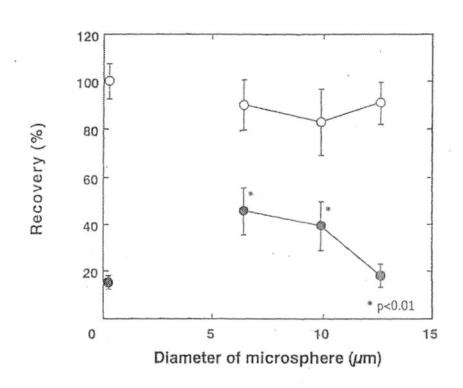

図 10.10　ポリエチレン粒子によるギャップ結合連絡阻害作用

いてはどういった傾向か断定できませんが、もっと粒子径が小さくなれば毒性が上がるかもしれません。ギャップ結合の阻害ということからいうと、径が小さくなるとどんどん阻害されてきますから、ポリエチレン粒子としては、発がん性プロモーションに対してクロになり得るという判定をするようです（図 10.10）。

それからもう1つ、先ほどから申しあげているチタン合金です。チタン合金の表面は $TiO_2$ という酸化被膜で覆われるわけですが、チタン酸化物についてもいろいろな結晶系があります。ここに書いてあるのはルチル（rutile）型とアナターゼ（anatase）型です。代謝協同阻害活性とはギャップ結合を阻害するという意味です。特にアナターゼ型は、結晶としては非常に不安定な結晶で、これを見ると粒子の濃度（μg/ml）が上がっていくと、なぜか細胞毒性は下がってきます。この理由はよくわからないのですけれども、ギャップ結合阻害に関しては、濃度とともにこれがだんだん上がっていくことから「発がん性に対しポジティブ」ということになります（図 10.11）。

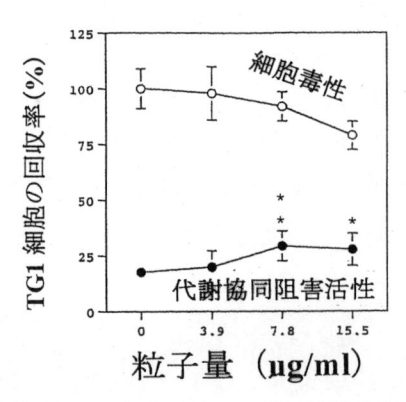

図 10.11　$TiO_2$ によるギャップ結合連絡阻害作用

あまり細かい話にまで言及することはできませんが、一番重要な問題は、先ほどからも出ているように、再生医療で頻繁に使われているスキャフォールド、すなわち細胞の足場材料として使われているポリ乳酸に関係があります。実は、ポリ乳酸の微粒子はギャップ結合阻害を行うのではという結論を出しています。

これについては再生医工学の細胞足場材料の研究者と論争になりました。ご承知のとおり、生分解性のポリ乳酸をスキャフォールドとして使うということで再生医療は推進されました。ポリ乳酸が分解して微粒子になると「発がんの可能性あり」というデータを国立衛生研が出したことが論争の背景にあります。本当かどうか、まだ問題は残りますが、1つの学説としては認められているということです。

　先ほど申しあげましたが、$TiO_2$ も結晶系にルチルとアナターゼという型があり、その最小有効阻害濃度というものがあって、ルチルは 7.5 μg/ml でギャップ結合を阻害することがわかっています。これが土屋先生の最終的な結論なのですが、細胞の変異というか形質転換を見ると、白か黒かということで最終的に判断されているわけですが、アナターゼの試験濃度が 6.2 μg/ml で positive になっている、ということを主張されています。

　そうなると、人工関節でチタン合金をステムとして使うと、マイクロモーションによってチタン合金の表面が摩耗して小さな摩耗粉ができます。粒径にもよりますが、その場合、酸化チタンの結晶系によっては発がん性が出てくると考えなくてはいけないのかということになります。最近、私は再生医療の方にシフトしていて、摩耗粉毒性のことはあまり発信していないわけですが、こういったデータが出てくると、今後はポリエチレンだけではなくチタン合金、金属コンポーネントのほうも考えなくてはいけないという気がします。

## 10.8　臨床問題への言及

　次に、我々が工技院の融合研時代に順天堂大学と一緒にやった摩耗粉毒性評価についてお話します。使用した微粒子はポリエチレンビーズ（Polyethylene Beads）および Pin on Disk すなわち金属またはセラミック Disk の上でポリエチレンの Pin を往復動させて作った摩耗粉です。この研究に順天堂大学の中伊豆温泉病院が参加した理由は、人工関節を入れた患者さんの膝関節の関節包の中から取り出した、めったに手に入らない摩耗粉を所有していたからです。そして前述の Smith & Nephew の股関節のシミュレーターか

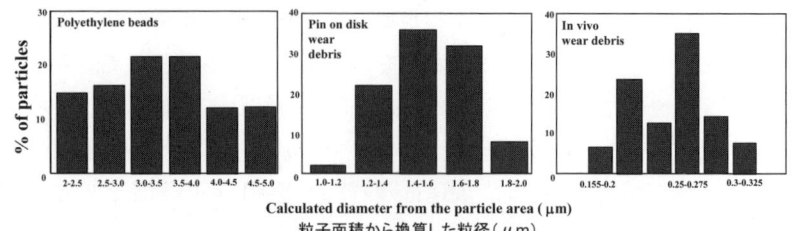

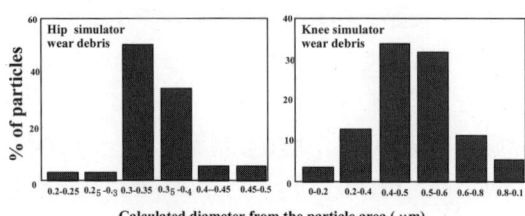

図10.12 各種摩耗粉とポリエチレンビーズの粒径分布

　ら得た摩耗粉、そしてさらに同社の膝関節のシミュレーターから得た摩耗粉が手に入りました。特に in vivo で使われた人工関節からの摩耗粉の毒性評価は臨床的な見地から非常に重要です。

　これは摩耗粉の粒径分布です（図10.12）。ポリエチレンビーズは粒径がそろっていて比較的大きい。Pin on Disk、非常に単純な往復動の摩耗試験の場合は、その次に大きな摩耗粉を出します。膝関節の中から取り出した摩耗粉ですが、0.155μm ぐらいの大きさの摩耗粉があります。さらに Smith & Nephew の股関節シミュレーター（Hip Simulator）、膝関節シミュレーター（Knee Simulator）から出てきた摩耗粉の粒径分布を示します。このような粒径分布をもった摩耗粉をマクロファージに貪食させます。

　前述のニュートラルレッドとアラマーブルーを用いた細胞染色を行い、細胞刺激性を評価します。図中 in vivo とありますが、これは患者さん1と患者さん2から取った摩耗粉に最も細胞刺激性があることを示し、コントロール群と比べると差は明らかです。シミュレーター摩耗粉の細胞刺激性はその次であるという非常にリーズナブルな結果が出ています。

　これまで摩耗粉毒性を議論してきました。若干羊頭狗肉の感があり、本当

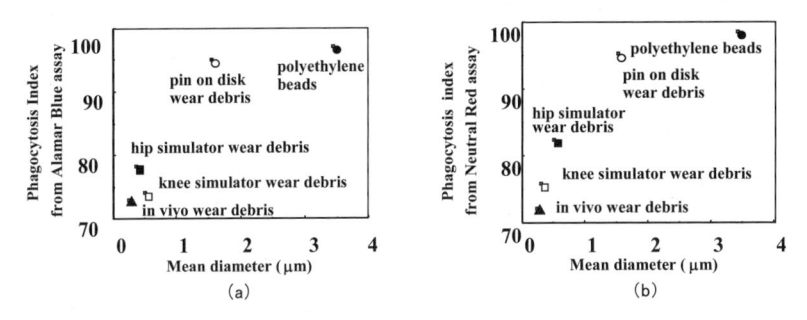

## 第10章 ナノトキシコロジー雑感

細胞の貪食インデックスと粒子径との関係。(a): アラマーブルーアッセイ，(b): ニュートラルレッドアッセイ

**図10.13** 各種摩耗粉とポリエチレンビーズの粒径による貪食インデックスの変化

はナノ超微粒子の毒性を議論したいのです。in vivoの人工膝関節の周辺に存在する摩耗粉がサブミクロンレベル（数百ナノ）で、それが顕著な細胞刺激性や細胞毒性を有するということになります。

最後に貪食 Index（間接的に細胞活性を表す）と各粒子の粒径の関係を示します（図10.13）。粒径が小さく、角張っているIn Vivo Wear Debris（体内摩耗粉）のIndexが最も低く、ほぼ球形で粒径が大きいポリエチレンビーズが最も高いという傾向があります。その中間に膝関節シミュレーター、股関節シミュレーター、Pin and Diskの往復動摩耗試験機からの摩耗粉が配置されます。これは粒径がそろって丸い形状のポリエチレンビーズの細胞刺激性が非常に少ないということを示しています。

ここでスペキュレーションがかなり入りますが「粒径が小さく、非常にとがった形をしているものは細胞に対する刺激性が高い」という結論を我々は出しました。この仕事もずっと継続していればナノ微粒子毒性でいい仕事になったかもしれないのですが、途中から私は変節しました。常に変節を繰り返して、再生医療のほうに向かってしまったわけです。　最後に、Nanotoxicology（ナノ微粒子毒性学）の重要性が今後ますます増大することを指摘して私の講演を終わります。

## 10.9　討　議

問：　いろいろなデータを見せて頂いて大変興味深かったのですが、いくつかのデータ、たとえば発がんイニシエーションとかプロモーションといった、いわゆる試験管内でやるような実験系の場合、溶けている状態ですと非常に再現性もあるし、信頼性もあるデータが取れると思うのですが、溶けていない状態のときには、どのような形でやっていくかによってデータが変わってくると思うのですが？
答：　そうですね。それは細胞毒性の場合も、通常は抽出毒性で評価しています。だいたい接触毒性は規格もほとんどない状況です。ただ、我々は実際に微粒子を体の中に入れたときに、接触毒性が非常に重要であろうという状況証拠をもっているのでこのように結論しました。抽出物を使って評価せよということでしょうか？
問：　要するに、溶けていない場合はそういった細胞でもいいし、酵素系を使う場合とかいろいろあると思うのですが、そういったときに再現性が得られないのが一般的だと思うのです。あるいは溶かす方法はいろいろあるわけですが、そういった方法によっても変わってくると思います。抽出物の場合も、たぶん溶けていない状態でやられているのですね？
答：　細胞毒性には溶出物質の影響と形状の影響があります。私が示したポリエチレンにしても、その他チタン合金にしても、セラミックにしても普通に使われている生体材料では、溶出物はほとんど毒性をもたないのです。だいたい溶出しにくい物質ですから。

　ところが、粒子の形、特に微粒子の形になったとき、毒性も若干あるけれども、さらに発がん性というようなことが問題になってきます。あるいは細胞が微粒子刺激によりいろいろなサイトカインを産生する動機になっているといったことが問題です。

　それに対し、私自身はバイオメカニクスが専門ですから、本当にいいたかったことは、溶出物質にほとんど毒性がないのに、なぜ毒性ないし発がん性などの悪影響が発現したか。その原因は力学的な刺激ではないかということ

## 第10章 ナノトキシコロジー雑感

です。

　ちょっと今日は話せなかったのですが、マイクロピペットの鋭い先端を使って細胞に刺激を与え（poking）その影響を見るという研究を、我々はずっとやっています。物理的刺激の影響は非常に大きいです。アスベストの毒性についてはあまり詳しく知らないのですが、溶出毒性あるいは力学刺激の相乗効果ではないかという気がしています。今日はその辺のところがいいたかったということです。

問：　私もちょっとわからないところがあるのですが、力学的刺激が調べられる系と力学的刺激が調べられない実験系があると思うのです。たぶん、先ほどの発がんのイニシエーションといった系は、その辺が調べられない系なのかと思いまして……。ですから、この辺の実験系と調べたい目的をうまく組み合わせないと、それで発がんイニシエーション活性がないといった結論が出てこないように思うのです。そこが難しいと思うのですが。

答：　そうですね。これは私の専門ではないのですが、当時の委員会の委員長としていろいろな情報をもらっていたので今、一端を紹介したわけです。次のシンポジウムには国立衛生研の専門家がくるらしいので、その辺をじっくりとお聞きになったほうがいいのではないでしょうか。非常に難しく、しかも社会的な影響の大きな問題ですから、軽々にはいえないことは確かです。

問：　最後のほうで、股関節シミュレーターとか膝関節ミュレーターで生じたポリエチレンの摩耗粉の粒径を算出されています。微粒子の投影面積から径を類推されているグラフが出ていますが、摩耗粉は丸ではない、球でないものもあるわけです。実際、これはどのように換算されているのか教えていただきたいのですが。

答：　それはいろいろな方法があるのですが、我々は顕微鏡写真から二値化し、形状というものを抽出して投影面積から平均径を換算しています。これは金属組織学で常套手段として使っています。微粒子には細長いのもあれば、短いのもある。真四角のものもあるし、こういった長楕円のもある。それを2次元的に円に換算し、平均化するソフトがあります。

問：　ポリエチレンの摩耗粉の形態の質問です。アスベストも同じだと思うのですが、細胞に対して、とがったものはかなり硬いという話ですね。そう

いった刺激がマクロファージにもたらす毒性に関係していると考えられるのでしょうか。要するに細胞活性があるという話と、微粒子の形態と関係しているような気がするのですが。丸ければ、たぶん何もなく……。
答： 関係していると思います。ビーズは球状であるがゆえに細胞に対し非常に影響が少ないですから。
問： その問題と、もう1つは大きさの問題です。どのくらいの大きさになったらどうなのか、私にはよくわかりませんが、何か小さくなれば、形態が丸くてもやはり刺激する。ということは、逆にいうと表面積の話がからんでいるような気がするのですが。
答： もちろんそうでしょう。要するに細胞刺激性があるということは比表面積（表面積/体積）が非常に大きいということです。その場合、棘状のものが多数出て、力学的に細胞を刺激すると同時に比表面積が大きいため粒子そのもののもつ化学的刺激性も同時に作用する確率が高いと考えます。

## 参考文献

1) S. Rao, K. Shirata, K.S. Furukawa, T. Ushida, T. Tateishi, M. Kanazawa, S. Katsuba, S. Janna, Evaluation of cytotoxicity of UHMWPE wear debris, Bio-Medical Materials and Engineering. 9: 209-217, 1999.
2) S. Rao, K.S. Furukawa, T. Mizumi, T. Ushida, T. Tateishi, SEM analysis of primary murine macrophage cells challenged by PE beads, in vitro and in vivo UHMWPE wear debris and evaluation of subsequent release of IL-6, Mater. Sci. & Eng. C, 17(2001) 113-117.

（立石哲也）

（本稿は 2005 年 11 月 9 日に物質・材料研究機構　東京会議室で行われた「第3回 ナノテクノロジー倫理・社会影響に関する委員会」の会議録に手を加えたものである。）

# 第 11 章　医用材料の開発動向と国家戦略

## 11.1　アジアにおける医用材料技術開発の動向

　第 1 回極東生体・医用材料シンポジウム（1st Far-Eastern Symposium on Biomedical Materials）は 1993 年 10 月 5〜8 日、中国の北京・友誼賓館において行われた。会議の規模としては、招待講演 11 題、一般演題 58 題、ポスター発表 38 題で、記念碑的なアジアにおける最初の生体材料に関する国際会議は、当時の京都大学の筏教授と中国・四川大学の Zhang 教授という両国の二大巨頭の努力によって開催にこぎつけたのであった。この会議は第 4 回目からアジア生体・医用材料シンポジウム（Asian Symposium on Biomedical Materials、以下 ASBM）と名称が変更されるが、2006 年まで計 7 回の開催を数えている。第 1 回から第 7 回 ASBM までの発表演題数の変遷を表 11.1a に示す。

　1990 年前後において、先人たちの大変な努力により、わが国における医用材料の研究は急激な伸びをみせ、それまでの既存の材料研究分野にバイオを若干付加した程度の研究から脱却して、本格的な医用材料研究に最初から自分の研究人生を賭けるようなプロの人材が輩出し始め、医用材料の研究・開

表 11.1a　ASBM の開催地、会長、発表演題数の変遷

| Conference Name | Venue | Chairman | Invited Lectures | Oral Presentations | Poster Presentations |
|---|---|---|---|---|---|
| ASBM 1 | Beijing (1993) | Zhang | 11 | 58 | 38 |
| ASBM 2 | Kyoto (1995) | Ikada | 12 | 68 | 36 |
| ASBM 3 | Chengdu (1997) | Zhang | 11 | 99 | 47 |
| ASBM 4 | Singapore (1999) | Zhang & Ikada | 14 | 73 | 20 |
| ASBM 5 | Hong Kong (2001) | Leng | 28 | 101 | 39 |
| ASBM 6 | Chengdu (2004) | Zhang | 24 | 127 | 110 |
| ASBM 7 | Cheju (2006) | Kim | 39 | 68 | 137 |

発人口が急激に増大した時期でもある。実際、1980年から1990年まで存続していた京都大学の医用高分子研究センターが生体医療工学研究センターに拡大改組されるなど、生体材料総合研究への道が一気に加速され始めたのである。

もう1つのアジア生体材料シンポジウムが東京女子医科大学の岡野教授らの努力により、第1回アジア国際生体材料シンポジウム（1st Asian International Symposium on Biomaterials、以下 AISB）という名称で北陸先端科学技術大学院大学（JAIST）において1997年に開催された。特に、日本・韓国・台湾などの高分子系バイオマテリアル研究者を招待し、国際シンポとし、3回目までは日本、韓国、台湾を中心にシンポジウムを運営した。4回目は日本バイオマテリアル学会主催という形になり、高分子系だけでなく金属や無機の分野を網羅するにいたった。5回目は中国で開催され、初めて多くの一般演題を採用している（表11.1b）。

表11.1b　AISBの開催地、会長、発表演題数の変遷

| Conference Name | Venue | Chairman | Invited Lectures | Oral Presentations | Poster Presentations |
|---|---|---|---|---|---|
| AISB 1 | Noumi (1997) | Keii | 25 | | 83 |
| AISB 2 | Cheju (2000) | Un Young Kim, Okano | 65 | | 140 |
| AISB 3 | Taipei (2002) | Ging-Ho Hsiue | 40 | | 164 |
| AISB 4 | Tsukuba (2004) | Tanaka & Okano | 61 | | 184 |
| AISB 5 | Xiamen (2006) | C. Shi, D. Liu | 25 | 81 | 113 |

1990年代までは高分子、セラミックス、金属およびそれらの材料の複合化や生体適合性を向上させるための表面処理技術を中心とするオーソドックスな生体材料研究が中心であったが、2000年前後より生体由来物質の応用や細胞を組み込んだハイブリッド技術が目立つようになり、再生医療を支える基盤技術としての細胞足場材料の研究・開発が急激に進展して、ティッシュエンジニアリングあるいは再生医工学を医工学分野の中の主役の座に押し上げる役割を果たすこととなった。実際に、2つのアジアバイオマテリアルシンポジウムともにこの時期より演題数が急激に増加し始めたことがこの間の事情を如実に物語っている。京大の生体医療工学研究センターも1998年再生医

第 11 章　医用材料の開発動向と国家戦略

科学研究所に改組格上げされている。

最近の医用材料研究は再生医工学のほかに、ナノバイオテクノロジー、DDS、遺伝子工学、分子生物学などが加わり、我々が医用材料とかかわり始めた 1970 年代とは隔世の感がある。最近、ASBM、AISB ともにこのような状況の多様化を反映してか、発表分野の拡大と演題数の増加が顕著である。このような研究領域の多様性に対応し、また国と地域の壁を乗り越えることのできる専門家集団の組織を構築しようとすると、Asian International Union of Societies for Biomaterials Science and Engineering のような組織の実現を期待する声が上がることは当然の成り行きである。

2006 年に行われた済州島での ASBM-7 運営会議およびアモイでの AISB-5 運営会議において、次回 2007 年の会議は 2 つの組織が合同で行ってはどうかという動議が出され、2 つの会議を指導してきた有力者の同意を得て第 1 回アジア生体材料会議（1st Asian Biomaterials Congress、ABMC）を 2007 年、12 月 6〜8 日、つくば国際会議場で開催した。これまで 7 回開催された ASBM と第 1 回 ABMC を比較して表 11.2 に示す。

これまで約 15 年間、分裂状態であったアジアのバイオマテリアルの会議組織を統一し、アジア・太平洋地域をカバーする ABMC なる統一会議を誕生さ

表 11.2　1st.ABMC と ASBM の発表演題数の比較

| 会議名 | 開催地 | 会長 | 招待講演 | 一般講演 | ポスター | 合計 |
|---|---|---|---|---|---|---|
| ASBM 1 | 北京 (1993) | Zhang | 11 | 58 | 38 | 107 |
| ASBM 2 | 京都 (1995) | 筏 | 12 | 68 | 36 | 116 |
| ASBM 3 | 成都 (1997) | Zhang | 11 | 99 | 47 | 157 |
| ASBM 4 | シンガポール (1999) | Zhang & 筏 | 14 | 73 | 20 | 107 |
| ASBM 5 | 香港 (2001) | Leng | 28 | 101 | 39 | 168 |
| ASBM 6 | 成都 (2004) | Zhang | 24 | 127 | 110 | 261 |
| ASBM 7 | 済州島 (2006) | Kim | 39 | 68 | 137 | 244 |
| 1st ABMC | つくば (2007) | 立石 & 牛田 | 49 | 82 | 257 | 388 |

せることができたのは、物質・材料研究機構・生体材料センター（BMC、NIMS）が中立的な立場を維持し、国内はいうに及ばずアジア各国との友好関係を推進してきたことに起因する。

今から15年ほど前に発足した初期の会議の演題数が100程度であったのに対し、統合会議では約400演題の応募がありその効果は明らかであった（表11.3）。参加国も極めて広範囲におよび、西はイスラエル、イラン、インド、南はオーストラリアにいたり、文字どおりアジア・太平洋会議が実現できた（表11.3）。その結果は会議記念論文集「T. Tateishi ed., "Biomaterials in Asia", World Scientific, 2008」にまとめられている。BMC、NIMSが統一会議開催の主役であったことはアジア各地からの参加者も強く認識しており、その後多くの謝辞が寄せられている。

第2回アジアバイオマテリアル会議（2nd Asian Biomaterials Congress : 2nd ABMC）は、2009年6月26～27日まで、シンガポール国立大学にて開催され、会長は同大学のSwee-Hin Teoh教授が務めた。参加者は中国、韓国、インド、日本、台湾、タイ、インドネシア、シンガポールなどのアジア各国を含む世界25ヶ国にのぼり、セッション数は12で、「高分子足場材料」、「幹

表11.3　1st.ABMCの発表演題統計（2007年）

| Plenary Lectures | | | 4 |
|---|---|---|---|
| Oral Presentations | Metal | 16 | |
| | Ceramics | 14 | |
| | Biomechanics | 6 | |
| | Polymer, Tissue-Regeneration | 52 | 129 |
| | Nano- bio, | 21 | |
| | DDS | 10 | |
| | Evaluation & Standard | 10 | |
| Poster Presentations | Metal | 23 | |
| | Ceramics | 26 | |
| | Biomechanics | 7 | |
| | Tissue Regeneration | 69 | 261 |
| | Polymer | 35 | |
| | Nano- bio | 45 | |
| | DDS | 46 | |
| | Evaluation & Standard | 10 | |
| TOTAL | | | 394 |

第 11 章　医用材料の開発動向と国家戦略

表 11.4　2nd ABMC の発表演題統計（2009 年）

| Plenary Lectures | | | 7 | |
|---|---|---|---|---|
| Oral Presentations | Metal | | 9 | |
| | Ceramics | | 13 | |
| | Biomechanics | | 0 | |
| | Polymer, Tissue-Regeneration | | 41 | 86 |
| | Nano-bio | | 3 | |
| | DDS | | 17 | |
| | Evaluation & Standard | | 3 | |
| Poster Presentations | Metal | | 11 | |
| | Ceramics | | 8 | |
| | Biomechanics | | 3 | |
| | Tissue Regeneration | | 53 | 96 |
| | Polymer | | | |
| | Nano-bio | | 8 | |
| | DDS | | 11 | |
| | Evaluation & Standard | | 2 | |
| TOTAL | | | | 189 |

表 11.5　3rd ABMC の発表演題統計（2011 年）

| Plenary Lectures | | | 5 | |
|---|---|---|---|---|
| Oral Presentations | Metal | | 9 | |
| | Ceramics | | 11 | |
| | Biomechanics | | 6 | |
| | Polymer, Tissue-Regeneration | | 67 | 155 |
| | Nano-bio | | 26 | |
| | DDS | | 26 | |
| | Evaluation & Standard | | 10 | |
| Poster Presentations | Metal | | 23 | |
| | Ceramics | | 31 | |
| | Biomechanics | | 0 | |
| | Tissue Regeneration | | 187 | 390 |
| | Polymer | | | |
| | Nano-bio | | 38 | |
| | DDS | | 79 | |
| | Evaluation & Standard | | 32 | |
| TOTAL | | | | 545 |

細胞機能の制御」、「薬物徐放担体」、「遺伝子デリバリー」、「骨再生」、「金属生体材料」などである。発表の登録数は、キーノート講演6、招待講演22、口演45、およびポスター講演107（2セッション）、総発表数は189であった（表11.4）。数の減少は直前に発生した経済危機や新型インフルエンザの影響と思われるが、高分子および再生医療の発表数は相変わらず抜きん出ていた。

第3回は2011年9月15～17日、Seung Jin Lee教授により 韓国・釜山で開催され、これまで最高の545演題（口頭155、ポスター390）の発表があった（表 11.5）。高分子および再生医療に関する発表数はさらに増大し、合計254と全体の半数に迫る勢いであった。このように、最近の傾向として再生医工学はもちろんのことDDSなどのナノバイオの研究の増加が顕著である。

## 11.2 アジア圏高齢者のための整形外科デバイスの研究開発と標準化

### 11.2.1 アジア地域で進む高齢化－医用（整形外科）デバイス需要の増大

アジア地域での高齢化が急激に進展している。図11.1は、65歳以上の高齢

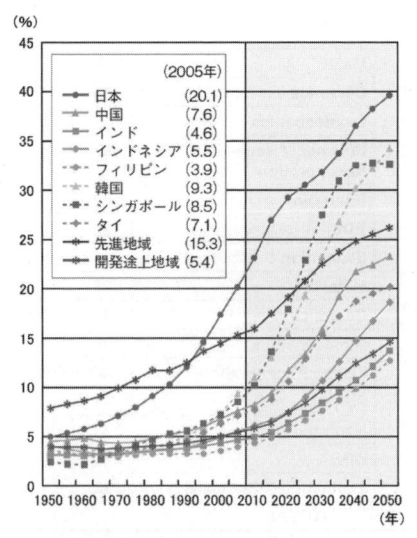

図 11.1 アジア地域での高齢化の進展（65歳以上の人口割合）。出典：平成23年版 高齢社会白書（内閣府）

者の「割合」を示すが、「実数」では、中国が約1億990万人（人口約13億4100万人の約8.2%（2010年、UN資料））で、日本の約2957万人（人口約1億2800万人の23.1%（2010年、高齢社会白書））のすでに3.72倍となっている。他の国々における実情を勘案すると、関節疾患を治療するための医用（整形外科）デバイスの需要がアジア圏においても確実に増大していることが明白である。

## 11.2.2　日本が先導すべきアジア圏高齢者のための医用（整形外科）デバイス開発

### （1）背景

人工関節などの医用（整形外科）デバイス開発の歴史において、日本は世界で初めて超高齢化群への広範な適用をせざるを得ない状況に直面している。後述のように技術的課題も多いが、日本の製造技術、材料技術、計測技術などの潜在的技術ポテンシャルの医療分野への積極的な活用を促進することにより、世界各国に先行して医療新技術の確立をはかることが可能であるといえる。アジア各国との緊密な連携によって、国際社会へ広く貢献できる分野であるといえる。

### （2）必要な研究開発課題

医用（整形外科）デバイス、特に人工関節の世界に先駆けての超高齢化群への適用に直面しているわが国においては、次例に示す研究開発や標準化を産学官において推進することにより、技術的な優位性を確保し、広く展開することが大いに期待される。

　①　高齢者を対象とした骨格データベースの構築と活用
・65歳以上の高齢者を含む骨格データベースの構築
・アジア地域での連携のもと、骨格データベースを国際的社会インフラとして整備
・解析法の標準化および医用デバイス設計への活用
　②　高齢者骨粗鬆症患者へセメントレスで適用できる技術の開発
・物理的、化学的表面改質技術
・力学適合デザイン技術

・再生医療技術

　たとえば、3要素再生医療（細胞－細胞足場材料－刺激因子）とともに、2要素再生医療（細胞足場材料－刺激因子）技術の確立

③　低コストでより有効な材料・製造・生産技術の応用
・先進トライボロジ技術を高寿命化へ応用
・ナノ製造技術を表面改質へ応用
・IT技術および多品種少量生産技術を個別対応生産へ応用
・より安全な材料の安定供給システムの構築

④　医用（整形外科）デバイスの開発と早期の実用化を支援する評価技術・標準化
・コンピュータシミュレーションの高精度化、標準化
・実験力学的評価手法の省力化、標準化

　たとえば、赤外線サーモグラフィ試験（熱弾性応力測定法、ヒステリシスイメージングなど）がある[2)]。この技術は、コンピュータシミュレーションの実験的バリデーション技術としても活用が見込まれる。応用例に関しては、第13章を参照。

・公的機関による臨床成績の全数統計的解析
・審査および開発ガイドラインの整備

## 11.2.3　【参考】R&Dおよび標準化プロジェクトの一例

### (1) 独立行政法人産業技術総合研究所では

　平成19年度NEDO国際共同研究先導調査事業「アジア高齢者対応人工股関節の研究開発動向調査」、および継続して「標準基盤研究」を実施している。いずれの国の機関もアジア人高齢者により適した医用（整形外科）デバイスの開発に向けて、国際共同研究から始めてコンソーシアムにまで発展させることの連携を希望しており、(2)の内容とも連携しつつ進展している。

　なお、中国では、平成21年度に国家重点研究課題として「人工関節開発」が採択され（上海交通大学、中国鉱業大学、など）3年間で中国科学院による国家的なプロジェクトとして実施されている。

### (2) 経済産業省のアジア基準認証推進事業

第 11 章 医用材料の開発動向と国家戦略

経済産業省の平成 22 年度アジア基準認証推進事業費補助金において「パーソナライズド人工関節の機能・安全性評価基準」が実施され、国際標準化がはかられている。事業者は基準認証イノベーション技術研究組合（INOTEK）およびナカシマメディカル株式会社である。INOTEK には、省庁、大学、国内外の企業や産総研などから構成される規格原案作成委員会が設置されている。本事業では次世代の人工関節の開発普及、およびアジアへの市場形成拡大に向けて、「パーソナライズド人工関節の機能・安全性評価基準」の標準化案策定を目標としている。国際標準化により人工関節分野で世界をリードし、今後市場成長が期待されるアジア圏にて「Made in Japan」ブランドの人工関節の普及をはかることにも繋がることが期待されている（図 11.2）。

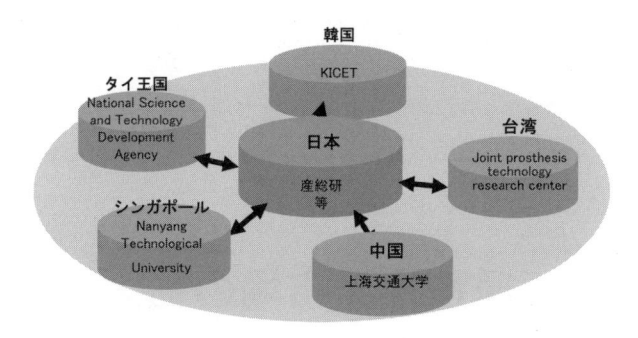

図 11.2　アジアにおける連携例

## 11.3　医用材料・機器をめぐる状況の変化

物質・材料研究機構 生体材料センターは独立行政法人としてわが国唯一、最大のバイオマテリアル専門の研究機関である。平成 13 年 4 月 1 日、立石は産業技術総合研究所ティッシュエンジニアリング研究センター長（併任）当時から生体材料センターのアドバイザーを務めていたが、東大工学部退官後、東京電機大学理工学部を経て平成 16 年 4 月 1 日物質・材料研究機構フェローに就任、その後田中順三前センター長の辞任に伴い平成 18 年 4 月 1 日よりその後任としてセンターを管理・運営することとなった。かねてより、生体材料の研究開発は材料創製にとどまらず、医療機器の設計・製造、評価を念頭

に置いた医工学的なアプローチを志向しなければ実用化は困難で、医工連携、臨床応用といったわが国が抱えている医療産業に関係した大問題を解決することにはならないと考えていた。

　工業技術院の研究所に入所して以来、東大退官までの30余年間にわたって医工学の研究開発に従事してきたがその間、痛切に感じたことは、日本の工学者は医療技術の研究開発に部分的には大変よく貢献してきたとはいえ、医療産業化の実現にいたるまで主体的に取り組んできたかというとはなはだ疑わしいといわざるを得ない。

　我々が関係してきたヒトの体内深部に埋め込むタイプの人工組織、人工臓器に関してはその大部分を欧米からの輸入に依存せざるを得ないのが現状である。医学と工学とがそれぞれ独自の文化を固持し、方法論的、組織体制的に互いに融合できなかったことにも原因があると考える。もちろんリスクの大きい段階をベンチャーが担うという柔軟で多様な米国型の企業進化システムができていないこと、国の縦割り行政や単年度主義予算の弊害など要因はいくつか考えられる。

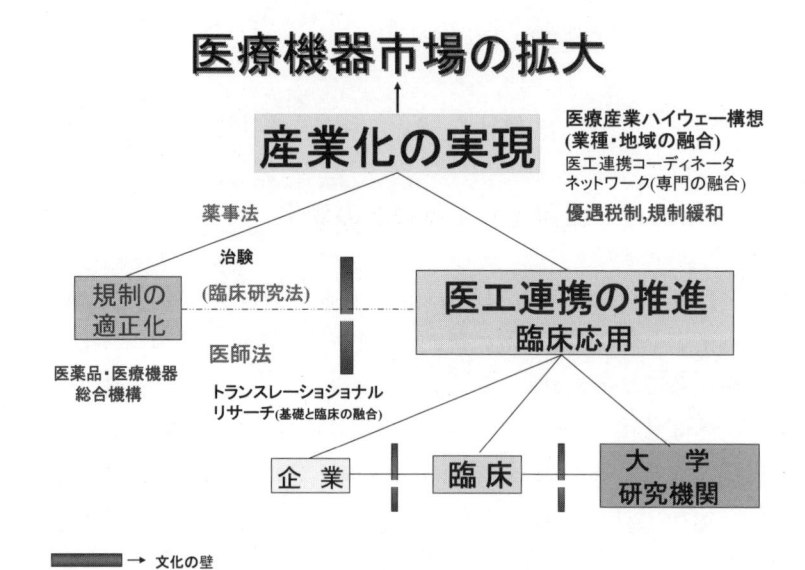

図11.3　医療産業の推進と規制にかかわる体制と制度

省庁、医と工、産と学の間に厳然として存在する文化的障壁をなくす努力を我々はしてきたのだろうか（図 11.3）。確実に 21 世紀の花形医療産業となることが予想される再生医療や遺伝子治療においてこのような失敗は二度と許されない。立石が東大に赴任した 2000 年前後から東大工学部にも生体医工学を専門とする人材が集まり始め、医工連携を育てる土壌がようやく整備されてきた。

故小渕総理が、情報、環境、高齢化に関係した産業技術を 21 世紀の最重要課題と認め、格段の産業競争力増強を意図した、いわゆるミレニアムプロジェクトを提案して以来、ポストゲノムと再生医療に関係した科学技術に対し、これまでに例をみない国家予算が投入されることになった。再生医療に関しては残念なことに国家予算の大部分は当初関西地区に重点配分され、西のフィーバー状態に対し、東の冷え込みを顕在化させていたが、東大をはじめとする有力拠点大学における医工学連携の推進や、東大における疾患生命工学センターの設立などのイベントが東風をまき起こし、わが国の医療産業の中興の祖としての役割を果たすものと期待されている。

立石が東大機械工学科内に立ち上げた再生医工学研究室では現在でも、医学部など各機関と協力して再生医療に必要な細胞の足場となる材料作り、細胞の正常な分化・増殖をうながす各種刺激因子の作用機序の解明、3 次元細胞組織構築技術の開発といった工学的研究はもちろんのこと、医学部の医師が直接参加した再生医療を実現させるための大型動物実験モデルの確立など、具体的な臨床治験を念頭に置いた前臨床試験段階にまで到達している。

現在の生体材料研究は、安心・安全な社会の実現に向けて、再生医療、ドラッグ・デリバリー・システム（DDS）などの次世代医療技術やバイオエレクトロニクスなどを用いた医療安全性評価技術の進展に貢献する必要がある。今後のさらなる研究発展のためにも他領域からも理解されやすいように、より明確な専門性をもった分野の組織再編を行い、これまでの「研究のための研究」体制から基礎と応用の差別化、さらには内科療法（DDS など）と外科療法（再生医療など）という応用の視点から分類し直すことも必要であろう。

医療機器に関しては欧米に対するわが国の後進性は否定できない事実であ

る。その根本原因を制度面、研究・開発面および産業化の3つの視点から議論する必要がある。

## 11.4 制度・体制の問題点

　人体の中、あるいは人体に接触して用いる医療機器については、基本的に薬事法の縛りを受ける。医療機器と医薬品には根本的な特性の違いがあるにもかかわらず、同じ審査基準に基づいて審査されている。
　まず、医療機器は多種の要素材料から構成され、物理的、化学的、生物学的な多種多様な作用機序に従って機能しているのに対し、医薬品は主として化学物質で構成され、生物・化学的な作用機序で効能する。医療機器はそれを使用するに際し、操作方法に習熟する必要があり、保守・管理・修理・改良が問題になり、ライフサイクルは比較的短期間であるのに対し、医薬品は通常の使用方法では投与・服用に特別な技術を必要としない。
　医療機器の開発は総合的な生物医工学に立脚し、医薬品は薬学の領域である。医薬は古い歴史を有し、薬剤師がこれを牛耳っているが、医療機器の歴史は比較的新しく、それに従事する専門家集団を特定できない。医薬品は不特定多数を対象としているため、副作用などが生ずるとその被害範囲は甚大であるが、医療機器の場合は限定的である。
　このような時代的背景、特殊性があるにもかかわらず、わが国では医療機器の審査も医薬品の審査基準に従って薬学系の審査官が行う場合が多く、過剰審査になりがちである。
　わが国では米国の審査機関であるFDAをめざして、2004年4月にそれまで厚生労働省内で行ってきた医薬品・医療機器の審査を（独立行政法人）医薬品・医療機器総合機構（PMDA）で一括して行うことになった。ただし、審査員数の比較では米国の1/10以下の水準に留まっているばかりか、日本では審査員の専門が異常に偏っており半数以上が薬学出身者であるのに対し、米国では生物、医学、理工学の専門家がまんべんなく揃っており、薬学出身者は全体の1％に過ぎない。また、生物医工学出身が23％もおり、第2位の医学（13％）をはるかに上回っている。米国ではほとんどの有力大学に生物

医工学部があり、研究者ばかりでなく学部卒の実務に携わる人材を養成している点で21世紀における生物・医学産業の振興という国家的戦略の違いが明確に反映されているといえる。

先端医療機器の大半は薬事法に基づき、その安全性と有効性を科学的視点から審査するのに必要な実証データの収集を目的に、ヒトを対象とした臨床試験、いわゆる「治験」が必要である。わが国での「治験」は、治験にかかる時間が長い、質がよくない、費用が高いといわれており治験の実施数も急激に減少している。この対策として、国立高度専門医療センターなどが中心になり、医師主導の治験が実施できる制度の確立をめざしているが、今ださしたる成果を出すにいたっていない。

医療機器のシーズは医側にも工側にも保有のチャンスはある。それを医療機器完成まで育てていくには有効な医工連携がなされなければならないが、わが国では臨床研究の遂行に様々な困難が伴う。大学病院などの臨床側に人的、資金的な問題が山積しているため、実用化研究を進めて、前臨床研究から臨床研究へのトランスレーショナルリサーチを実施する環境整備をどうするかで頭を悩ましているのが実情である。

人体の機能を代替する生体材料の研究開発においては、材料工学的、生物・医学的な知識、技術はもちろんのこと機械工学的な設計・製造・評価技術の支援なしに満足な医療用具の実現は不可能である。最近の傾向として生体力学・生体材料と臨床医学分野の融合が世界的に進んでいるとの強い実感があるが、わが国ではどうであろうか。このような欧米医療先進国の状況にもかかわらず、筆者が当分野とかかわった30余年間、わが国の病院、大学、研究機関、企業における臨床と理工学の系統的かつ大規模な組織融合が遅々として進まないことに強い懸念をもつ。

相変わらず個人的なコネをよりどころとしていて、組織的な医工連携を構築する土壌は不十分である。私が関係してきたヒトの体内深部に埋め込むタイプの人工組織、人工臓器に関してはその大部分を欧米からの輸入に依存せざるを得ないのが現状である。

日本国内は、個々には高いレベルにある生物学、基礎・臨床医学と理工学の協力関係が歴史的に不十分な状態が続いてきたことが医療産業、特に先端

医療分野での振興にマイナス要因となった。体内埋め込み型の医療用具などは輸入に頼っている状況だ。欧米諸国では日本を格好の草刈場と捉え、必ずしも適正とはいえない価格の医療器具を日本に輸出するという結果も招いている。日本の医療産業の振興、とりわけナノバイオ技術を応用した医療機器の発展のためにも、自前で医療デバイスを生み出していくことが非常に大切になってくる。今後の発展のために必要な手立てはどうすればよいのか。

巷では「医工連携」という言葉が流行語のように一人歩きしているが、日本ではまだ真の意味で医工連携がなされていない。これだけ「医工連携」が謳われていながら、日本の大学の臨床医学系に工学系出身の教授がどれだけいるだろうか。おそらくゼロに近いのではないだろうか。対照的にクリニカルエンジニアーが臨床現場での絶対的な地位を確保している欧米では、その数は予想以上に多い。米国では医工連携が国家戦略の一環として制度化されており、システマチックに動いている。日本の場合、謳い文句だけが先行し、実状が伴っていない。

日本国内の工学系研究者も医療技術の研究開発に部分的に貢献してきたとはいえ、グローバルなすなわち世界市場を相手にした医療産業の振興をめざすまでにはいたっていない。医工連携がスムーズにいかない理由は何かを真剣に議論し、問題点を抽出して国のプロジェクトフォーメイションに厳しく反映させないと再び同じ失敗を繰り返すことになる。臨床現場には無限の特許シーズが眠っているが、特許申請に不慣れな臨床の医師が現場で思いついた多くのアイデアも、相談に乗ってくれるエンジニアが身近にいないために埋もれてしまった多数の例をこれまで見てきた。

NPO法人医工連携推進機構や産総研、物材研などが中心になり、全国規模で専門家の融合を図る医工連携ネットワークコーディネータシステムの構築、業種・地域の産業融合を図る医療産業クラスター構想などの具体策が出ている。影響力が大きい教育の現場における連携がより大きな医工連携の輪を作り出していくであろう。その意味でも東京大学が「バイオエンジニアリング専攻」や「ナノバイオ・インテグレーション拠点」と呼ばれる医工連携の場を設立したのをはじめとして、全国的に医工学の主要拠点大学に医工連携のインフラが整備されつつある。今後の日本の医療産業にとって大きな期

待の動きの1つといえる。

## 11.5 特許出願状況から見たわが国医療産業の弱点

特許庁の平成17年度特許出願技術動向調査報告書「人工器官」によると、1994〜2004年の人工組織、臓器関係の全世界の特許出願数は28068件で、出願先国別の出願件数比は米国への出願32%、欧州27%、日本20%となっているが、最近の傾向として欧州、日本への出願が減少しているのに対し米国への出願が確実に増加している。

人工組織・臓器の特許出願状況から判断すると、多くの技術分野で米国の優位性が明白である。日本の出願が欧米を凌駕している分野は、骨・関節材料と補助人工心臓である。これら運動器系および循環器系医療機器は世界第1位の高齢国であるわが国の需要も極めて多く、そのため開発のインセンティブも高い。

図11.4は、薬事工業生産動態統計年報で公表された統計資料から抜粋した、医療機器の国内の生産額と輸出額、および輸入額の推移である。

わが国の医療機器の市場規模は昭和59年（1984年）時点において9500億円であったが、平成21年（2009年）現在においては2兆6512億円の市場規模にまで成長している。過去25年間で医療機器市場は約2.8倍となったが、

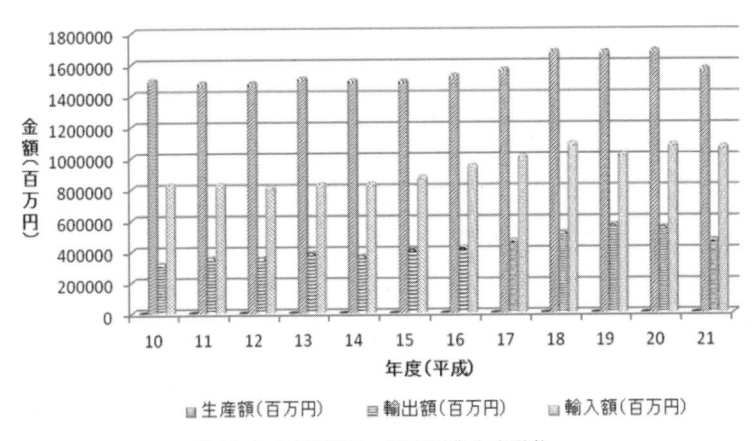

**図11.4** 医療機器・薬事工業生産動態

輸入金額はこの間で約5倍となり、国内企業よりも海外企業の医療機器市場規模の伸び率のほうが高い。

平成21年における医療機器の国内での生産金額は1兆5762億円（前年比△1162億円）で、前3年間に比較して低減したが、輸入金額は1兆750億円（前年比△158億円）で、この4年間ほとんど変わっていない。

日本の医療機器産業では、多品種・少量生産が必須要件となっているため、小規模な企業が多いというのが実状であるが、欧米では企業規模を再編、大規模化（M&A）することで多額の研究開発投資資金を確保する事例がみられる。こうした傾向が、医療機器の高度化が進展する中で、研究開発投資の不足を招き、日本の国際競争力低下に現れているという指摘もある。

生体機能を補助または代行する医療機器の市場は、高齢化の進展に伴い拡大傾向にある（図11.5）。特に、人工関節や人工骨の市場は、高齢化による関節症などの患者数の増加に加え、製品の生体適合性や機械的特性が向上したため、置換などの施術の有効性が高まり、市場が拡大している。平成21年度の生体機能補助・代行機器の市場規模は約5580億円、人工関節・人工骨および関連用品の市場規模は約1640億円である。

この生体インプラント分野の市場には多くの企業が参入しているが、そのほとんどを海外企業が占めている。この分野で欧米諸国がリードしているた

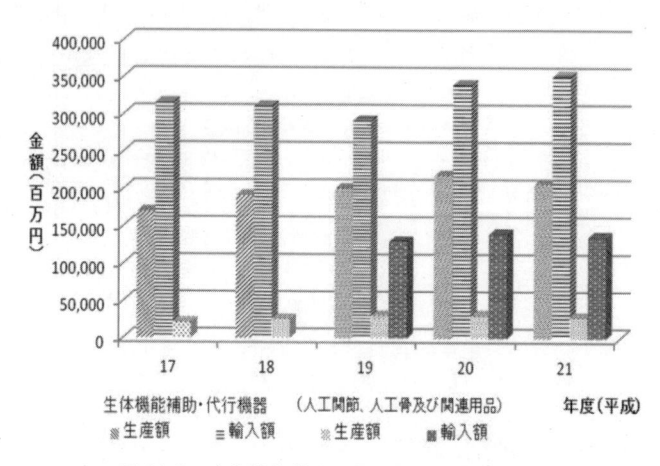

図11.5 生体機能補助・代行機器の市場規模

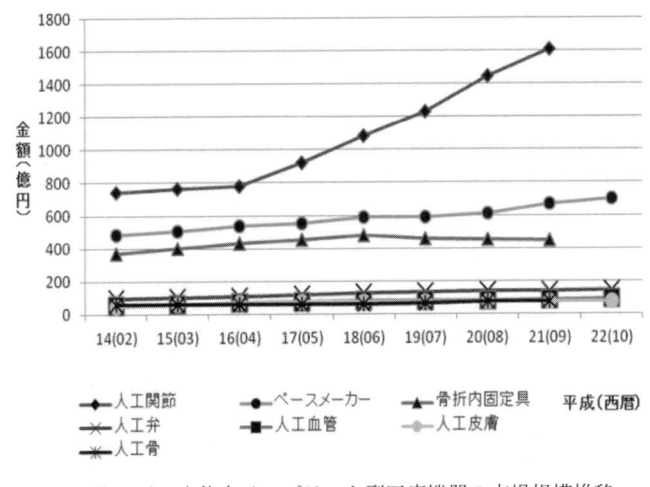

## 第 11 章　医用材料の開発動向と国家戦略

**図 11.6**　生体内インプラント型医療機器の市場規模推移

めと考えられるが、日本の技術レベルを考慮すると、今後の日本製品のシェア拡大が期待される。

生体インプラント医療機器の市場規模の推移を（図 11.6）に示した。この分野の生体機能を補助または代行する治療系の医療機器は、1990 年代から医療機器全体の市場拡大を牽引する役割を果たしてきたが、近年では安定した市場規模を維持している。

人工関節の市場規模の急速な拡大は、高齢化や製品の性能向上に伴うことに加えて、他の生体インプラント医療機器に比較して、早期に痛みを和らげる効果が高いことが認知されたためと考えられる。また、スポーツ振興に伴う患者数の増加も、関節系の医療機器の市場拡大に関与しているものと思われる。

骨・関節材料については、日本の伝統的な窯業技術の裏付けが大きいが、アルミナやジルコニアなどの高強度、生体内安定性セラミックによる骨荷重部充填部材や人工関節の摺動部材の開発を世界に先駆けて行い、さらに、リン酸カルシウムや水酸アパタイトなどの生体活性セラミックによる骨伝導性の高い人工骨材の開発にまい進したことが世界の主導権を取ったことの主因である。

一方、補助人工心臓については、連続流ポンプ技術で一頭地抜きん出ていたことが体内埋め込み式小型遠心ポンプの臨床応用に導いた主因といえる。これらは高性能で耐久性に優れたが軸受けに特徴があり、これが簡便で適応性に優れた連続流ポンプの成功、さらには人工肺と組み合わせた血液ポンプの開発へと展開されている。この成功は、日本が得意とする材料技術、加工技術、小型化技術などを基盤とし、医工連携、産官学共同による開発体制のソフト面を強化したことが鍵を握っていたといえる。多くの人工器官の開発と商品化で遅れをとり日本市場を席巻された中で例外的な成功例の1つである。

いずれにせよ、医側と工側（企業）の両方に、たまたま進取の気性に富んだ人材がいたことが好結果をもたらしたもので、今後このような状況を恒常化、組織化することが先決である。

その他の注目分野の中で、近年需要の多い眼内レンズは欧米に水をあけられており複数の産業技術のさらなる融合化が求められる。人工内耳、ペースメーカー、除細動器は今後需要の多いハイテク医療機器であるが日本に分が悪く、電子技術、制御技術と臨床のより一層の協力関係が必要である。また、椎体、椎間板、人工弁は今後の急激な高齢社会での需要が高いにもかかわらず日本の低調さが顕著であり、国による医療産業政策の強力な推進と組織的な医工連携の構築が不可欠である。

## 参考文献

1) 平成23年版高齢社会白書，内閣府，2011
2) 非破壊試験分野の赤外線サーモグラフィ試験関連規格
 ・ISO/FDIS 10878:2011 "Non-destructive testing-Infrared thermography-Vocabulary"
 ・JIS Z 2300:2010　非破壊試験用語
 ・NDIS 3005:2010　赤外線サーモグラフィによる非破壊試験の標準用語
 ・NDIS 3427:2009　赤外線サーモグラフィ試験方法通則
 ・NDIS 3425:2008　熱弾性応力測定法
 ・NDIS 0604:2009　赤外線サーモグラフィ試験－技術者の資格及び認証
 　（NDIS：日本非破壊検査協会規格）

3) K. Hyodo, C. Xu, H. Mishima and S. Miyakawa, Optical Stress Imaging for Orthopedic Biomechanics – Comparison of Thermoelastic Stress Analysis and Developed Mechanoluminescent Method, IFMBE Proceedings, 1, Volume 31, Pages 545-548, 2010
4) 立石哲也編著,"メディカルエンジニアリング",米田出版(2000)
5) 立石哲也,田中順三編著,"再生医療工学",工業調査会(2004)
6) 立石哲也,田中順三,角田方衛編著,"生体医工学の軌跡",米田出版(2007)
7) (財)産業研究所編,"わが国医療機器産業の特性と国際競争力強化方策に関する研究"(2007)
8) 特許庁編,"平成17年度特許出願技術動向調査報告,人工器官"(2006)

(立石哲也、兵藤行志、鈴木　仁)

# 第 12 章　整形外科インプラントの開発およぴ標準化動向

## 12.1　はじめに

　超高齢化社会を迎え、図 12.1 に示すように、転倒などに伴う大腿骨頸部骨折は女性に多く見られ、60 歳から急速に増加している。すなわち、骨粗鬆症などを原因とする骨折患者の増加により、骨折が寝たきりになる症例の原因の 3 位に位置するともいわれている（図 12.1：日本整形外科学会調査参照）。

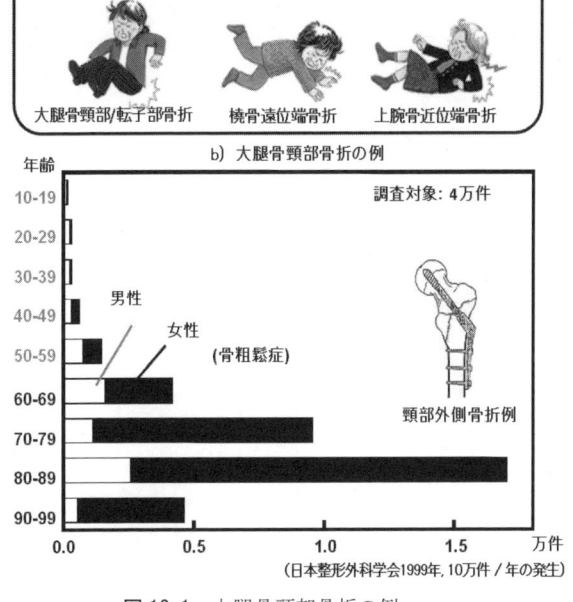

図 12.1　大腿骨頸部骨折の例

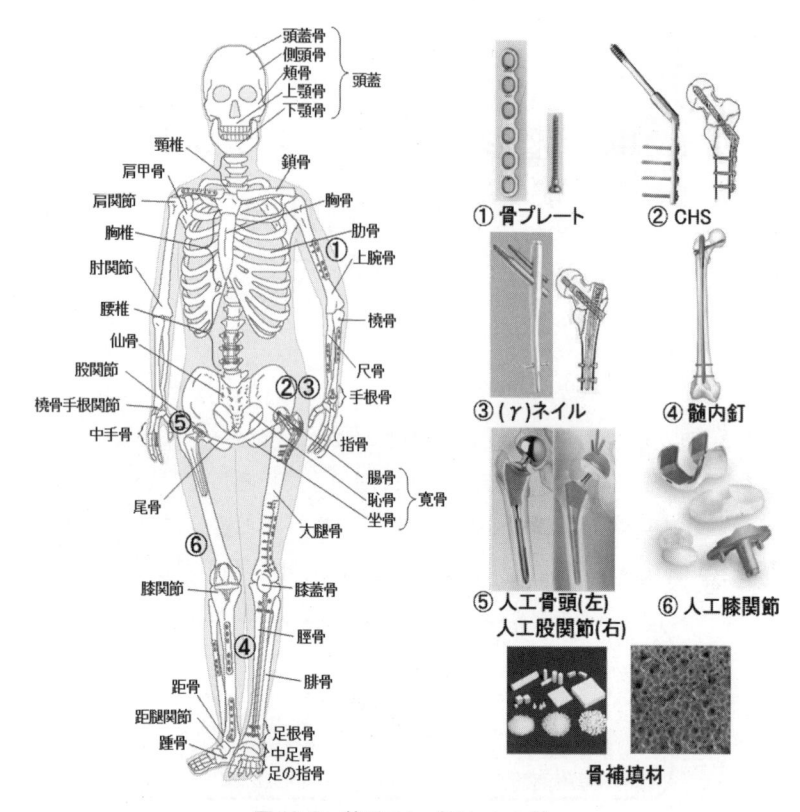

図 12.2　整形インプラントの例

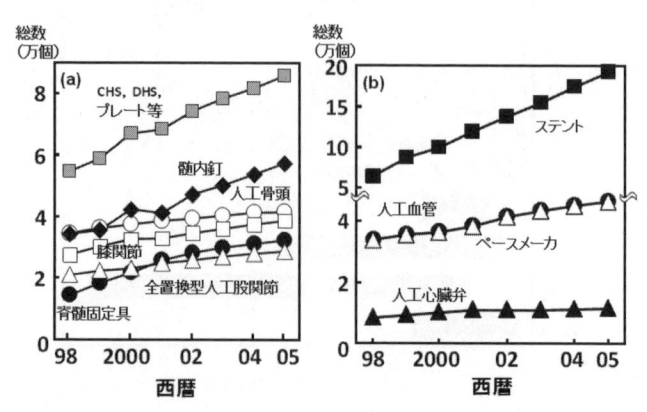

図 12.3　インプラントの市場予測。(a) 整形外科系、(b) 血管外科系

## 第 12 章　整形外科インプラントの開発および標準化動向

治療技術の急速な進歩に伴い、図 12.2 に例示した骨・関節治療用インプラント（骨プレート、スクリュー、CHS（Compression Hip Screw）、DHS（Dynamic Hip Screw）、(γ) ネイル、髄内釘、人工骨頭、人工股関節、人工膝関節、脊椎固定具および骨補填材など）の使用量は、年々増加している（図 12.3 参照）。

特に、骨折治療用インプラントの代表である CHS、DHS、髄内釘、人工骨頭および脊椎固定具の使用量の増加が著しいことがわかる。これは、骨温存治療技術の急速な進歩に伴い、プレートあるいはロッドとスクリューを組み合わせた手術手技が増加しているためである。

人工股関節置換術の例を図 12.4 に示す。人工股関節は、ソケットと呼ばれる超高分子量ポリエチレン（UHMWPE）と金属シェルからなる寛骨臼コンポーネント（骨盤側）、およびステムと骨頭からなる大腿骨コンポーネントから構成される。人工股関節置換術の最大のメリットは、寝たきりが解消されるとともに無痛性（関節の疼痛の消滅）が得られることである。循環器・血管系インプラントの使用量も同様に増加が見込まれている。このように超高齢化社会の到来に伴い、医療機器産業は、市場の急成長が確実視されている。

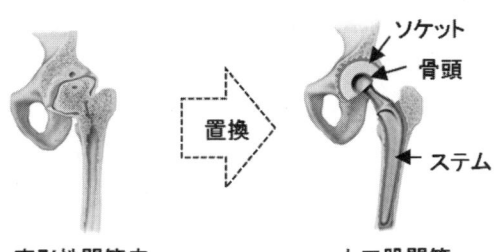

図 12.4　人工股関節置換術（失われた股関節機能を再生）

整形外科分野では、力学的安全性が長期の臨床成績に影響を与えることが多いため、多くの製品に対して高い耐久性、すなわち強度と延性のバランスに優れた金属材料が使用されている。体内に埋入して使用されるインプラン

```
           ┌──────────────┐    ┌──────────────┐
           │ 生物学的適合性 │    │  力学的適合性  │
           └──────┬───────┘    └──────┬───────┘
                  │                   │
                  ▼         ▲         ▼
```

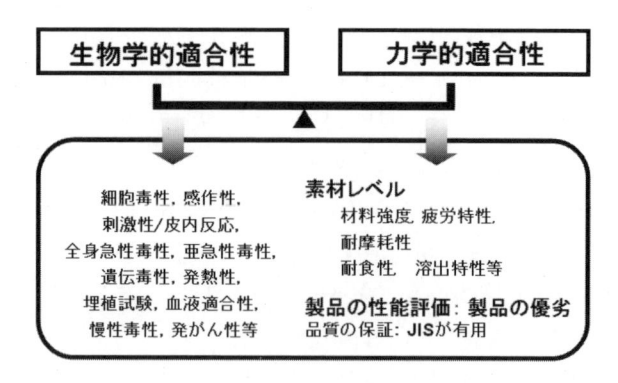

細胞毒性, 感作性,　　　　素材レベル
刺激性/皮内反応,　　　　材料強度, 疲労特性
全身急性毒性, 亜急性毒性,　耐摩耗性
遺伝毒性, 発熱性,　　　　耐食性, 溶出特性等
埋植試験, 血液適合性,
慢性毒性, 発がん性等　　　製品の性能評価：製品の優劣
　　　　　　　　　　　　品質の保証：JIS が有用

図 12.5　インプラントに求められる安全性

トの場合、図 12.5 に示すように生物学的安全性の他に力学（構造）的安全性が必要となる。生体内で使用されるため、生物学的安全性では、JIS T 0993 に規定されるように多くの試験が求められる。

　力学的安全性では、素材および製品レベルでの評価が必要となる。素材レベルでの評価では、ミクロ組織、強度・延性、疲労強度、耐食性、さらに、摺動部に使用される場合には、耐摩耗性の評価が必要となる。製品を用いた性能評価では、製品の品質、安全性および有用性を立証するため、製品の形状に応じた各種性能評価試験を行う必要がある。インプラント関連の JIS を表 12.1 に示す。生物学的安全性評価法、各種金属材料規格および金属材料の耐食性などの評価法に関して JIS が制定されている。金属の材料規格では、ステンレス鋼、高窒素ステンレス鋼、Co-Cr 合金および Ti 材料に関して、化学組成、金属組織、引張り強さの最小値および延性の最小値などが規定されている。

　インプラント分野では、欧米での開発が先行し、最初に輸入品が導入されたため、現在でも輸入品に依存する傾向が続いている。国産品のシェアは、多いもので 10%前後と、診断機器分野などに比較して著しく低くなっている。骨格など体形差の考慮を必要とするインプラントでは、国内製品が少ないため、患者の選択支が限られるケースも非常に多い。

# 第12章 整形外科インプラントの開発および標準化動向

**表 12.1 インプラント関連の JIS および関連通知**

| | |
|---|---|
| JIS T 0993-1:2005 | 医療機器の生物学的評価-第1部: 評価および試験方法 |
| JIS T 7401-1:2002 | 外科インプラント用チタン材料-第1部:チタン |
| JIS T 7401-2:2002 | 外科インプラント用チタン材料-第2部: Ti-6Al-4V合金展伸材 |
| JIS T 7401-3:2002 | 外科インプラント用チタン材料-第3部: Ti-6Al-2Nb-1Ta合金展伸材 |
| JIS T 7401-4:2009 | 外科インプラント用チタン材料-第4部: Ti-15Zr-4Nb-4Ta合金展伸材 |
| JIS T 7401-5:2002 | 外科インプラント用チタン材料-第5部: Ti-6Al-7Nb合金展伸材 |
| JIS T 7401-6:2002 | 外科インプラント用チタン材料-第6部: Ti-15Mo-5Zr-3Al合金展伸材 |
| JIS T 7402-1:2005 | 外科インプラント用コバルト基合金-第1部: コバルト-クロム-モリブデン合金鋳造材 |
| JIS T 7402-2:2005 | 外科インプラント用コバルト基合金-第2部: コバルト-クロム-モリブデン合金展伸材 |
| JIS T 7402-3:2005 | 外科インプラント用コバルト基合金-第3部: コバルト-クロム-タングステン-ニッケル合金展伸材 |
| JIS T 7402-4:2005 | 外科インプラント用コバルト基合金-第4部: コバルト-クロム-ニッケル-モリブデン-鉄合金展 |
| JIS T 7403-1:2005 | 外科インプラント用鉄基合金-第1部: ステンレス鋼 |
| JIS T 7403-2:2005 | 外科インプラント用鉄基合金-第2部: 高窒素ステンレス鋼 |
| JIS T 0301:2000 | 金属系インプラント材料の細胞適合性評価方法 |
| JIS T 0302:2000 | 金属系生体材料のアノード分極試験による耐食性の評価方法 |
| JIS T 0303:2000 | 人工関節用材料のピンオンディスク法による摩耗試験方法 |
| JIS T 0304:2002 | 金属系生体材料の溶出試験方法 |
| JIS T 0305:2002 | 擬似体液中での異種金属間接触腐食試験方法 |
| JIS T 0306:2002 | 金属系生体材料の不動態皮膜のX線光電子分光法(XPS)による状態分析 |
| JIS T 0309:2009 | 金属系生体材料の疲労試験方法 |
| JIS T 0310:2009 | 金属系生体材料の切欠き効果及び疲労き裂進展特性の試験方法 |
| JIS T 0311:2009 | 金属製骨ねじの試験方法 |
| JIS T 0312:2009 | 金属製骨接合用品の曲げ試験方法 |
| JIS T 0313:2009 | 金属製骨接合用品の圧縮曲げ試験方法 |
| TS T 0011:2008 | 骨組織の薄切標本の作成方法 |
| TS T 0013:2009 | 数値シュミレーションによる金属製人工股関節大腿骨ステムの疲労強度評価法 |
| 薬食機発第0306001号 | 人工股関節の審査ガイドラインについて |
| 薬食機発第0306004号 | 人工膝関節の審査ガイドラインについて |
| 薬食機発第1203第1号 | 体内固定用髄内釘審査ガイドラインについて |
| 薬食機発第0730第7号 | 体内固定用ピン審査ガイドラインについて |
| 薬食機発第0730第4号 | 体内固定用ケーブル審査ガイドラインについて |
| 薬食機発第0730第1号 | 体内固定用コンプレッションヒップレート審査ガイドラインについて |
| 薬食機発第0730第10号 | 体内固定用ネジ及び体内固定用プレート審査ガイドラインについて |
| 薬食機発第1215第1号 | 整形外科用骨接合材料カスタムメイドインプラントに関する評価指標 |
| 薬食機発第1207第1号 | 整形外科用カスタムメイド人工関節に関する評価指標 |
| 医療機器開発ガイドライン | |
| ・次世代(高機能)人工股関節, ハイブリット型人工骨・骨補填材 | |
| ・カスタムメイド骨接合材料, カスタムメイド人工股関節 | |

## 12.2 医療機器のクラス分類

医療機器は、生命に対する危険度の度合いにより、表12.2の左側に示したように4つのクラスに分類される。生命に対する危険度の最も少ないクラスIでは、製造承認申請が不要となる。平成17年4月から改正薬事法が施行され、診断機器などクラスIIの管理医療機器の審査においては、JISに基づく第三者認証制度が導入され、第三者認証機関による審査・認証が行われている。整形外科インプラント（骨折治療機器、人工関節）などクラスIIIおよび

表 12.2　医療機器のクラス分類および関連通知

| クラス | 分類 | 例 |
|---|---|---|
| I | 不具合が生じた場合でも、人体へのリスクが極めて低いもの。 | 血液分析装置等体外診断装置、X線フィルム、メス・ハサミ等、歯科技工用品等 |
| II | 不具合が生じた場合でも、人体へのリスクが比較的に低いもの。 | MRI等画像診断機器、電子内視鏡、消化器用カテーテル、超音波診断装置、歯科用合金等 |
| III | 不具合が生じた場合、人体へのリスクが比較的高いもの。 | 整形インプラント、透析器、バルーンカテーテル、コンタクトレンズ等 |
| IV | 不具合が生じた場合、生命の危険に直結する恐れがあるもの。 | 人工心臓弁、ペースメーカー、ステント等 |

薬事申請での分類

| 一般医療機器 | |
|---|---|
| 承認不要 | |

| 管理医療機器 | |
|---|---|
| 厚生労働大臣が基準を定めた品目 | JIS等基準のない承認対象品目 |
| 第三者認証機関による認証 | 厚生労働大臣による承認 |

| 高度管理医療機器 |
|---|
| 厚生労働大臣による承認 (医薬品医療機器総合機構での審査) |

ステントなどの生命の危険に直結するクラスIVの高度管理医療機器に対しては、規格・基準に基づく審査が導入され、クラスIIIとIVおよび承認基準がない管理医療機器に関しては、安全性が十分に保障されるように独立行政法人医薬品医療機器総合機構（PMDA）において、審査が行われている（表 12.2 右側参照）。

## 12.3　整形外科インプラントの破損解析

使用量が日本に比べ4～5倍多く、不具合情報が以前から蓄積されている米国医薬食品局（FDA）DB（Manufacturer and User Facility Device Experience Database）を有効活用し、整形外科インプラント製品の破損事例を抽出・解析した。1992～2001年までの整形外科分野の363886件の不具合情報から、力学特性に最も関係深い破損例に焦点を絞り、5488件を抽出した。スクリュー、骨プレート、CHS、髄内釘、（γ）ネイルなどの骨接合用品および人工股関節・膝関節の全不具合件数、破損件数、全不具合に占める破損の割合および不具合発生率の年度推移を図12.6に示す。

不具合報告数は、いずれも増加傾向にあり、人工股関節・膝関節のほうが、骨接合用品に比べてかなり多い。図12.6（c）に示した全不具合に占める破損の割合の年度推移は、人工股関節・膝関節の破損件数では、全不具合の約20%以下であるが、骨接合用品では、全不具合に対する破損の占める割合が約

第 12 章　整形外科インプラントの開発および標準化動向　　***187***

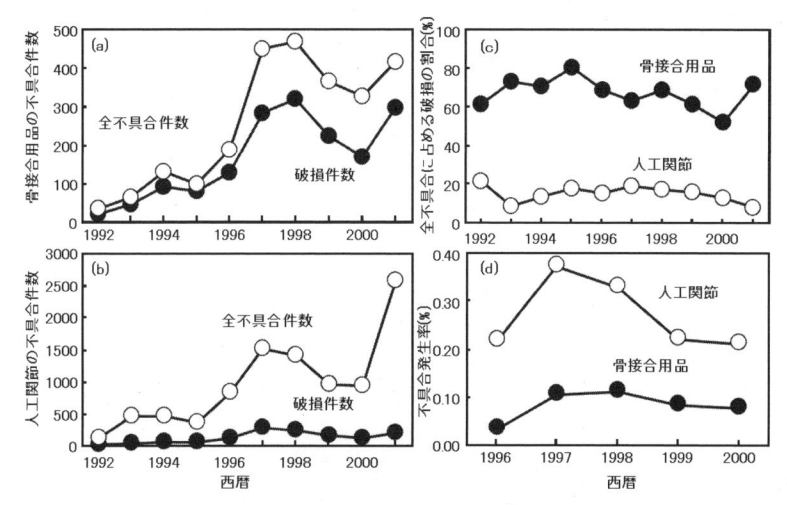

図 12.6　不具合件数の年度推移。(a) 骨接合用品（骨プレート、スクリュー、CHS、ネイル、髄内釘）の全不具合件数および破損件数の推移、(b) 人工股関節および人工膝関節の全不具合件数および破損件数の推移、(c) 全不具合に占める破損症例の割合、(d) 骨接合用品および人工関節の不具合発生率（調査対象：50 万件/年）

70％と非常に高くなっている。図 12.6（d）に示した不具合発生率は、人工関節で 0.2％程度、骨接合用品で 0.1％程度と類推される。ただし、不具合発生率の母数には、米国における年間使用数の推定値を用いた。

スクリューの破損の約半数は、手術中に発生していた。破損したスクリューの適用部位では、股関節（7％）、大腿骨（6％）と荷重がかかる下肢部が多く、次いで脊椎（6％）の順であった。骨プレートの破損部位では、大腿骨が約 22％で最も多く、次いで脛骨が多くなっていた。

骨プレートは、骨癒合の後抜去する場合が一般的であるが、米国では抜去しないケースも多く、5 年以上の長期埋め込み後の破損が、大腿骨・脛骨で数件みられた。CHS の破損箇所では、サイドプレートでの破損が最も多く、ラグスクリュー、サイドプレートのスクリューの順となっている。また、髄内釘の破損は、スクリューよりもロッドでの破損がほとんどで、髄内釘ロッドの破損箇所は、近位ネジ穴が最も多く、次いで遠位ネジ穴が多く、合わせると約 6 割がロッドのネジ穴位置で発生していた。同様に γ ネイルでもネジ

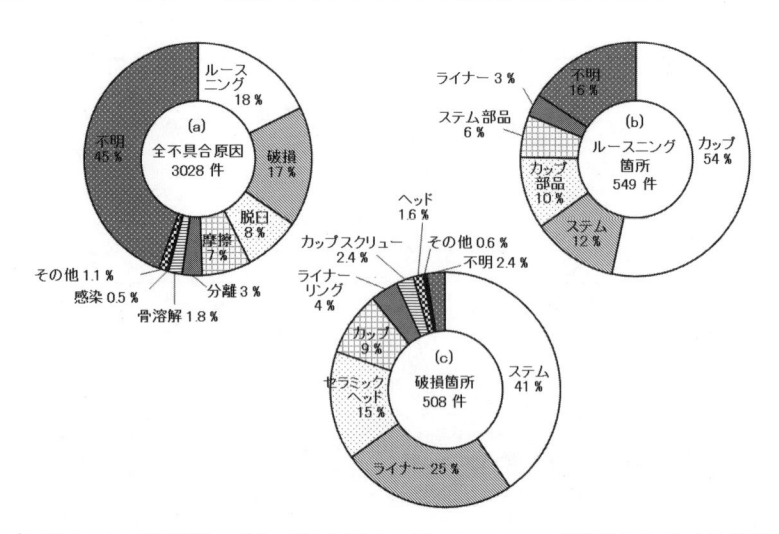

図 12.7 人工股関節の (a) 不具合原因、(b) ルースニング箇所および (c) 破損箇所

穴のあるロッドでの破損が約9割を占めた。γネイルでは、CHSと比較するとラグスクリューでの破損が少ないことがわかった。

人工股関節の全不具合報告3028件について調査した結果を図12.7に示す。最も多い不具合は、ルースニング（緩み）であったが、破損もほぼ同程度の割合を占めていた。ルースニング箇所では、カップが半数以上を占めており、次いで、ステム、カップ部品であった。破損箇所では、ステムが約4割で最も多く、次いでライナー、セラミックヘッドであった。ステムの破損箇所では、細くなっているネックや中間位置での破損が多かった。人工膝関節の全不具合6109件について調査した結果、不具合原因で最も多かったのは、摩耗で、全体の約4分の1を占めた。次いで、破損とルースニングが同程度であった。破損箇所については、脛骨インサートが約3分の1で最も多く、次いで脛骨ベースプレート、パテラ（膝蓋骨）の順であった。

実際に破損した人工関節ステムや髄内釘、スクリューの破面観察では、破壊起点部から疲労破壊特有の破面が観察されており、破壊の原因の多くに疲労が関与していることを示唆している。

以上のことから、スクリューなどの骨接合用品では、短期間で破損が起こ

っていることを考慮して、材料の引張り強さと延性バランスを重視してネジ穴やネジ部など製品のデザイン設計を行い、人工関節では、長期使用での破損を減少させるため、初期の強度だけでなく $10^7$ 回以上での疲労強度を考慮して製品のデザイン設計を行うことが重要となる。

## 12.4 インプラント用金属材料と力学特性

### 12.4.1 強度と破断伸びの関係

JIS（国内規格）、ISO（国際規格）およびASTM（米国規格）に規格化されているインプラント用金属材料の強度と破断伸びの関係を図12.8および図12.9に示す。

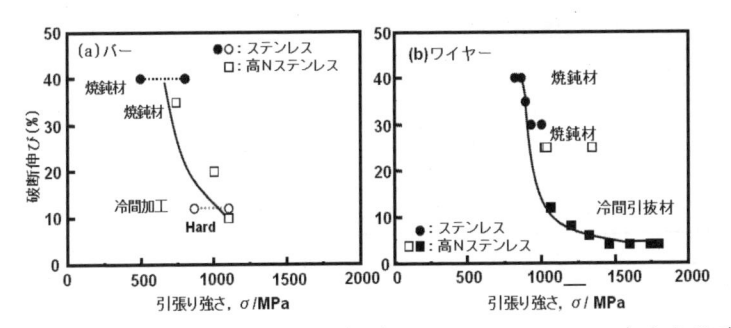

図12.8 規格化されているステンレス鋼（Cr:18%、Ni:15%、Mo:3%）および 高窒素ステンレス鋼（Cr:21%、Ni:10%、Mo:3%、N:0.25～5%）の強度と延性の関係

強度と延性バランスを考慮したこれらの材料を使用環境に応じて適切に使用することにより、優れた性能を有するインプラント製品が容易に製造できることがわかる。骨接合用品では、治癒過程初期に必要な強度と剛性（ヤング率）が求められ、チタン材料と高強度ステンレス鋼が使用されている。セメントタイプの人工関節ステムでは、骨セメントとの適合性の観点から剛性の低いチタン合金の使用が急速に減少し、高強度・高剛性のCo-Cr-Mo合金およびステンレス鋼の使用量が急速に増加している。表面処理機能を有するセメントレスタイプの人工関節ステムでは、チタン合金がほとんどで、一部高強度Co-Cr-Mo合金が使用されている。

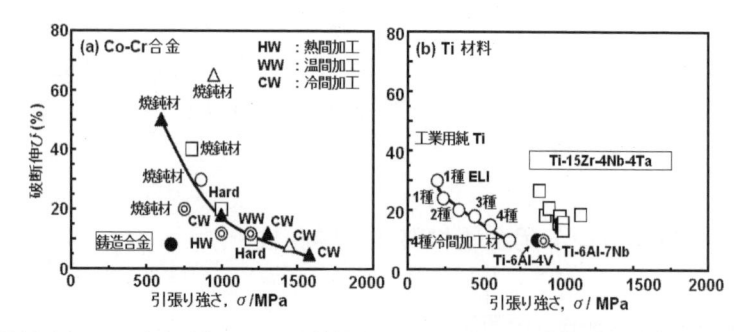

図 12.9　Co-Cr 合金（a）および Ti 材料（b）の引張り強さと破断伸びの関係。Co-Cr 合金（●、◎：Co-28Cr-6Mo、○：Co-20Cr-15W-10Ni、□：Co-35Ni-20Cr-10Mo、△：40Co-16Ni-20Cr-7Mo-17Fe、▲：Co-20Ni-20Cr-5Mo-4W-5Fe）

### 12.4.2　金属材料の使用動向

整形外科インプラント分野では、体内で長期間使用されることが多いため、強度と延性のバランスに優れた金属材料が非常に多く使用されている。整形外科分野で使用されている金属材料の動向を図 12.10（a）に示す。

**(a) 材料の使用動向**

| 人工股関節 | 使用材料 |
| --- | --- |
| ・セメントステム<br>・セメントレスステム | ・Co-Cr-Mo，高Nステンレス鋼<br>・Ti-6Al-4V合金，Co-Cr-Mo |

**(b) インプラント用チタンおよびチタン合金の分類**

| α 構造(hcp) | α-β 構造 | β 構造(bcc) |
| --- | --- | --- |
| 大 ← α 安定化元素<br>[Al, O, Zr 等] | | β 安定化元素 → 大<br>(Mo, Fe, Nb, Ta 等) |
| | 大 ← 疲労特性 | |
| | | 冷間加工性 → 大 |
| | | → 製造コスト大 |
| | | → 加工コスト大 |
| 工業用純Ti<br>(JIS T 7401-1) | Ti-6Al-4V (JIS T 7401-2)<br>Ti-6Al-2Nb-1Ta (JIS T 7401-3)<br>Ti-6Al-7Nb (JIS T 7401-5)<br>Ti-15Mo-5Zr-3Al (JIS T 7401-6)<br>Ti-13Zr-13Nb (ASTM F 1713)<br>Ti-15Zr-4Nb-4Ta (JIS T 7401-4) | Ti-15Mo (ASTM F 2066)<br>Ti-12Mo-6Zr-3Fe (ASTM F 1813)<br>Ti-35Nb-7Zr-5Ta (米国30年前から) |

図 12.10　整形インプラント材料の動向

セメントタイプのステムでは、骨セメントが骨内に浸入したセメントマントルとステム間のマイクロモーションなどにより、剛性の低いチタン（Ti）合金では、腐食が起こることが懸念されつつあるため、Ti 合金の使用量は減少する傾向がみられる。その代わり、高強度・高剛性を示す Co-Cr-Mo 合金（引張り強さ：1300 MPa、ヤング率：240 GPa）および冷間加工処理を加えたステンレス鋼（引張り強さ：1100 MPa、ヤング率：170 GPa）などの使用量が国内外において増加する傾向がみられる。

一方、骨進入（ボーングロース）を促進する表面改質処理を有するセメントレスステムでは、Ti 合金が使用されている。高強度を示す Co-Cr-Mo 合金の $10^7$ 回の疲労強度は、1100 MPa とかなり高い。Ti 合金の疲労特性について考察しよう。母相（マトリックス）が α（hcp：最密六方構造）相である Ti-6Al-4V 合金および Ti-15Zr-4Nb-4Ta 合金の $10^7$ 回の疲労強度（730 MPa）は、母相が β（bcc：体心立方構造）相である β 型 Ti-15Mo-5Zr-3Al 合金（400 MPa）に比べるとかなり高くなる。

### 12.4.3　チタン材料の動向

セメントレスステムに多く使用されている Ti 合金では、図 12.10（b）に示したように α（hcp：最密六方構造）相と β（bcc：体心立方構造）相の二相組織を有する α-β 型 Ti 合金が主力となっている。α-β 型合金の代表である Ti-6Al-4V 合金が広く使用されている。また、Ti-6Al-4V 合金以外のインプラント用合金では、ジルコニウム（Zr）、ニオブ（Nb）、タンタル（Ta）が用いられている。この α-β 型合金は、β（bcc）相をマトリックスとする β 型合金に較べ、単純な焼鈍熱処理により比較的高い疲労強度が得られる特徴がある。

### 12.4.4　金属材料の生体適合性

金属材料では、生体内で材料表面から徐々に溶出する金属イオンの溶出量の大小（耐食性の良否）が、細胞毒性、感作性、遺伝毒性、埋植特性などの生物学的安全性を左右する。溶出する金属イオンの量は、生体内において金属表面に生成する不動態皮膜（酸化皮膜）の安定性とその強固さに依存して変化する。図 12.11 にまとめて示した各種金属の細胞適合性と耐食性の関

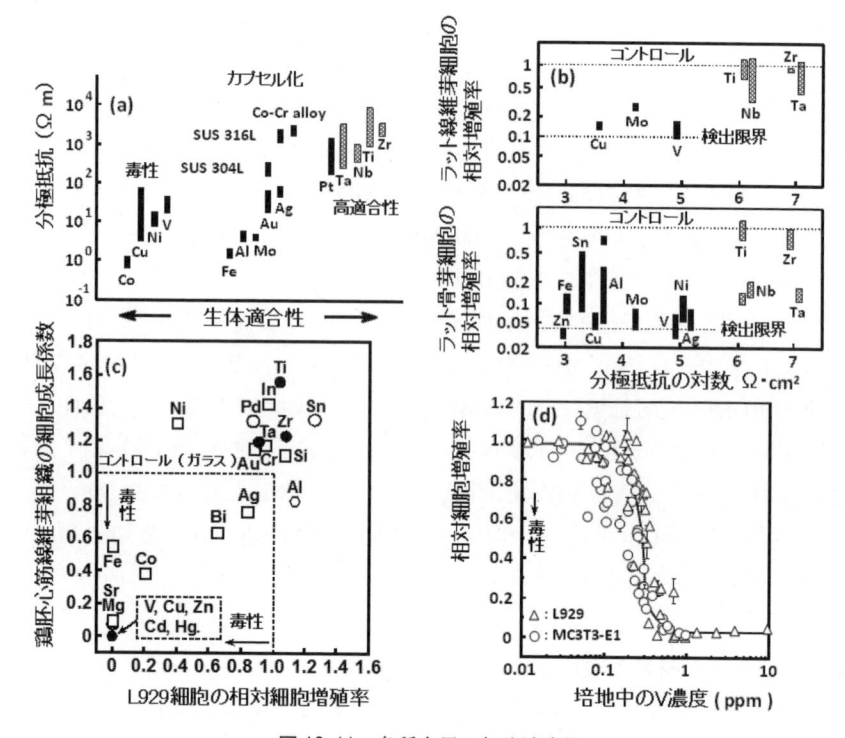

図 12.11 各種金属の細胞適合性

係[1-3] を用いて説明する。

　図 12.11 (a) の縦軸に示した分極抵抗の値が大きいジルコニウム（Zr）およびタンタル（Ta）は、生体内で溶出する金属イオンの量が少なく耐食性の高い金属元素である。図 12.11 (b) および (c) に示した細胞の相対増殖率が、コントロール（細胞毒性を示さない比較材）での値である 1 に近いほど生体内での細胞組織との適合性が高くなる。図 (b) に示した軟組織由来のラット線維芽細胞および骨組織由来のラット骨芽細胞のいずれに対しても Ti と Zr で優れた細胞適合性を示す。V イオンの細胞毒性は、図 (d) に示したように 0.2 ppm から急増する。

### 12.4.5 オキサイドジルコニウム

Zr合金では、Zrに2.5%（質量%）のNbを合金元素として添加したZr-2.5%Nb合金が使用されている[4]。この合金を500℃付近の温度で8時間以上保持後、空冷する時効処理を施すことにより、合金表面に酸化皮膜（$ZrO_2$）を形成する。人工関節用としては、酸化皮膜の厚さ5μmのものが採用されている。

### 12.4.6 高生体親和性 Ti-15Zr-4Nb-4Ta 合金

Ti-15Zr-4Nb-4Ta 合金が、高生体親和性 Ti 合金として、わが国において開発され、JIS T 7401-4（表12.1参照）に規格化されている。TiにZr、Nb、Taを複合添加すると、$TiO_2$皮膜中で$ZrO_2$、$Ta_2O_5$、$Nb_2O_5$ となり $TiO_2$ 皮膜を強固にする。そのため、図12.12に示すようにTi-6Al-4V合金に比べ溶出イオンの量が少なく、室温強度特性、疲労特性に優れた高生体適合性を有する Ti 合金となる。Ti-6Al-4V合金と溶解・鍛造プロセスは同じであるが、合金元素が高価となるため溶製コストがやや高くなる。

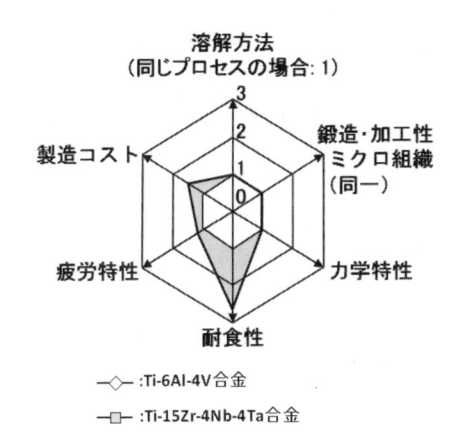

図 12.12　Ti-15Zr-4Nb-4Ta 合金の特性比較

図 12.13 に示すように、ウサギ大腿骨に埋植試験後の引抜き試験結果、機械加工に比べて、ショットブラストした試料では、最大引抜き荷重の増加がみられる[5]。

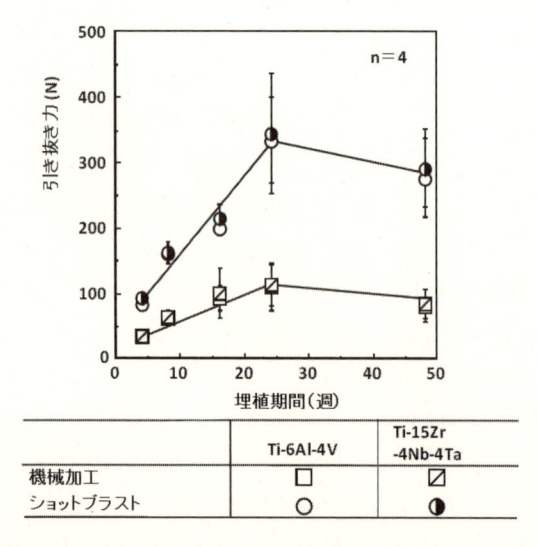

図 12.13　ウサギ大腿骨への埋植試験後の引き抜き力の比較

### 12.4.7　金属材料の耐食性試験

　金属材料では、生体内で材料表面から徐々に溶出する金属イオンの溶出量の大小が、生物学的安全性を左右する。金属イオンの溶出量は、JIS T 0304によって評価でき、溶出するイオンの量は、金属表面に生成する不動態皮膜（酸化皮膜）の安定性とその強固さに依存する。不動態皮膜の強さは、JIS T 0302によって、不動態皮膜中の元素の役割は、JIS T 0306によって測定できる。

### 12.4.8　金属材料の疲労試験

　破損した製品の破面観察では、破壊起点部から疲労破壊特有の破面が観察され、破壊原因の多くに疲労が関与している。破損防止の観点からは、強度だけでなく耐久性を考慮した製品設計を行うことが重要となる。最小直径：4.5 mm の砂時計タイプの疲労試験片を用い、37℃のリンゲル液中で、2 Hz の正弦波で測定した S-N 曲線の例を図 12.14 に示す。10 年分の歩行に相当する $10^7$ 回の疲労強度が疲労特性の目安となる。

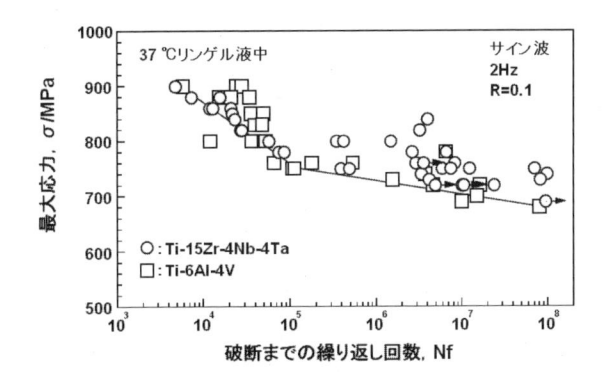

第12章 整形外科インプラントの開発および標準化動向　　*195*

図12.14　Ti-15Zr-4Nb-4Ta合金とTi-6Al-4V合金での疲労特性の比較

## 12.5　骨接合材料の力学試験方法

　骨接合材料の力学試験方法に関して、3件のJISが最近制定されている。治癒過程初期に必要な強度と剛性（ヤング率）の評価が重要となる。

### 12.5.1　強度と剛性の評価

　骨プレート、髄内釘ロッドおよびネジの4点曲げ試験の模式図を図12.15（a）～（c）に示す。荷重ローラの配置は、骨プレートの中心にある2つのネジ穴を挟んだ位置とし、荷重ローラ間距離：支持ローラ間距離=1：3とした場合（2穴外、図（a）に示すとおり）が一般的となる。クロスヘッド速度10 mm/minで、図（g）に示す荷重-変位曲線を測定する。支持ローラと荷重ローラ間距離の0.2%をオフセット変位とし、オフセット荷重（P）を用いて、次式により曲げ強度および曲げ剛性を算出する。曲げ強度（N・m）は、$M=h \times P/2$、曲げ剛性（$N \cdot m^2$）は、$E=(2h+3k) \times 傾き \times h^2/12$で表される。ここで、傾きは荷重-変位曲線から得られる傾きで、hは荷重ローラと支持ローラ間の距離、kは荷重ローラ間の距離となる[5]。

　骨端プレート、CHS（Compression Hip Screw）およびショートフェモラルネイルの圧縮曲げ試験治具の模式図を図12.15（d）～（f）に示す。荷重負荷

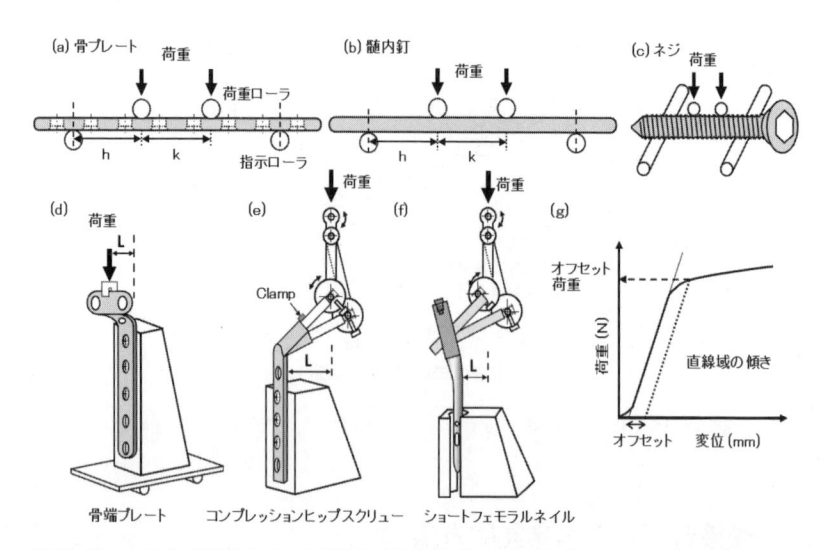

**図 12.15** 4 点曲げ試験および圧縮曲げ試験治具。(a) 骨プレート、(b) 髄内釘、(c) ネジ、(d) 骨端プレート、(e) CHS、(f) ショートフェモラルネイル、(g) 荷重-変位曲線

部の角度が試料の動きに合わせて変化する治具と、サイドプレートに対して平行な荷重を負荷し台座のコロにより左右に試料が移動する。骨端プレートの固定については、サイドプレートの一番上のネジ穴をあけ 2 番目以下のネジ穴を治具に固定し、プレートの上端部分に荷重がかかるように試験を行う。CHS に関しては、試料ごとにサイドプレートの内側のカーブとネジ穴の位置にあわせた補助治具を作製し、ショートフェモラルネイルでは、ネイル部分を挟み込んで固定する。

CHS およびショートフェモラルネイルでは、ラグスクリューのネジ山中央付近に荷重がかかり、CHS のサイドプレートの一番上のネジ穴を 1 つあけて圧縮曲げ剛性と圧縮曲げ強度を測定する。ショートフェモラルネイルでは、ネイルの長さと形状に応じて、釘の遠位端から 60〜75 mm を目安に固定する[7]。

クロスヘッド速度 10 mm/min で、荷重-変位曲線を測定し、圧縮曲げ剛性（N/m）は、荷重-変位曲線の傾きとなる。圧縮曲げ強度は、サイドプレートあるいはネイルの内側から荷重点までの距離（レバーアーム：L、単位：m）

とオフセット荷重（P、単位：N）により、圧縮曲げ強度（N・m）=L×P と定義できる。L の 0.2％変形量に相当するオフセット変位に対する荷重を荷重-変位曲線から測定し、オフセット荷重とする。

### 12.5.2　骨接合材料の耐久性試験

1 日あたりの平均的な歩行 5000 歩/2 を考慮して、$1×10^6$ 回以上まで L-N 曲線（縦軸に最大荷重、横軸に破断までの繰り返し数を対数目盛りで表示）を取得することにより、耐久性を評価できる。図 12.15 に示した治具を用い、4 点曲げ試験では、荷重ローラ間距離：支持ローラ間距離=1：3、波形：サイン波、応力比（最小荷重/最大荷重）R=0.1 となる [8]。圧縮曲げ治具では、サイン波、応力比（最小荷重/最大荷重）R=0.1、周波数は、骨端プレートでは 1 Hz、CHS では 5 Hz、ショートフェモラルネイルでは 3 Hz が基本となる [8]。

### 12.5.3　骨ネジの力学試験方法

ねじり破壊試験、模擬骨へのねじ込み試験および模擬骨へのねじ込み試験

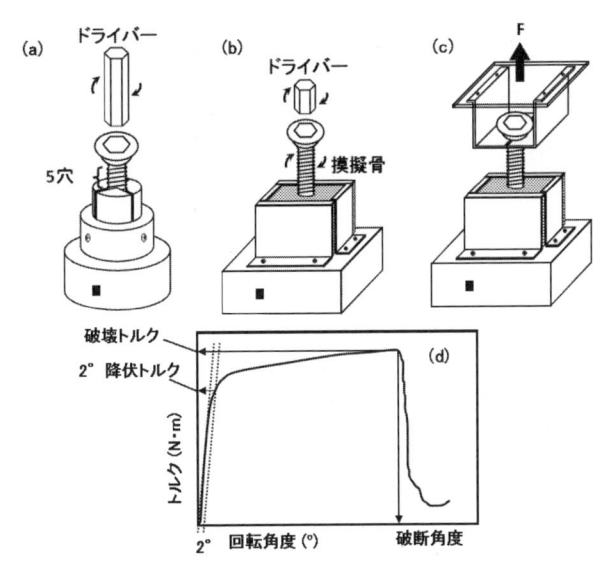

図 12.16　ネジの力学試験用試験治具。(a) ねじり破壊試験、(b) ねじ込み試験、(c) 引抜き試験、(d) 角度-トルク曲線

後の引抜き試験の模式図を図 12.16 に示す。破壊試験では、5 つのネジ山を治具から出すことを基本とし、ネジの長さに応じて、3 つもしくは 2 つのネジ山を治具から出した状態で、ネジ側を試験機の下側に取り付けたモーター制御回転装置の治具に固定する。次に、ネジ専用ドライバを上側の治具などに取り付け、荷重が軸方向に負荷されないようにドライバをネジ頭に差し込む。回転速度を 1 rpm で回転させ、破壊するまでねじり力を加え、2°回転した時点での 2°ねじり降伏トルク、破壊した時点での最大トルクを測定する。

　ネジ自身のねじ込み性および固定性などの性能を把握するための模擬骨へのねじ込み試験およびねじ込み試験後の引抜き試験では、力学試験用模擬骨として ASTM F 1839[9] に規格化されている Sawbone 社（Pacific Research、Vashon、WA、USA）製の模擬骨を使用できる。模擬骨をブロックに切断し、試験機下側の治具に固定する。上側の治具に固定したドライバをネジの頭にはめ込み、荷重 100 N を負荷してネジの先端を模擬骨に押し付けつつ、1 rpm の回転速度で模擬骨にねじ込み試験を行い、4 回転までの最大トルクを測定する。ねじ込み試験終了後に、クロスヘッドスピード：10 mm/min で模擬骨からネジを引抜き、最大引抜き荷重を測定する。模擬骨へのねじ込みトルクが高いネジでは、最大引抜き荷重が増大する傾向がみられる[8]。

## 12.6　人工股関節

### 12.6.1　人工関節摺動部の試験方法

　股関節の動きをシミュレートした荷重波形、屈曲/伸展、外転/内転、内旋/外旋による角度変化などが規定されている。この規定条件を満足する試験治具を図 12.17 に示す。図に示した治具では、回転なしで荷重のみが骨頭上部から負荷されるコントロールと、実際の生体内と同じように寛骨臼コンポーネントを固定し、骨頭中心を回転の中心として屈曲/伸展、外転/内転、内旋/外旋の運動をする試験試料をセットする。試験試料とコントロールは、25%血清（子牛）水溶液に浸漬されており、溶液は、循環しつつ 37℃になるように溶液槽下部に取り付けたヒータにより制御されている。

　試験条件は、パソコンにより制御され、試験中の波形変化が常時モニタ可

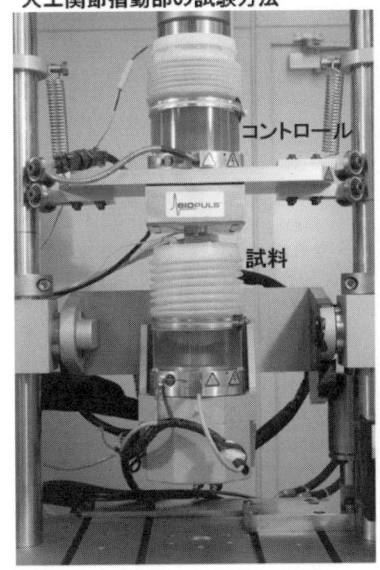

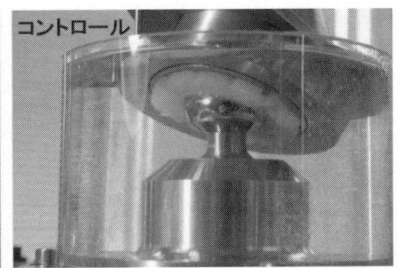

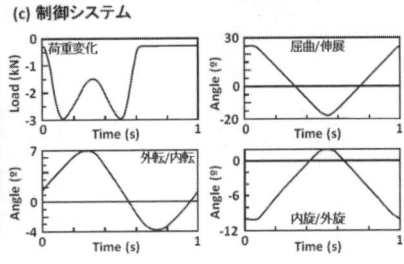

## 第 12 章　整形外科インプラントの開発および標準化動向

**図 12.17　試験装置**

能である。試験条件としては、1 Hz の周波数で、$1 \times 10^6$ サイクルごとに試験を停止して、試験試料とコントロールを洗浄し、摩耗量を計測する。その後、新しい血清水溶液に交換して、$5 \times 10^6$ サイクルまで試験を行う。

ポリエチレンライナーと Co-Cr-Mo 合金製骨頭（26 mm）の組合せに対する摩耗による重量変化を図 12.18 に示す。クロスリンク（架橋）処理ライナーとクロスリンク処理なしとの比較では、繰り返し回数が増加してもクロスリンク処理されたポリエチレンでは、ほとんど摩耗量が増加しない。図 12.18 (a) において、たとえば、A 社 1、A 社 2 および A 社 3 は、A 社の 3 個の同一製品での結果を示す。骨溶解が生じない線摩耗量に関しては、0.1 mm/年以下であることが推奨されている[10]。

図 12.18 (b) に模式的に示したように、体積摩耗量 ≒ $\pi(d/2) \times a \times \rho$、ここで、a：臨床使用での線摩耗量（mm）、d=26 mm、$\rho$=0.936 mg/mm$^3$、1 日あたりの平均的な歩行 5000 歩/2×365 日 ≒ 100 万回を考慮して、臨床での線摩耗量：0.1 mm/年を代入して、摩耗量を算出すると 50 mg/年（100 万回）となり、クロス

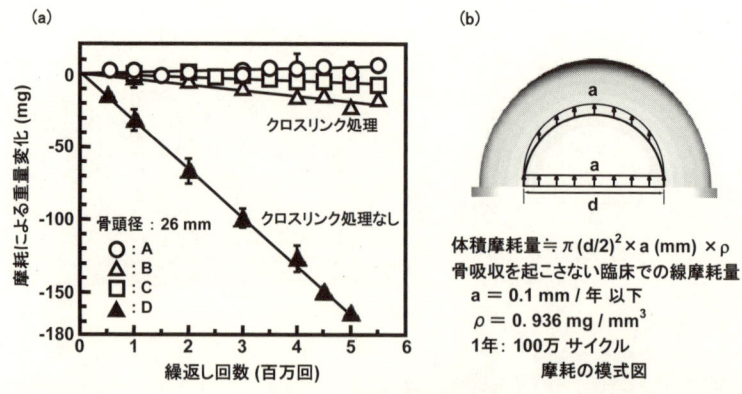

図12.18 メタルオンポリエチレン摺動部の摩耗特性 (a)、摩耗模式図 (b)

リンク処理ライナーではかなり少ない。膝関節摺動部においても同様に測定できる[11]。

　メタルオンメタル摺動部での摩耗量の繰返し回数による変化を図12.19に示す。1〜2個の試料を用いた結果を示し、2個の試料では、平均値と標準偏差を示した。メタルライナーの摩耗量のライナー径による変化を図12.19 (a) に、骨頭側の摩耗量の骨頭径による変化を図 (b) に、メタルライナーと骨頭との摩耗量の合計の繰返し回数による変化を図 (c) に、それぞれ比較して示した。メタルライナー径が 28mm と小さい場合には、A 社製および E 社製のいずれも繰返し回数の増加に伴い、かなりの摩耗量の増加がみられた。摩耗量の違いには、メタルライナーと骨頭のクリアランスが影響すると考えられた。また、メタルオンメタル摺動部では、メタルライナーのみだけでなく、メタル骨頭側でもかなり摩耗することがわかった。

　A 社製、メタルライナー径：28mm、E 社製、メタルライナー径：28mm および 32mm、D 社製、メタルライナー径：36mm、F 社製、メタルライナー径：44mm の比較では、メタルライナー径の増加に伴い、摩耗量が減少することがわかった。特に、メタルライナー径 36mm および 44mm では、摩耗量が小さくなることがわかった。エム・エム・ティー社製 F のメタルライナー径 48mm では、メタルライナー径 44mm に比べて大きくなる傾向がみられた。また、図12.19 (c) に示した結果からメタルオンメタル摺動部では、メタル

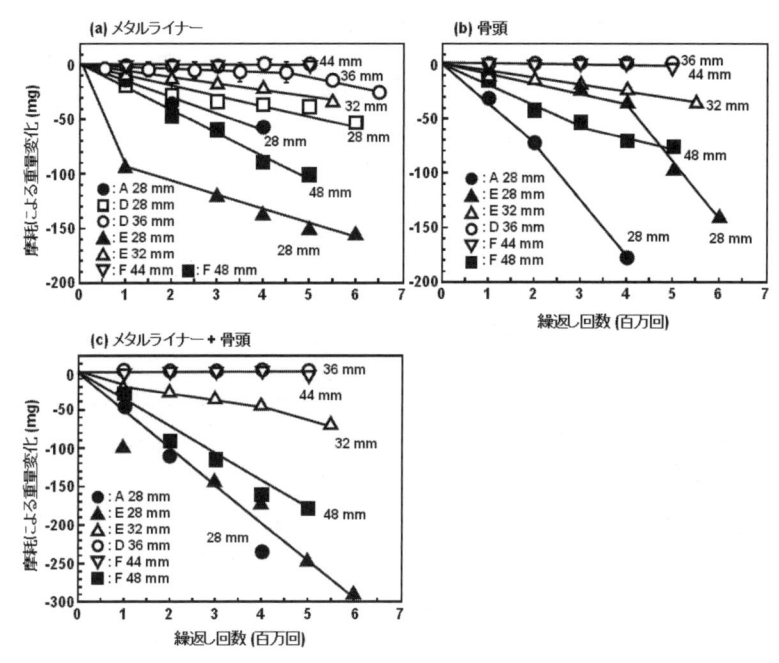

第 12 章　整形外科インプラントの開発および標準化動向

図 12.19　メタルオンメタル摺動部の摩耗特性。メタルライナーの摩耗量 (a)、骨頭の摩耗量 (b) およびメタルライナー＋骨頭 (トータル) の摩耗量 (c) の比較

ライナーと骨頭の両方の摩耗量を測定することが必要となる。

　摩耗試験後の溶液の目視観察では、摩耗量が増加するにつれて摩耗試験後の血清溶液の色が黒くなり、その黒さは、摩耗量の増加に伴い著しくなる。クロスリンク処理されたポリエチレンライナーでは、摩耗量が少なく長期臨床成績が期待されるが、メタルオンメタル摺動部では、骨頭径の選択が重要となる。特に、長期臨床での経過観察の必要性が示唆され、メタルオンメタル摺動部の使用に際しては、使用前に金属 Co および Cr などのバッチテストを行い、金属過敏症の有無を調べることが重要となる。

### 12.6.2　大腿骨ステムの力学的安全性の考え方

　大腿骨ステムに生じる圧縮曲げによる応力分布を図 12.20 に示す。体重などによる荷重が、ステムに作用することでステムには、圧縮曲げモーメント

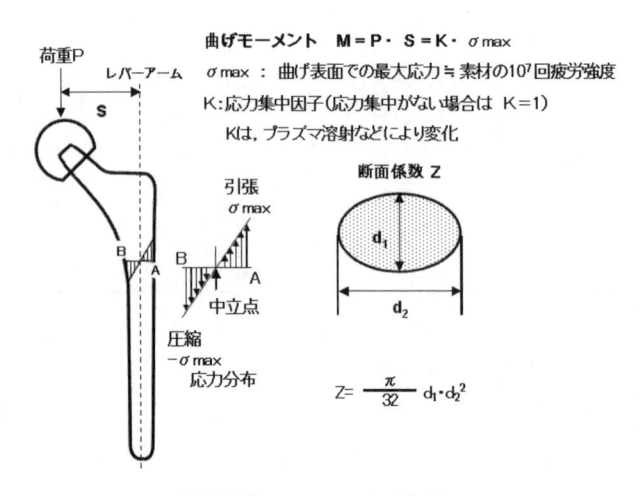

図 12.20 ステムの応力解析

が作用し、ステムの中心から外側で引張り力が、内側で圧縮力が発生し、それらの力は、ステム表面で最大となる。

ステムの曲げモーメント（M）とステム表面での最大応力（$\sigma_{max}$）の間には、次式の関係が成り立つ。

$$M = P \cdot S = K \cdot \sigma_{max} \cdot Z \cdots \cdots \cdots \cdots (12.1)$$

ここで、M：曲げモーメント（N/mm）、K：応力集中因子、S：レバーアーム（mm）、Z：断面係数（断面が円の場合：$Z=\pi/32d^3$、d：円の直径、楕円の場合：$Z=\pi/32d_1 \cdot d_2^2$、$d_1$：楕円の短軸、$d_2$：楕円の長軸）となる。(12.1) 式の$\sigma_{max}$にステム素材の $10^7$ 回疲労強度を用いることで、ステムの形状から耐久性を予測することが可能となる。応力集中因子は、スムーズな表面では、1となる場合が多いが、プラズマ処理およびビーズコートなどの表面処理により変化し骨との結合状態の改善により、1 より減少する。

### 12.6.3 大腿骨ステムの耐久性試験

大腿骨ステムの耐久性試験は、たとえば、ISO 7206-4 に準じて行うことができる。ステムの固定は、図 12.21 に示すように固定角度 α（内転角）として 9 度、β（屈曲角）として 10 度、固定位置として 0.4CT（CT：骨頭中心か

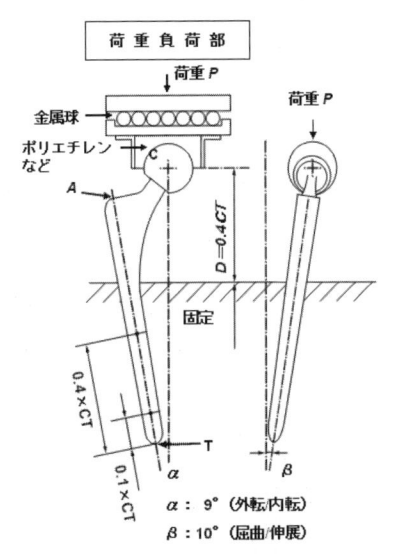

## 第 12 章　整形外科インプラントの開発および標準化動向

図 12.21　ステムの固定方法

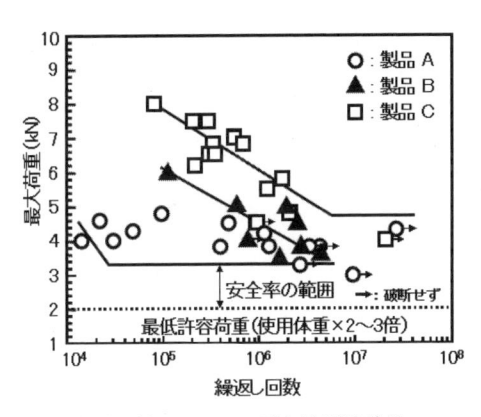

図 12.22　ステムの耐久性試験結果

らステム先端までの距離）の位置まで、骨セメント固定あるいは機械的に固定できる。試験波形としては、正弦波を用い、荷重比（最小荷重/最大荷重）=0.1、周波数：3 Hz 程度の条件が推奨される。ステムの耐久性試験結果を図 12.22 に示す。縦軸に最大荷重、横軸に破断までの繰返し数を対数表示した

L-N 曲線を用いてステムの耐久性が比較できる。L-N 曲線から得られる耐久限を許容荷重（使用体重の 2 倍程度）と比較し、この差が大きいほど安全率の高いステムとなる。

### 12.6.4 素材の疲労強度とステムの耐久性の関係

図 12.20 に示したように、ステムに圧縮曲げ荷重が作用することで、ステムの中心から外側で引張り応力が、内側で圧縮応力が発生し、それらの応力は、ステム表面で最大となる。(12.1) 式の最大引張り応力が素材の疲労強度を超えたときにステム表面に疲労き裂が発生し、反対側に向かって伝播し、最終的にステムの破壊にいたる。ステムの曲げモーメント（M）とステム表面での最大応力（$\sigma_{max}$）の間には、(12.1) 式の関係が成り立つ。

ステム径を細くする場合など小型化が必要な場合には、(12.1) 式の疲労強度 $\sigma_{max}$ を向上させることが重要となるため、金属材料素材と疲労特性の関係を図 12.23 に示す。ステンレス鋼においては、クロム (Cr) やモリブデン (Mo) などの元素の量を増加することで、耐食性と生体適合性が向上する。また、溶体化（固溶化）処理に比べ、窒素 (N) の添加および 20%冷間加工を加えるとチタン (Ti) 合金と同レベルの疲労強度を達成できる。コバルトクロム

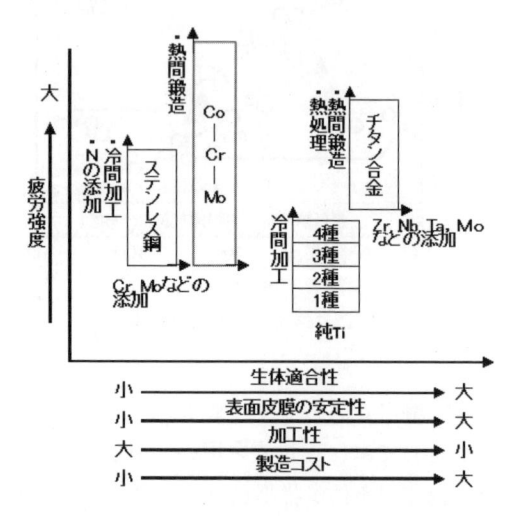

図 12.23　金属素材と素材の疲労特性の関係

モリブデン（Co-28Cr-6Mo）合金では、型鍛造技術などにより、素材の疲労強度と製品の耐久性が著しく向上する。

ステンレス鋼とコバルトクロムモリブデン合金に比べて、生体適合性が優れる工業用チタン材料では、酸素（O）や鉄（Fe）などの微量元素の増加に伴い、疲労強度は増加し、4種純Tiでは、20％冷間加工を加えることで、Ti合金の疲労強度に近づく。Ti合金では、モリブデン(Mo)、ジルコニウム(Zr)、ニオブ（Nb）、タンタル（Ta）などを添加することで、工業用純Tiに比べ、耐食性と生体適合性が高くなる。さらに、熱処理（過時効処理など）や熱間鍛造プロセスの条件をわずかに変化させることで、素材の疲労特性は、かなり増加する。

以上のように、(12.1) 式を用いることで、金属材料素材の $10^7$ 回疲労強度 $\sigma_{max}$ と大腿骨ステムの形状から大腿骨ステムの耐久性が予測可能となる。

## 12.7　今後の新製品開発の方向性

整形外科インプラントを必要とする患者の急速な増加に伴い、骨格および骨形状には個体差があるため、患者個々の骨格構造および症状などに可能な限り適合化したカスタムメイド製品の開発が必要な状況にある[11]。カスタムメイドインプラントの臨床応用は、患者個人に適合可能なことから骨温存治療の実現、固定力および適合性の向上、耐用年数の向上、低侵襲手術の実現、早期リハビリの実現など数々の患者に対するメリットが増加する。厚生労働省では、国立医薬品食品衛生研究所が事務局となり、カスタムメイドインプラント（骨接合材料および人工関節）の評価指標作成検討委員会（座長：東邦大学医学部教授　勝呂　徹）において、カスタムメイド人工股関節の評価指標（審査基準）の作成が、経済産業省では、産業技術総合研究所が事務局となり、開発ガイドライン検討委員会（座長：東邦大学医学部教授　勝呂　徹）でカスタムメイドインプラントの開発ガイドラインが作成されている（表12.1 関連通知参照）。これらを活用することで、患者の骨格構造などに最適化した個別化治療の実現が期待される。

## 参考文献

1) Steinemann S.G. : Corrosion of surgical implants-in vivo and in vitro tests. In: Winter GD, Leray JL, de Groot K, editors. Evaluation of biomaterials. Chichester, Wiley, 1980; p. 1-34.
2) Steinemann,S. G. : Compatibility of titanium in soft and hard tissue-the ultimate is osseointegration. Materials for medical engineering, Euromat 99, Weinheim, Wiley–VCH, Ed. H. Stallforth, P. Revell, 2(2005), p.199-203.
3) Y. Okazaki, S. Rao, Y. Ito, T. Tateishi: Corrosion resistance, mechanical properties, corrosion fatigue strength and cytocompatibility of new Ti alloys without Al and V, Biomaterials, 19(1998), p.1197-1215.
4) 町田健:チタン合金インプラントの骨結合強度に関する研究－表面処理の違いによる検討－，日大口腔科学, 30(2004), p.245-257.
5) ASTM F 2384 Standard specification for wrought zirconium-2.5 niobium alloy for surgical implant applications.
6) 岡崎義光, 後藤恵美子：骨プレート, 髄内釘ロッドおよびねじの曲げ特性評価, 臨床バイオメカニクス学会誌 29: 449-457, 2008
7) 岡崎義光, 後藤恵美子：Compression Hip Screw, ショート・フェモラル・ネイルおよび骨端プレートの力学的試験方法の検討, 臨床バイオメカニクス学会誌 29: 459-466, 2008
8) 岡崎義光, 後藤恵美子:ねじのねじり破壊特性および模擬骨を用いた性能評価, 臨床バイオメカニクス学会誌 29: 443-448, 2008
9) ASTM F 1839 Standard specification for rigid polyurethane foam for use as standard material for testing orthopaedic devices and instruments、2001.
10) 岡崎義光, 後藤恵美子：4軸制御による人工関節（股関節および膝関節）摺動部の摩耗特性評価, 日本臨床バイオメカニクス学会誌, Vol. 29（2008）, p.433-441.
11) 経済産業省：体内埋め込み型材料分野高生体適合性インプラント カスタムメイド人工関節の開発ガイドライン2010

（岡崎義光）

# 第 13 章　整形外科デバイスの実験力学的評価 −赤外線サーモグラフィ試験の例−

## 13.1　実験力学的評価の必要性

　硬組織代替材料や人工関節などの整形外科デバイスの開発では、力学的な安全性および有効性の評価が不可欠である。その試験方法は、たとえば疲労強度などのデバイス自体の力学的安全性に関しては ISO や JIS で規定されている一方、骨の応力状態からみた有効性の評価など、今後検討を要する課題も少なくない。また、非破壊試験分野では、撮像素子やコンピュータの高機能化などとも相まって、応力やひずみの動的な可視化や疲労限予測などを、より迅速に行う試験方法の普及や標準化が進展している。

　これらの試験方法を適切に、材料・整形外科デバイスの力学的な安全性および有効性評価に応用することにより、評価にかかる時間的、経済的負担を軽減することができる。また、FEM などのコンピュータシミュレーションと実験力学的な手法を相互補完的に活用した、迅速で正確な整形外科デバイスの評価も、安全性および有効性の検証に大きな役割を果たす。

　この章では、実験力学的な計測方法の高度化と標準化、そして整形外科デバイスへの適用を、赤外線サーモグラフィ試験（熱弾性応力測定法）を例として紹介する。

## 13.2 整形外科デバイスの赤外線サーモグラフィ試験（熱弾性応力測定法）

### 13.2.1 背景

生体骨の構造や組成は、伝達される荷重やひずみに影響を受けて機能的でダイナミックな適応をしている。骨の力学的な環境変化は、人工関節などの整形外科インプラントや歯科インプラントを骨に装着することでも生じる。よって、より長期間生体内で装着が可能な硬組織代替デバイスの実現のためには、実験的そして理論的な観点から生体硬組織と人工硬組織の混在環境での応力解析とそのような環境下でのデバイスの最適化を求めることが必須となっている。

### 13.2.2 熱弾性応力測定法の原理

応力・ひずみの計測には、一般的にひずみゲージ法が用いられる。この方法は定量的でかつ高速現象の計測が可能などの利点を有している。しかしながら、空間的にもれ点のない分布計測は不可能である。

一方、熱弾性応力測定法は、(13.1) 式に示される均質な物体の断熱的な線形弾性変形による熱弾性効果において、温度変動 $\Delta T$ を赤外線サーモグラフィを用いて計測し、物体の表面主応力和変動 $\Delta \sigma$ へ換算してイメージングするものである[1]（比較的高速な荷重負荷と撮像を行うことで、断熱的な近似が許される）。

$$\Delta T = -k \cdot T \cdot \Delta \sigma \quad \cdots \cdots \cdots \cdots \cdots \quad (13.1)$$

ここで、$\Delta T$：温度変動（単位：K）、$k$：熱弾性係数（単位：1/Pa）、$T$：物体温度（単位：K）、$\Delta \sigma$：主応力和変動（単位：Pa）。

(13.1) 式の熱弾性係数 $k$ は (13.2) 式で記述される。

$$k = \alpha / (\rho \cdot C_p) \quad \cdots \cdots \cdots \cdots \cdots \quad (13.2)$$

ここで、$\alpha$：線膨張係数（単位：1/K）、$\rho$：密度（単位：kg/m$^3$）、$C_p$：定圧比熱（単位：J/(kg・K)）。

当該手法は、実試料を対象に非接触で表面主応力和変動（$\Delta(\sigma_1 + \sigma_2)$）を計

測することができる。そして、昨今の赤外線アレイセンサなどの技術的進展により、高精度化、高速化が飛躍的に進んでおり、その応用範囲は、製造業や建築・土木分野などに拡大している[2-4]。

医工学の分野、特に整形外科バイオメカニクス研究において、ヒト摘出大腿骨、脛骨、顎骨などの解析に応用し、新しい知見が示されてきた[5-9]。そして、模擬大腿骨と組み合わせた整形外科デバイスの新しい評価法の開発も進んでいる[10]。この手法は、生体材料や整形外科デバイス開発を支援する技術であり、また、シミュレーション手法の高精度なバリデーション技術としての役割も担う。

### 13.2.3 赤外線サーモグラフィ試験（熱弾性応力測定法）

実験装置は、図 13.1 に示すとおり、試料に繰り返し荷重を加える材料試験機および赤外線サーモグラフィ（熱弾性応力測定装置）から構成される。

試料には、生体骨の形態と力学特性を模擬して作製された模擬大腿骨（Composite femur #3103、#3303、Pacific Research Lab）を用いる。皮質骨材料

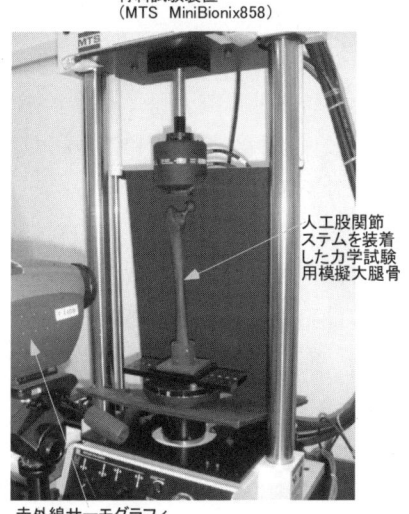

図 13.1 装置構成例

であるグラス充填エポキシの熱弾性特性は、JIS 形状平板試験片を用いて引張り、および圧縮荷重を段階的に 27 MPa まで加え、相当する差分温度（ΔT）を測定することで得られる。そして、皮質骨材料においては、図 13.2 に示すとおり、主応力和変動に伴う差分温度変動はほぼ線形で、熱弾性係数 k はおおよそ $1.47×10^{-11}$ (1/Pa) となっている。これは、室温 293〜295 K での応力分解能は、測定装置の温度分解能を 1 mK として約 0.230 MPa となる。熱弾性応力測定を行うのに十分な特性を有しているといえる。

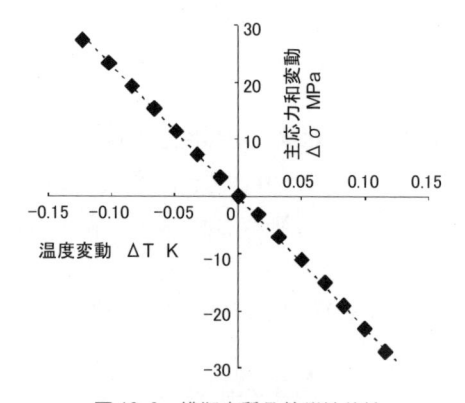

図 13.2 模擬皮質骨熱弾性特性

なお、摘出生体骨の力学特性と模擬大腿骨の力学特性の比較に関しては、ひずみゲージ法による比較・検討が行われ報告されている。そして、圧縮、曲げ、ねじり剛性が生体骨を正しく模擬していること、またその試料間のばらつきが摘出試料間に比較して極めて小さく、均質であることが結論づけられている。特に#3303 では、髄腔形状が生体により近く、ステムデザインによる表面応力分布変化の抽出や解析に適した試料であることが確認されている[11]。

### 13.2.4 熱弾性応力イメージング画像
(1) 人工股関節ステムの設置条件およびステム弾性率の骨表面応力への影響

模擬大腿骨の正常な状態（インタクトという）、そして人工股関節ステム（φ22 mm 骨頭 Co-Cr 合金製人工股関節）を、骨セメントを用いてステムを

# 第13章 整形外科デバイスの実験力学的評価

接着した場合と骨セメントを用いずに適用した場合（セメントレスという）の比較を示す。また、ステムの弾性率を低下させる実験的シミュレーションでは、ラスプを挿入して計測を行っている。試料の材料試験装置への設置には、模擬大腿骨遠位部（大腿骨頭から離れた）65mm を切除し、骨端部40mm を生理的内転位置（約 9 度）で骨セメントにより固定した装着ジグを用い、荷重は垂直圧縮荷重を正弦波（5Hz）で、平均荷重－1.0kN、振幅0.9kN の大きさで骨頭部に負荷している。

図 13.3 上段には、大腿骨内側から撮像した骨表面熱弾性応力画像を、下段

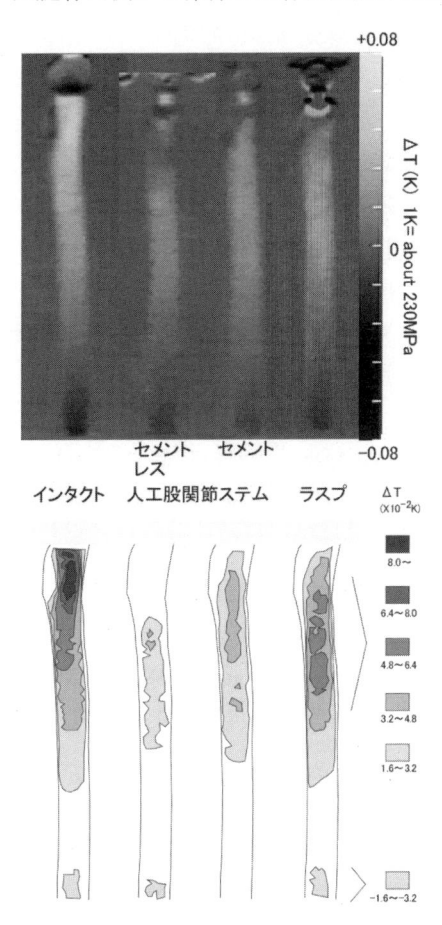

図 13.3 ステム装着条件による骨表面応力分布（$\Delta(\sigma_1+\sigma_2)$）の変化 [6]

には等応力線で表した分布を示す。正の温度変動は負の応力（圧縮）に対応しており、いずれも+1Kの温度変動は約−230MPaに相当している。

　生体緻密骨の約10倍の弾性率をもつ人工股関節ステムを髄腔に装着したことによる、近位部（骨頭に近い部位）の圧縮応力の減少が明確に捉えられている。そして、骨セメントを用いずに固定した場合、近位部表面応力のより顕著な減少が示されている。一般的に、骨セメントが髄腔内に充填されれば、骨表面における応力はより減少するはずである。しかしながら、実験結果は逆の傾向を示し増加していた。

　この理由は、ステムと髄腔面の接触状況に起因する。すなわち、セメントを用いずにステムを装着した場合には、リーミングされた髄腔形状との関係から、骨近位部でステムとの空隙が存在した（点接触）。このため、ステム先端部のみがより広く髄腔に接触する形で荷重支持に対応し、近位側の表面応力は大きく減少した。そして、ステムと髄腔面の間隙にセメントが入れば、近位側においてもより広範囲での接触が実現し、表面の圧縮応力領域も広がっている。実際に近位部でのステムと骨の空隙の存在は、大腿骨を水平面で切断することにより実験的に確認されている[6]。この状態が体内で発生すれば、近位部での骨吸収によるステムの緩みがより近い将来発生することとなる。

　一方、股関節ステムの弾性率（剛性）を低下させた場合の実験的シミュレーションでは、よりインタクトに近い応力分布が観測されている（図13.3右端）。

### (2) 臨床結果との比較例

　筑波大学整形外科による臨床解析対象は、合計70例81関節（男性5例5関節、女性65例76関節）であり、手術時の年齢は平均57.1歳（30〜75歳）、変形性股関節症56例65関節、慢性関節リウマチ11例12関節、大腿骨骨頭壊死3例4関節である[10]。

　骨萎縮の傾向を図13.4に示す。骨萎縮は5年で40%近くの症例に見られるようになり、10年経過においては、約半数の症例に発生している。また、発生する骨の領域は、図13.4右側の写真の○印に示すとおり、分類の1および7の大腿骨の最近位部に集中している。熱弾性応力イメージングにおいて

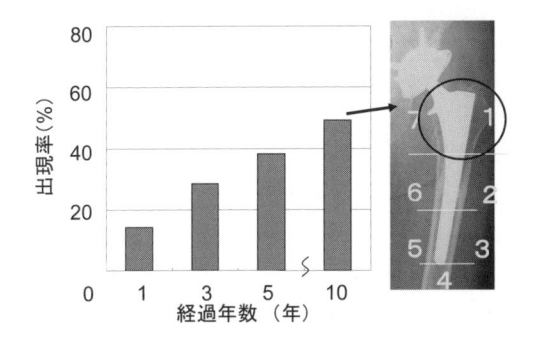

**図 13.4** 人工股関節ステム装着後の大腿骨近位部骨萎縮出現率

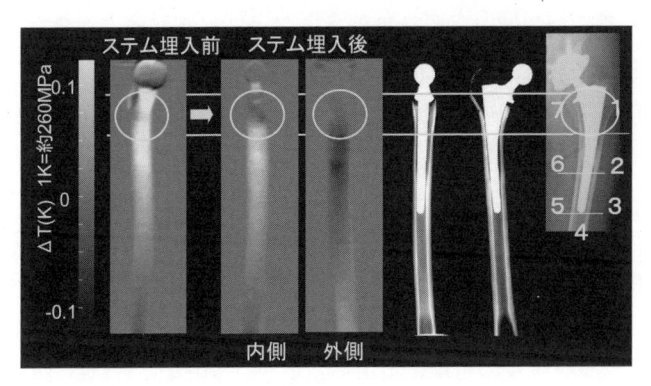

**図 13.5** 人工股関節ステム装着模擬大腿骨の表面応力分布と骨萎縮領域

は、その領域に一致する近位部外側の引張り応力、近位部内側の圧縮応力の減少が図 13.5（表紙参照）に明確に捉えられている。これは、生体骨の約 10 倍の弾性率をもつ人工股関節ステムを、管状骨の髄腔に装着することに起因する、いわゆるストレス・シールディング（応力遮蔽効果）の状態を実験的に可視化できたものである。

また、従来のひずみゲージ法では難しかった、領域 1 と 7 内における傾向、すなわち遠位になるに従って応力レベルがインタクトの骨に近づく変化も把握できる。なお、骨萎縮のみならず、骨硬化、さらには骨折の発生に関しても関連が認められている。現在、この技法によって、多機種におけるス

テムデザインと臨床結果（骨応答）の差異の精査が継続されている。

## 13.3 まとめ

　実験力学的評価の観点から、赤外線サーモグラフィ試験（熱弾性応力測定法）を応用した整形外科デバイスの力学的適合性計測・評価方法の例を示した。そして、模擬骨と熱弾性応力測定法を用いた人工股関節実験系により、人工股関節の形状的・材料的デザインの異なりや、人工股関節と大腿骨髄腔面の接触状態に基づく骨表面主応力和変動（$\Delta(\sigma_1+\sigma_2)$）の可視化が可能となること、また、臨床における人工股関節ステム装着大腿骨の骨反応（骨吸収や骨硬化）や骨折領域と、当該実験系にて得られた初期応力分布とは関連性があることを述べた。

　硬組織代替デバイスの装着による骨表面主応力和変動を、非接触的にもれ点のない画像として高精度に可視化できる当該手法は、力学的適合性の実験的な評価（バリデーション）技術として、デバイスの有用な開発支援ツールである。さらには、応力発光法などの新しい実験力学的な計測技術との相互補間的活用[12]によって、整形外科デバイスの早期の実用化を支援する、より正確で簡便な評価技術はもとより、硬組織再生医療における細胞刺激因子としての「力学シグナルの可視化手法」としての適用なども期待されている。

　また、熱弾性応力測定法を含む「赤外線サーモグラフィ試験」がより広範な技術分野で正しく応用されるために、現在、非破壊試験方法としての標準化が進展している。日本非破壊検査協会規格（NDIS）として一連の規格が制定され、JIS 化および ISO TC/135 への提案がなされている[1]。さらに、NDIS0604（JIS Z 2305 準拠）に基づいた赤外線サーモグラフィ試験技術者の認証制度が整備され、2012 年 3 月から技術者認証試験が実施されている。

　今後は、汎用的な工業技術分野での、応力測定や疲労限予測を含む「赤外線サーモグラフィ試験方法」の標準化に次いで、整形外科分野における手法としての標準化も進むと考えられる。そして、整形外科デバイスの開発と早期の実用化を支援する、簡便な評価技術として役立つことが期待されている。

## 参考文献

1) 非破壊試験分野の赤外線サーモグラフィ試験関連規格
・ISO/FDIS 10878:2011 "Non-destructive testing-Infrared thermography-Vocabulary"
・JIS Z 2300:2010　非破壊試験用語
・NDIS 3005:2010　赤外線サーモグラフィによる非破壊試験の標準用語
・NDIS 3427:2009　赤外線サーモグラフィ試験方法通則
・NDIS 3428:2009　赤外線サーモグラフィ法による建築・土木構造物表層部の変状評価のための試験方法
・NDIS 3425:2008　熱弾性応力測定法
・NDIS 0604:2009　赤外線サーモグラフィ試験－技術者の資格及び認証
（NDIS：日本非破壊検査協会規格）
2) 赤外線サーモグラフィによる設備診断・非破壊評価ハンドブック（寺田，阪上監修），社団法人日本非破壊検査協会, 2005
3) 阪上隆英： 第 2 編 赤外線非破壊検査, 非破壊検査工学最前線, 日本機械学会編, 共立出版, 2009
4) 矢尾板達也，矢ヶ崎文男，澤　尚，Pierre BREMOND：参照信号を必要としない赤外線応力測定法, 第 5 回サーモグラフィによる非破壊評価技術シンポジウム講演論文集, 社団法人日本非破壊検査協会, 15-18, 2010
5) Hyodo K, Inomoto M and Miyakawa S. : Thermoelastic stress mapping –application for orthopedic biomechianics-, Biomedical THERMOLOGY, 22(E), 7-11, 2003
6) Hyodo K, Inomoto M, Ma W et al. : Thermoelastic femoral stress imaging for experimental evaluation of hip prosthesis design. JSME International Journal C44(4), 1065-1071, 2001
7) Hyodo K, Yamada M and Tateishi T. : Thermoelastic stress analysis of the human tibia. Nontraditional methods of sensing stress, strain and damage in materials and structures, ASTM STP 1318, Lucas, G.F and Stubbs D A, Eds, American Society for Testing and Materials, 221-231, 1997
8) Hyodo K and Tateishi T. : Application of thermoelastic stress analysis method to joint biomechanics, Hip Biomechanics, Springer-Verlag, 277-285, 1993
9) Tateishi T, Hyodo K, Homma K et al. : Visualization methods in biomechanics. Clinical implant materials, Advances in Biomaterials 9, Heimke G., Soltesz U. and Lee A J C. Eds, Elsevier Science: 651-655, 1990

10) 兵藤行志, 野中勝信, 三島初, 宮川俊平：硬組織代替デバイスの力学的適合性評価－赤外線サーモグラフィ試験－, 第 5 回サーモグラフィによる非破壊評価技術シンポジウム講演論文集, 社団法人日本非破壊検査協会, 23-26, 2010
11) Heiner A D and Brown T D. : Structural properties of a new design of composite replicate femurs and tibias. J. Biomechanics 34: 773-781, 2001
12) K. Hyodo, C. Xu, H. Mishima and S. Miyakawa : Optical Stress Imaging for Orthopedic Biomechanics ‐ Comparison of Thermoelastic Stress Analysis and Developed Mechanoluminescent Method, IFMBE Proceedings, 1, Volume 31, Pages 545-548, 2010

（兵藤行志、立石哲也）

# むすび　"次世代型人工骨・関節への提言"

## 1. 背　景

　超高齢化社会の到来に伴い、わが国の整形外科インプラントの使用量は約50万件/年ともいわれ、急増の一途にある。しかしながら、その約90％を欧米医療先進諸国からの輸入に依存する状況にあり、医療機器市場の自由化ともなれば想像を絶する事態になるであろう。その上、必ずしも日本人の骨格構造や生活習慣に適した設計・製造がなされたインプラントを使用しているわけではないのが実情である。東洋人と欧米人では、骨格構造や生活習慣が異なる場合が多く、わが国の優れたものづくり技術を活用して、日本人に最適な整形外科インプラントを製造し、さらに骨格構造が類似していて高齢化率も急激に高まっているアジア諸国を中心に輸出を実現する戦略が望ましい。

　このような情勢にもかかわらず、特にわが国においては、新しい技術を活用した整形外科インプラントの製造販売承認の獲得は必ずしも容易ではない。規制側および開発側が協力してこの状況をなんとしても打開し、わが国の患者、ひいてはアジア諸国の患者のために、より優れた整形外科インプラントがより早く臨床適用されることが望まれる。

　再生医工学による培養軟骨の開発は、わが国においても急ピッチで進められているが、人工関節適用のような大規模な軟骨欠損を伴う変形性関節症に対してはまだ残された課題が多く、すぐに主役の座が変わるような事態にはならない。よって、実績のある人工関節の更なる先進化をはかることも急務である。高齢者に再手術をほどこす必要のない平均30年以上の人工関節の耐用年数を可能にするために耐摩耗性の格段の向上を実現し、さらに骨への長期固定性を可能にする材料技術と加工技術を取り入れた総合的人工関節創製

システムを確立することが必要である。

## 2. 目的

数多く使用されている人工関節（人工股関節および人工膝関節）の耐用年数は、たかだか15年程度で、15年以上の使用では再置換手術の割合が急速に上昇する。そのため、再置換手術のリスクを低減することを目的に、細胞・組織への適合性が高く、耐用年数の長い人工関節の開発が望まれている。人工関節を中心にわが国の優れた先端材料技術とものづくり技術を活用して、東洋人に最適な製品を現在の価格より低コストで設計・製造する。そして、今後10年間をめどに国産の割合を倍増するとともに、その優れた製品のアジア諸国への輸出を実現する。そのためには、人工骨・関節の製造に関する新しい技術分野に関連した標準化業務も国家戦略として行う必要がある。

## 3. 開発する技術

### (1) 材料技術

長期間の生体適合性に優れた金属材料（チタン合金など）や高い強度や耐食性を実現する高窒素・ニッケルフリーステンレス鋼、高い生体適合性を有するセラミックス材料、酸化・劣化の抑止を目的とするビタミンEなどの添加と耐摩耗性に優れた新しい高架橋型超高分子量ポリエチレンを用いたポリマーコンポーネントの開発などが急務である。特に、JISなどの規格として制定された材料の国際的な使用の拡大をめざした新材料を低コストで製造する技術を開発する。また、大企業の協力が少ないことに起因して、一般工業製品に比べ医療用材料の供給体制は貧弱な状況にある。よって、このような新しい材料の実用化を阻む要因を除去するための支援ネットワークを構築する。

### (2) インプラント製品の設計・製造技術の開発

長期生体適合性に優れた材料を用いて、東洋人の骨格構造や生活習慣、症例に最適なインプラント製品を低コストで設計・製造する技術を開発する。

特に、患者の CT 画像などの画像情報から患者の骨格構造に最適な製品までを低コストで製造する一連のシステムを開発する。たとえば、精密鋳造にとって代わる可能性を有する金属合金粉末による電子ビーム積層造形法の適用は、品質の向上とコスト低減が期待される。さらに、手術手技を考慮しつつ、力学的適合性を検証できる総合システムを開発する。

### (3) 表面処理技術の開発

セメントレス人工股関節コンポーネントへ、骨が進入することをより促進する表面処理技術を開発する。具体的には、人工材料と骨組織の界面で骨芽細胞による骨再生を促進させるために細胞成長因子を材料表面に固定化する。さらに骨梁構造構築のために微細溝技術と表面ナノ加工技術を併用した表面処理技術を開発し、骨細胞・組織を積極的に誘導する総合技術を確立する。また、Co および Ni などの金属過敏症に対応するため、摺動部にもチタン合金を適用可能な表面処理技術（浸炭処理など）などを開発する。さらに、高架橋型超高分子量ポリエチレン摺動面に対する、MPC（リン脂質極性基ポリマー）コーティングなどの表面処理やハイドロゲル化により、低摩擦・低摩耗を実現して人工関節ポリマーコンポーネントの長寿命化を図る。

(a) 人工股関節

耐用年数 30 年以上をめざした長期生体適合性に優れたセメントレス人工股関節を開発する。具体的には、海綿骨の骨梁構造を考慮した溝技術と表面ナノ加工技術を併用した表面処理プロセスを有する人工股関節ステムを開発する。股関節の頚体角および前捻角などのステムの形状は、日本人に適した形状とする。また、骨頭表面には、チタン合金を適応できる表面処理技術（浸炭処理など）を開発し、ライナーには、酸化・劣化の抑止を目的とするビタミン E などの添加と、耐摩耗性に優れた新高架橋型超高分子量ポリエチレンなどを用いた製品とする。さらに、活動性の高い若年患者向けに、可動域の広い大骨頭径の採用と超精密仕上げハードオンハード関節摺動面（メタルオンメタル、セラミックオンセラミック、セラミックオンメタル）などの実用化を図る。

(b) 人工膝関節

大腿骨コンポーネントおよび脛骨トレイの形状が、日本人の骨形状に最適

な製品を開発する。摺動部には、チタン合金を適応できる表面処理技術（浸炭処理など）を開発し、脛骨インサートには、酸化・劣化の抑止を目的とするビタミンEなどの添加と、耐摩耗性に優れる新高架橋型超高分子量ポリエチレンなどの高生体適合性材料を用いた製品とする。全関節構成体の治療を再生医療によって実現する前段階として、比較的大規模な軟骨欠損を再生軟骨で置換し、人工材料基盤と複合化したハイブリッド人工関節の実用化をめざす。

### (4) 評価技術の開発

日本人に最適な製品を開発するために必要な骨格データベースを構築する。そして、人工関節の骨格構造との適合性を評価する技術の標準化、および製品の耐久性を非破壊で検査できるシステムの開発およびその標準化を行う。さらに、新しい表面処理技術を適切に評価するための技術の標準化を行う。

### (5) 支援システムの構築

アジアにおける骨・関節疾患に関する総合的データベースの構築はもとより、インプラントの不具合を解析する施設、材料の供給を支援する組織、薬事申請に関する技術的な相談を行う施設および製品開発に必要な各種試験を効率的に行える施設などのネットワーク化を行う。また、その全体を支援する組織を国内に設立する。さらに、国内で開発された製品が、より広くアジアへ普及するための支援施設を設立する。

# 事項索引

β-リン酸三カルシウム　28

γグロブリン　129

ABMC　163
AISB　162
AO　23
ASBM　161

CAD　12
CAM　13
Charnley　1
CVD　19

EGF　112

flame 溶射　45

HAP 膜厚さ　51
hip simulator　151

MPC　126

NDIS　214
NEDO 国際共同研究先導調査事業　168
NGF　112

PC12 細胞　112
PGA　80
PLA　80
PMDA　172

PMMA　11
pore-size　31
PVA ハイドロゲル　129

Ti-15Zr-4Nb-4Ta 合金　193
Ti コーティング　17

VAMAS　139

【あ行】

アーク溶射　45
アジア基準認証推進事業　169
アジア生体材料会議　161
アジア地域の高齢化　166
足場材料　30,76,98
圧縮強度　37
アナターゼ型　154
アパタイトコーティング　18
アルゴンガス吹き付け法　45
アルブミン　129
アルミナ　41
アルミナコーティング　18
アルミナセラミックス　57
アルミナ・ポーセレン　57

医工連携　170
医療機器市場　176
医療機器のクラス分類　185
インターロイキン1　147
インターロイキン6　147

インピンジメント 5
インプラントセラミック 28
インプラント用金属材料 189

運動の自由度 5

栄養供給 96
エレクトロセラミック 27
エンジニアリングセラミック 27
遠心交互浸漬法 89
延性 189

応力 208
応力解析 202
応力遮蔽効果 213
応力発光法 214
オキサイドジルコニウム 193

【か行】

改正薬事法 185
化学的特性 60
カスタムメイドインプラント 205
ガルバニック腐食 60
ガンマ線の照射 72
間葉系幹細胞 77

気孔率 37
ギャップ結合 153
吸着たん白質膜 130
強度 189,195
巨視的空孔 49
金属イオン 14
金属コーティング材 16
金属繊維コーティング 18

空孔径 31

空孔源 81
空孔源溶出法 80
クリアランス 9
グリコサミノグリカン 101

形質転換 152
形態毒性 147
血管網 96
結晶構造 58
血清 109
減圧プラズマ溶射 43

抗血栓性 52
剛性 189,195
高生体親和性 193
高密度ポリエチレン 69
骨委縮 212
骨吸収刺激因子 145
骨形成阻害因子 145
骨形態モデル 12
骨接合材料 195
骨セメント 11,29,210
骨伝導能 66
骨ネジ 197
骨プレート 187,195
骨融解 7
骨誘導能 66
固定化細胞成長因子 110
固相二相潤滑 124
コーティング膜 50
コラーゲン 80
コントロール 147

【さ行】

細菌感染 41
再生医工学 76

事項索引

再生医療　40,75
再生軟骨　95
再生培養骨　66
細胞外基質　108
細胞間連絡作用　153
細胞刺激因子　76
細胞成長因子　78,108
細胞適合性　14,192
細胞分化　98
細胞分化コントロール技術　97
酸化チタン　52
3次元 scaffold　98
酸素供給　96
3体摩耗　47

支持性　5
実験力学的評価　207
実体モデル　13
始動摩擦　128
受容体　109
常圧焼結法　36
潤滑機構　122
潤滑モード　122
上皮細胞増殖因子　112
ジルコニア　41
進化分子工学　116
進化分子工学的手法　117
神経成長因子　112
人工関節　1,29,40,198,207
人工関節医療　41
人工関節摺動部　199
人工関節と摩耗粉　140
人工関節の市場規模　177
人工血管　29
人工股関節　1,40,137,188
人工股関節ステム　210

人工股関節置換術　183
人工股関節の不具合　188
人工股関節の摩擦挙動　126
人工骨　29
人工歯根　29
人工多能性幹細胞　77
人工軟骨　126
人工膝関節　1,10
審査基準　172
親水性　61
新チタン合金　13
深部静脈血栓症　4

髄腔　212
水酸アパタイト　28,89
水和潤滑機構　123
スキャホールド　30
スクリュー　187
ステンレス鋼　189
ストレス・シールディング　213
スプレードライ法　32

整形外科インプラント　181
整形外科製品の世界市場　3
整形外科デバイス　207
成形方法　71
静水圧　101
生体因子　30
生体関節　122
生体吸収性高分子　78
生体細胞　31
生体親和性　38,62
生体組織適合性　6
生体適合性　41,191
生体適用材料　4
生物学的安全性　61,184

赤外線サーモグラフィ試験　207
セラミック1次粒子　31
セラミック多孔質体　25
せん断付着強度　48

組織形成　98
組織形成技術　97
ソフトEHL　122

【た行】

耐久性試験　197
耐食性　6
耐食性試験　194
大腿骨頸部骨折　181
大腿骨ステム　201
体内摩耗粉　157
耐腐食性　38
耐摩耗性材料　41
多価リガンド　110
多孔質アルミナ　63
多孔質金属材料　19
多孔質体技術　41
多孔性コーティング　17
弾性流体潤滑　122

治験　173
チタン材料　191
中間成形体　34
超高分子量ポリエチレン　69,144,183

転動造粒法　33

凍結乾燥法　33,80
倒立培養　148
特許出願数　175
トランスレーショナルリサーチ　173

貪食 Index　157

【な行】

内在化　111
ナノトキシコロジー　135

日本非破壊検査協会規格　214

ネクローシス　96
熱弾性応力測定法　208
熱弾性効果　208

ノッチ効果　51

【は行】

バイオアクティブセラミック　28
バイオイナートセラミック　28
バイオセラミック　27
バイオセラミック技術　41
バイオメカニクス　136
バイオニック　136
胚性幹細胞　77
破損解析　186
バッチテスト　201
発がんイニシエーション　152
発がんプロモーション　153
撥水転動造粒法　33

非アレルギー性　38
非コードアミノ酸　118
微視的空孔　49
微小組織エレメント　102
非毒性　38
表面粗さ　9
表面主応力和変動　208

表面処理法　54
表面窒化金属　16
表面処理　43
ビルドアップ　31
疲労強度　204
疲労試験　194

ファインセラミック　26
ファジーディスプレイ法　117
負荷支持機構　124
不具合情報　186
複合足場材料　84
複合多孔質足場材料　82
物質毒性　147
物理的刺激　100
物理的特性　59
ブレークダウン　31
プロテオグリカン　101
粉末焼結　12

ペレット培養　103
変形性膝関節症　75

放電プラズマ焼結法　36
ポーラス構造　44
ポリグリコール酸　80
ポリ乳酸　80

【ま行】

マイクロモーション　142
膜強度試験　47
マクロ孔セラミック　26
マクロファージ　144
摩擦　8
摩耗　8

摩耗特性　200
摩耗粉毒性の評価　146
摩耗量　199

ミクロ孔セラミック　26
ミレニアムプロジェクト　171

無血清培養　110

メソ孔セラミック　26
メタルオンメタル　200

模擬大腿骨　209
モバイル・ベアリング方式　10

【や行】

薬事工業生産動態統計　175

融着　33
緩み　41

【ら行】

力学試験方法　195
力学的安全性　184
力学的適合性　214
リポソームディスプレイ　118
硫酸化グリコサミノグリカン　91
リン脂質ポリマー　126

ルーズニング　41
ルチル型　154

〈編著者略歴〉

## 立石哲也

工学博士。東京大学大学院工学系研究科博士課程修了。工業技術院機械技術研究所バイオメカニクス課長、同産業技術融合領域研究所総合研究官、産業技術総合研究所ティッシュエンジニアリングセンター長、東京大学大学院工学系研究科教授、東京電機大学理工学部教授、物質材料研究機構フェロー、同生体材料センター長を経て、同名誉フェロー。現在NPO法人医工連携推進機構理事長。

## ここまできた人工骨・関節
― バイオマテリアルから再生医工学へ ―

2012年4月10日　初　版

| | |
|---|---|
| 編著者 | 立　石　哲　也 |
| 発行者 | 米　田　忠　史 |
| 発行所 | 米　田　出　版 |

〒272-0103 千葉県市川市本行徳31-5
電話 047-356-8594

発売所　　　産業図書株式会社
〒102-0072 東京都千代田区飯田橋2-11-3
電話 03-3261-7821

© Tetsuya Tateishi 2012　　　中央印刷・山崎製本所

ISBN978-4-946553-52-3 C3053